ALTERNATIV HEILEN

Herausgegeben von Gerhard Riemann

Elke Müller-Mees, geboren 1942 in Berlin, hat nach ihrem Studium der Germanistik und Geschichte 20 Jahre lang an Realschulen und Gymnasien unterrichtet. Sie ist verheiratet und hat drei Kinder. Seit 1987 lebt sie als freie Schriftstellerin bei Mülheim an der Ruhr.

Von Elke Müller-Mees sind außerdem erschienen:

Knaurs Schwangerschaftskalender (Band 82018)
Knaurs Handbuch für werdende Väter (Band 82065)
Lebendige Psychosomatik (zs. mit Claudia Cleff-Menne, Band 76061)

Dieses Buch wurde auf chlor- und säurefreiem Papier gedruckt.

Originalausgabe Juli 1995

Umschlagillustration: Susannah zu Knyphausen
Satz: Ventura Publisher im Verlag
Druck und Bindung: Ebner Ulm
Printed in Germany
ISBN 3-426-76087-8

5 4 3 2 1

Elke Müller-Mees

Pilzerkrankungen

Diagnose, Erscheinungsbild
und natürliche Behandlung

Knaur®

Inhalt

Vorbemerkung:

Pilze wachsen nicht nur im Wald

Weltweit nehmen Pilzerkrankungen beim Menschen zu: Die Mykosen sind auf dem Vormarsch. Der Mediziner versteht unter Mykosen alle durch Pilze hervorgerufenen Infektionskrankheiten. Er unterscheidet zwischen Primärmykosen und Sekundärmykosen. Das Unterscheidungsmerkmal ist das Vorhanden- oder Nichtvorhandensein von pathogenen Bedingungen, die dem Pilz das Tor geöffnet haben oder seine Öffnung begünstigen. Sekundärmykosen entstehen in der Folge anderer Erkrankungen, so nach lang andauernder Anwendung von Antibiotika, Immunsuppressiva und Corticoiden.

Dieses Buch will folgende Fragen beantworten: Was sind Mykosen? Welche Mykosen gibt es? Was sind Mykotoxine und inwiefern können Mykotoxikosen Folgen von Mykosen sein? Wie erkennt man Mykosen? Was haben diffuse Krankheitsbilder mit Pilzen zu tun? Was sind »Pilze«? Warum nehmen Pilze in diesem Ausmaß zu? Und: Wie behandelt man sie alternativ?

Das 1. Kapitel sagt Ihnen fast alles über Pilze. Es beschäftigt sich mit dem Wald- und Wiesenpilz, seinen Lebensgewohnheiten, seiner Rolle im ökologischen System, wir werfen die ersten Blicke auf den Mikroorganismus Pilz, lernen die drei großen Gruppen dieser niederen Pflanzen kennen und erfahren, wodurch sich menschenpathogene von apathogenen Pilzen unterscheiden.

Das 2. Kapitel, das besonders umfangreich ist, befaßt sich mit Krankheitsbildern, die durch Pilze verursacht sind. Es werden Hautpilzinfektionen beschrieben, dazu Infektionen, die durch

den Hefepilz Candida albicans und durch Schimmelpilze, die alle Hyphenpilze sind, hervorgerufen werden.
Das 3. Kapitel wird das Symptombild Pilze erweitern. Sie werden erfahren, daß Pilzerkrankungen in den Bereich der maskierten Krankheiten gehören, selbst das »Chronische Müdigkeitssyndrom« im Zusammenhang mit Pilzen gesehen werden muß und daß es auch durch ärztliche Behandlung hervorgerufene Mykosen gibt. Außerdem enthält dieses Kapitel Anmerkungen zu dem grundsätzlichen Verhältnis von Arzt und Patient.
Im 4. Kapitel werden Ursachen und Gründe für die enorme Ausbreitung von Pilzerkrankungen dargestellt.
Im 5. Kapitel werden wir uns mit dem Zusammenleben der Organismen beschäftigen, mit den Themen Ganzheit und Gleichgewicht.
Das 6. Kapitel stellt Ihnen das ganzheitliche Heilverfahren Homöopathie vor.
Das 7. und 8. Kapitel haben die alternativen und ganzheitlichen Therapiemethoden Elektroakupunktur und Sanumtherapie zum Thema.
Das 9. Kapitel bietet Ihnen ein Sammelsurium von Informationen, wichtigen Adressen und diversen alternativen Ansätzen zur Behandlung von Pilzinfektionen an, die vor allem für die Selbsthilfe gedacht sind.
Das 10. Kapitel beschäftigt sich mit unserer hautnahen Umwelt, den Textilien. Zwei Checklisten zu den Themen individueller Zuckerverbrauch und Belastetsein durch Umweltgifte im privaten Raum beschließen zusammen mit einer Literaturliste dieses Buch, von dem ich hoffe, daß es Ihnen nicht nur Informationen, sondern echte Hilfe zur Selbsthilfe bietet. Die Patientengeschichten mögen mehr als Fallbeispiele sein und auch zeigen, daß Pilzinfektionen nur vom anderen Ende her, durch Verbesserung der Umweltbedingungen und durch Änderung der industriellen Produktion in den Griff zu bekommen sind.

Neben den tabellarischen Zusammenfassungen in jedem Kapitel werden Ihnen Wegweisern gleich Symbole helfen, sich schnell im Text zurechtzufinden:

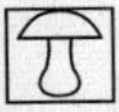 – Für die Hefepilze wie Candida albicans steht der weiße Pilz.

 – Für die Schimmelpilze wie Aspergillus steht der schwarze Pilz.

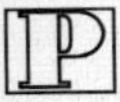 – Hier finden Sie Patientengeschichten.

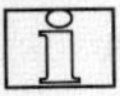 – Hier finden Sie Informationen.

Möge dieses Wort von Paracelsus (1493–1541) nicht ungehört bleiben: »Dort, wo die Krankheiten entspringen, ist auch die Wurzel der Gesundheit zu erlangen.«

1 Pilze breiten sich aus

Nicht jeder mag Pilze, aber jeder kennt sie. Nach einem nächtlichen Regenguß schießen sie an warmen Sommer- und Herbsttagen aus dem Boden, die Maronen und Pfifferlinge, die Steinpilze und Champignons. Doch was da zur Freude des eifrigen Pilzsammlers quasi über Nacht gewachsen ist und was zu schmackhaften Gerichten zubereitet wird, ist nicht der Pilz, sondern sein Fruchtkörper. Der Pilz selbst, der Vegetationskörper, lebt, wurzellos, unterirdisch im Wald- oder Wiesenboden. Wie der Fruchtkörper besteht er aus Zellfäden. Diese fadenförmigen Zellen werden Hyphen (grch. hyphe = Faden) genannt; sie sind weißlich oder farblos und enthalten Chitin; das Fadengeflecht, das sie bilden, bezeichnet man als Myzel (grch. mykes = Pilz) oder Vegetationskörper (siehe oben). Die Hyphen dienen der Ernährung oder Fortpflanzung.

Pilze sind niedere Pflanzen ohne Gliederung in Wurzeln, Stengel und Blätter. Daß sich Pilze von grünen höheren Pflanzen sehr wesentlich unterscheiden, zeigt ihre Farbe: Pilze besitzen kein Chlorophyll, mit dem sie aus Sonnenlicht durch Photosynthese Energie gewinnen können; infolgedessen sind sie zu einer autotrophen (grch. auto = selbst; trophe = Nahrung/Ernährung) nicht befähigt. Einige leben saprophytisch (grch. sapros = verfault; phyton = Pflanze/Baum) von toten oder absterbenden Pflanzenteilen wie verrottenden Blättern, die ihren Kohlenwasserstoffbedarf decken, andere parasitisch (grch. parasit = Mitspeisender), d. h. auf Kosten des Wirts, wieder andere in einer Symbiose (grch. = Zusammenleben) mit höheren Pflanzen. Die saprophytisch lebenden Pilze schließen absterbendes oder totes organisches Material enzymatisch auf. Das heißt nichts anderes, als daß

Pilze Enzyme (grch. enzym = in der lebenden Zelle gebildete organische Verbindung, die den Stoffwechsel steuert) bilden und mit diesen organisches Material zu anorganischem, z. B. Mineralien (Mineralsalzen), umwandeln, das dann wiederum anderen Pflanzen als Nährstoffquelle dient. Organisches Material wird auf diese Weise, wie wir sagen, abgebaut. Von daher haben Pilze innerhalb des biologischen Kreislaufs eine enorme Bedeutung. Sie beseitigen Abfälle und Faulstoffe, Unrat, in dem wir sonst umkommen würden – eine besondere Art von Recycling, das die Natur vorgesehen hat.
Diesen Aspekt werden wir, wenn es um Ökologie im Zusammenhang mit Pilzen geht, noch näher beleuchten.

Pilzarten in drei großen Gruppen

Heute sind etwa 120 000 Pilzarten bekannt, vermutlich gibt es viel mehr; die Zahl 250 000 wird diskutiert. Pilze besitzen sowohl pflanzliche als auch tierische Eigenschaften. Sie vermehren sich wie Pflanzen, doch fehlt ihnen das Chlorophyll. Sie ernähren sich teils von organischem Material, und in ihren Zellwänden findet sich Chitin, der Hauptbestandteil der Körperhülle von Krebsen, Spinnen und Insekten. Hinsichtlich Ernährungsweise und Stoffwechselvorgang können wir die Pilze in drei große Gruppen aufteilen:

1. In Saprophyten (grch. = Moderpflanzen), die absterbende oder abgestorbene (organische) Substanzen in sich aufnehmen wie Holz, Streu, Laub, zu denen die eßbaren Pilze wie Braunkappe, Steinpilz, Champignon oder Pfifferling gehören, wie aber auch der Schimmel, den wir auf Holzbalken und in Lederschuhen, auf Baumwollröcken, auf Äpfeln oder Marmeladen finden. Ihre Kollegen im Tierreich heißen Saprozoen (grch. zoen = Tier), die

ebenso in verwesenden organischen Stoffen leben und sich – als Saprophagen (grch. phagein = essen) – von diesen ernähren; zu ihnen gehört der Regenwurm. Beide Arten werden auch Saprobionten (grch. = Fäulnisbewohner) genannt (ein -biont ist ein Lebewesen; grch.).

2. In die mit höheren Pflanzen (und Tieren) in Symbiose lebenden Pilze, die in dieser Lebensgemeinschaft ihrem Partner nicht nur dienlich, sondern auch für ihn lebensnotwendig sind. Der Partner ist es in umgekehrter Weise ebenso. Hier gehen die Wurzeln einer Blütenpflanze und der Pilz eine Verbindung ein, und diese symbiotische Lebensform wird nach ihrem Aussehen Mykorrhiza (grch. mykos = Pilz; rhiza = Wurzel) genannt. Eine solche bilden Pilze, die der Pilzsammler unter bestimmten Bäumen findet. Ein Beispiel dafür ist der Birkenpilz, der – wie sein Name schon sagt – unter Birken, aber auch unter Espen und Weißbuchen wächst. Die Eichenrotkappe, ein Speisepilz, wurde von der Deutschen Gesellschaft für Mykologie wegen seiner und seines Symbiosepartners (Eiche) Bedrohung zum ersten Pilz des Jahres 1994 auserwählt. Fast alle Waldbäume leben in einer Lebensgemeinschaft. Bei Bäumen wie Kiefer, Fichte, Eiche und Lärche wachsen die Hyphen des Pilzes zwischen den Zellen in die Rindenschicht der Saugwurzeln ein. Die Pilze beziehen Zucker aus dem Baum und liefern ihm dafür Wasser und Mineralsalze. Auch Kulturpflanzen wie etwa Mais, Tabak, Sojabohnen oder Tomaten leben in einer Mykorrhiza. Bei dieser Form allerdings dringen die Hyphen tief in das Innere der Wurzelzellen des Symbiosepartners ein, weshalb man sie nicht sieht. Nennt man die Mykorrhiza zwischen Waldbäumen und Pilz eine ektotrophe (grch. ekto = außen; trophe = Ernährung), so ist letztgenannte eine endotrophe (grch. endo = innen) Mykorrhiza. Zwischen beiden gibt es Übergänge, die sogenannte ektendotrophe Mykorrhiza, z. B. zwischen Birke und Birkenpilz.

3. In Parasiten (grch. Mitspeisende = Schmarotzer), die ein Leben auf Kosten des befallenen Organismus führen. Das heißt, sie entziehen den Wirtspflanzen die Nahrung, schädigen sie durch ihre Ausscheidungen (Stoffwechselprodukte) und rufen dadurch (parasitäre) Krankheiten hervor, m. a. W., sie sind die Erreger von Pflanzenkrankheiten. Zu dieser Gruppe gehören Brand- und Rostpilze, der Polsterschimmel, Mehltau und auch die Krautfäule. Die beiden letzten kennen Sie als Schädlinge an Kulturpflanzen wie Getreide, Reben oder Kartoffeln.
Übrigens sind die Flechten nichts anderes als das Resultat einer symbiotischen Verbindung von einem Pilz und ein bis zwei Algenarten, eine besondere Form der Mykorrhiza.

Wir halten fest:

Pilze sind vielfältige und weitverbreitete niedere Organismen bzw. Mikroorganismen mit pflanzlichen und tierischen Eigenschaften. Da sie kein Chlorophyll besitzen, ernähren sie sich heterotroph (auf verschiedene Weise). Als Moderpflanzen (Saprophyten) leben sie von absterbendem (organischem) Material, das sie zu anorganischem umwandeln. Deshalb sind Pilze wichtig für den Kreislauf des Lebens. Viele Pilze gehen mit höheren Organismen (Tier und Pflanze) eine Lebensgemeinschaft ein: In der Symbiose befördert der Pilz das Leben seines Partners wie dieser das des Pilzes. Als Parasit lebt der Pilz auf Kosten eines Wirts und schädigt ihn.

Um wachsen und sich vermehren zu können, benötigen Pilze ein entsprechendes Milieu, ein Terrain, das ihnen günstige Lebensmöglichkeiten bietet. Auch das ist ein ökologischer Aspekt. Wichtig ist zu begreifen, daß einerseits die Ausbreitung einer Pilzkolonie vom Milieu abhängig ist und andererseits die Beschaffenheit des Milieus von der Pilzkolonie bestimmt wird. Diese Wechselwirkung zwischen Pilz und Milieu und Milieu und

Pilz bestimmt, ob und inwieweit Pilze den Menschen schädigen oder nicht, ob sie Krankheiten auslösen können oder nicht, d. h. menschenpathogen (grch. pathe = Leiden) wirken.
Pilzsammler wissen aus Erfahrung, wie das Milieu für Pilze beschaffen sein muß. Bei warmer Witterung und nach durchdringendem Regen können die Schwammerlsucher mit reichem Ertrag rechnen. Ebenso weiß jeder, der schon einmal versucht hat, Champignons im Keller zu ziehen, daß es dort nicht zu kalt sein darf und daß das humose Erdgemisch gut feucht gehalten werden muß.
Auf die beiden Lebensgrundlagen Feuchtigkeit und Wärme verwies schon Claude Bernard (1813–1878), einer der bedeutendsten französischen Physiologen des 19. Jahrhunderts. Er war der erste Naturwissenschaftler, der das innere Milieu, das physiologische Milieu (auch Organmilieu), in den Mittelpunkt seiner Betrachtungen stellte. »Die wahre Auslegung der Lebensvorgänge beruht auf dem Studium und der Kenntnis der feinsten und zartesten Teilchen, welche die organischen Bausteine des Körpers bilden ... Außerdem muß man wissen, daß diese verborgenen Teilchen des Organismus ihre Lebenstätigkeit nur in festgelegter Abhängigkeit von physikalisch-chemischen Bedingungen des *verborgenen inneren Milieus* entfalten, das wir ebenfalls studieren und kennen müssen«, heißt es in seinem Buch *Einführung in das Studium der experimentellen Medizin.* Und an anderer Stelle: »Die Lebensvorgänge sind das Ergebnis des Kontaktes der Organelemente des Körpers mit dem inneren physiologischen Milieu.«
Zu einem ähnlichen Ergebnis kam zur selben Zeit der französische Biologe und Chemiker Louis Pasteur (1822–1895), der mikroskopisch kleine Organismen als Krankheitserreger erkannte: »Der Erreger (frz. la microbe = Mikroorganismus; grch. mikros = klein; d. V.) ist nichts, das Terrain ist alles.«
Mikroben sind nur im Mikroskop sichtbare, meist einzellige

pflanzliche und tierische Lebewesen. Zu ihnen gehören auch verschiedene Pilze, die nicht nur in den oberen Bodenschichten leben, sondern auch auf und in Organismen. Pilze finden sich nicht nur im Wald oder hinter der Latextapete oder im verschimmelten Essen, nein, auch auf meiner oder unter meiner »Haut«.
Pilze gedeihen besonders gut in einem feuchtwarmen Milieu. Für die meisten Pilzarten gelten eine Temperatur um 20 °C und eine Luftfeuchtigkeit um 80 Prozent als optimale Bedingungen.
Von gleichrangiger Bedeutung ist die stoffliche Beschaffenheit des Milieus. Pilze lieben tote und absterbende wie schwache organische Zellen, aus denen sie die Nährstoffe, die sie zum Leben brauchen, aber nicht selbst herstellen können, aufnehmen.
Jedes Milieu besitzt entsprechend seiner stofflichen Substanz und seiner Umweltbedingungen wie Feuchtigkeit und Wärme eine spezifische Wasserstoffionenkonzentration, das heißt ein bestimmtes Verhältnis von positiv und negativ geladenen Wasserstoffionen. Diese Konzentration bzw. dieses Verhältnis trägt die Kurzbezeichnung pH (von lat. potentia hydrogenii = Stärke des Wasserstoffs); der pH-Wert ist eine Maßzahl und gibt an, ob das Milieu sauer, neutral oder alkalisch (basisch) ist. Zahlreiche lebenswichtige Prozesse wie Enzymaktivitäten sind von der Wasserstoffionenkonzentration abhängig. Gartenteichbesitzer und Liebhaber von Aquarienfischen wissen, was es heißt, wenn der pH-Wert ihres Gartenteichs oder Aquariums umkippt. Ist er zu hoch, beginnen die Algen zu wuchern und die Fische zu verkümmern.
Pilze reagieren ebenso unterschiedlich auf den pH-Wert des Milieus, wie sie sich verschieden ernähren; sie sind sehr anpassungsfähig; viele Arten bevorzugen saures Terrain, Waldböden, andere neutrales oder alkalisches Milieu. Ist dieses allerdings pH-neutral oder eher alkalisch, finden sie mehr Konkurrenten vor, mit denen sie sich auseinandersetzen müssen. Wird dagegen der pH-Wert des Milieus abgesenkt, wenn Pilze Kohlenhydrate

(Zucker) verstoffwechseln, schaffen sie damit für manche Bakterien wie die Karies bewirkenden Bakterien ein ideales Terrain.
Zu Ihrer Erinnerung: pH-Wert

1	2	3	4	5	6	7	8	9	10	11	12	13	14
	sauer					neutral			alkalisch				

Reines Wasser hat einen pH-Wert von 7, saure Lösungen haben einen kleineren, alkalische Lösungen einen größeren pH-Wert als 7.

Das gilt im wesentlichen für alle Pilze, unabhängig davon, ob sie groß und wie Wald- und Wiesenpilze für unser Auge sichtbar oder ob sie winzig klein und nur mit dem Mikroskop zu erkennen sind, das heißt für die Mikrophyten unter ihnen. Wenn das Milieu stimmt, können sich Pilze vermehren. Sie tun es auf zweierlei Weise, durch Sprossung und durch Sporen.
Bei der Sprossung (Vermehrung einzelliger Pilze) wird von der Mutterzelle eine kleine blasige, als Sproß oder Knospe bezeichnete Ausstülpung gebildet, die zur »Tochterzelle« heranwächst. Werden die Tochterzellen nicht abgeschnürt, entstehen Sproßverbände. Die Sprossung ist die typische Wuchsform der Hefen. Sie unterscheidet sich deutlich von der Spaltung der Bakterien (siehe unten).

Als Sporen (grch. sporos = Samen) werden die Keimzellen wie auch die Dauerformen (derbwandige Dauerzellen) bezeichnet. Letztere sind rundliche oder längliche Nebenfruchtformen, die nach Ort und Form ihrer Bildung unterschieden werden und entsprechende Namen tragen. Die meisten Pilze bilden nur Nebenfruchtformen. Hauptfruchtformen sind sexuell differenziert (siehe Wald- und Wiesenpilze). Ihre Bildung ist davon abhängig, in welcher Phase (Stadium) die Pilze vorkommen. Je nach Stadium kann dieselbe Pilzgattung mit unterschiedlichen Namen bezeichnet werden. Diese Namensvielfalt wird Ihnen im Lauf der Lektüre immer wieder begegnen: Namen stehen für Unterschiede, Unterschiede hinsichtlich Aussehen, Verhalten, Vermehrung und Wirkung!

Sporen entstehen durch Zerfall von Hyphen, auf besonderen Fruchtkörpern (im Zellinnern), auf Trägerstrukturen oder am Ende bzw. im Verlauf von Hyphen. Sie werden von Wasser, Blut und Lymphe oder Luft oder durch Berührung (lat. = Kontamination) verbreitet. Sporen können über Tausende von Kilometern transportiert werden und an weit entfernte Orte gelangen. Das wollen wir im Auge behalten. Denn nur vor diesem Hintergrund ist zu verstehen, daß Pilze menschenpathogen (grch. = krankheitserregend) werden und Körperoberfläche, innere Organe wie ganze Systeme befallen können. Aber Achtung: Nur wenn diese Sporen auf günstiges Terrain treffen, beginnen sie zu keimen, sich zu vermehren und ihre Stoffwechselprodukte zu verbreiten. Pilze sind lebenswillig und zählebig. Sie gehören zu den am weitverbreitetsten Organismen überhaupt und werden nur von Bakterien (grch. bakteria = Stock, Stab; früher »Spaltpilze«; eine große Gruppe pflanzlicher einzelliger Lebewesen) und »Fadenwürmern« (grch. nema = Faden; Nematoden) übertroffen. Diesen Lebenswillen bestätigen auch die Überlebensstrategien der Pilze. Da die Chancen, auf ein geeignetes Terrain zu treffen, offensichtlich gering sind, ist die Anzahl der Sporen entsprechend groß, damit die Vermehrung gewährleistet ist. Beim Champignon zum Beispiel trägt allein ein Fruchtkörper um die 2 Milliarden Sporen, sogenannte Exosporen oder Konidien. Konidien entstehen durch Zellteilung, Abschnürung außerhalb der Hyphen (siehe Trägerstrukturen). Neben Sommersporen gibt es auch Wintersporen mit derben Wänden (siehe Dauerformen = Nebenfruchtformen). Pilzsporen sind besonders anpassungsfähig und resistent gegen Umwelteinflüsse.

Obwohl die meisten Pilze bei einer Temperatur um 20 °C am

besten gedeihen, überstehen ihre derbwandigen Dauerzellen oder »Sporen« auch Temperaturen von mehr als minus 22 °C bis plus 60 °C und unterschiedliche pH-Werte. Säuren, die sonst Organismen vernichten, wie zum Beispiel die Salzsäure, können diesen Dauerformen nichts anhaben. Ist keine Nährstoffquelle vorhanden, in keimfreiem Wasser zum Beispiel, überleben die Sporen trotzdem. Selbst wenn die Sporen in ein Terrain kommen, das ihren optimalen Milieubedingungen geradezu widerspricht, können sie überdauern, ob in der Hitze und Trockenheit der Wüste oder in der Eiseskälte der Antarktis. Und das über Jahrtausende! Ein gutes Beispiel dafür liefert Ihnen das *Kammerspiel für Schimmelpilze*, das in Kapitel 2 vorgestellt wird. Hier werden Sie erfahren, was es mit dem »Fluch der Pharaonen«, der die Forscher (oder Grabräuber) der ägyptischen Königsgräber traf, auf sich hatte. Sie werden Aufregendes über Pilzsporen und Mykotoxine (grch. toxikon = Gift; Pilzgifte) hören. Was man unter Mykotoxinen zu verstehen hat, werden Sie gleich sehen, wenn wir uns mit dem Pilzstoffwechsel beschäftigen.

Wir halten fest:

Wie alle Organismen brauchen Pilze ein bestimmtes Milieu (Terrain), um leben und sich vermehren zu können: Wärme, Feuchtigkeit, organische Zellen (abgestorbene oder geschwächte) sind dafür notwendig. Bei günstigem Milieu vermehren sich Pilze

– durch Sporen (Wuchsform der Hyphenpilze),
– durch Sprossung (typische Wuchsform der Hefen),
– oder durch Sporen und Sprossung.

Pilze und ihre Sporen sind sehr anpassungsfähig, sie sind unempfindlich gegen Hitze, Kälte, Trockenheit, pH-Werte, Säuren und Umweltgifte.

Pilze ökologisch betrachtet

Der Stoffwechsel der Pilze steht in enger Beziehung zu ihrer ökologischen Aufgabe. Wie alle lebenden Organismen – und der Mensch auch – sind Pilze offene Systeme. Als offene Systeme unterliegen sie deren Gesetzmäßigkeiten. Das heißt, das kleine System Pilz ist Teil eines größeren Systems, mit dem es durch vielfältige Strukturen vernetzt ist. Dieses größere System ist sein unmittelbares Umfeld, das Milieu. Die Beziehung zwischen Pilz und Milieu ist gekennzeichnet durch ausbalancierte Abhängigkeiten und Wechselwirkungen, die sich aus der Vernetzung durch dynamisch-rhythmische Strukturen ergeben. Offene Systeme sind selbstregelnd. Durch aktivierende und restituierende (lat. = wiederaufbauende) Regulation wird immer eine Gleichgewichtslage angestrebt, Harmonie.

Schon 1865 formulierte Claude Bernard (siehe oben) diesen ganzheitlichen Aspekt: »All dies beweist, daß diese Elemente (Systeme), obwohl sie unterschiedlich und autonom sind, doch nicht die Rolle von bloßen Teilgliedern spielen und ihre Verbindung mehr bedeutet als die Summe ihrer Einzeleigenschaften.« Auch die Einsicht in die »Harmonie dieser Ganzheit« findet sich bei diesem Physiologen; wir werden auf ihn zurückkommen.

Das Milieu seinerseits ist wieder Teil eines größeren Systems und mit den anderen Teilen dieses größeren Systems verknüpft. Dieses größere System ist wiederum Teil eines noch größeren Ganzen, wobei das größere Ganze mehr ist als die Summe seiner Teile. Führen wir die Vorstellung fort, kommen wir zu dem umfassenden Begriff der Natur als Organismus, in dem Pilze als winzige Teile im Rahmen der Selbstregulation ihre wichtige Aufgabe haben. Sie haben wie Bakterien Bedeutung im Stoffkreislauf der Natur. Sie bauen organisches Material ab.

Pflanzliches und Tierisches dient Pilzen (wie Bakterien) als

Nahrung, die sie verstoffwechseln, mineralisieren, und somit höheren Pflanzen bioverfügbar machen. Das heißt, organisches Material wird durch die Stoffwechseltätigkeit zu anorganischem Material umgewandelt, das Pflanzen zum Leben dient. Damit schließt sich der Kreislauf: Aufbau und Abbau, Aktivität und Restitution; die wechselseitige Abhängigkeit und Bedingtheit wird sichtbar.

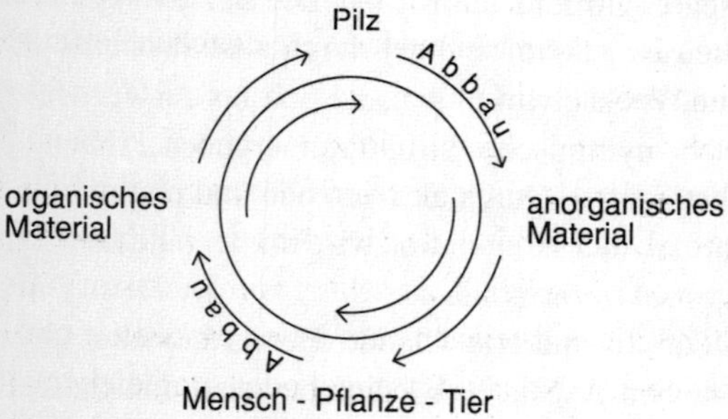

Abbildung 1

Pilze bauen sämtliche in der Natur vorkommenden Makromoleküle ab und verwerten sie als Nahrung:

- Pilze bauen Cellulose (Polysaccharide) wie Stärke oder Pektine ab, häufigste Kohlenstoffverbindung, in allen Pflanzenzellen;
- Pilze bauen Eiweiße (Proteine) ab, wie das schwer angreifbare Keratin in Haaren, Krallen, Federn oder Nägeln;
- Pilze bauen Fette (Lipide) ab, das heißt spalten sie etwa in Glycerin und Fettsäuren.

Pilze bauen auch niedermolekulare Stoffe ab und verwerten sie als Nahrung:

– Pilze bauen einfachen Zucker (Monosaccharide = Glucose) und andere wasserlöslichen Kohlenstoff (C) enthaltende Verbindungen bis zum Äthylalkohol ab. Monosaccharide sind zum Beispiel Industriezucker, Fruchtzucker oder Honig.

Da Pilzerkrankungen und alternative Heilmethoden Thema dieses Buches sind, ist es wichtig, daß wir uns Pilze als ökologische Organismen in ihrem engeren Umfeld und Milieu, also auf ihrem Terrain anschauen. Denn wenn Pilze einen Menschen besiedeln, können sie das innere Milieu des menschlichen Organismus zum Pilzmilieu verwandeln.
Wir haben gesehen: Damit Pilze wachsen können, muß das Milieu besondere Bedingungen erfüllen, pilzfreundlich sein. Nur günstiges Milieu fördert das Keimen von Pilzsporen und das Wachsen von Myzelien. Das Fehlen von Sauerstoff oder Wasser beeinträchtigt das Pilzwachstum bzw., es kommt gar nicht erst zustande; ebenso Nährstoffmangel oder -ungleichgewicht; auch eine zu niedrige Wasserstoffionenkonzentration (pH-Wert) oder eine zu hohe bzw. zu niedrige Temperatur wirken hemmend. Zellgifte des Wirts oder Symbiosepartners sind einer Ausbreitung ebenfalls abträglich. Allerdings muß betont werden, daß Pilze gegen Gegengifte relativ unempfindlich sind und sie zudem – wie bereits festgestellt wurde – dank ihrer Überlebensstrategien in Dauerstadien, sogenannten Sporen oder Sklerotien (grch. skleros = hart), Mangelzeiten überstehen können.
Verbessert sich das Milieu für Pilze wieder, das heißt, wird zum Beispiel der Mangel an Wasser behoben oder ändert sich die Temperatur im Milieu, beginnt das Pilzwachstum von neuem: Damit die Sporen saprophytischer Pilze zu keimen beginnen, genügen Feuchtigkeit und Wärme.

Wir halten fest:
Pilze sind einerseits von den Bedingungen ihres engeren Umfelds, ihres Milieus, abhängig. Andererseits wird dieses Milieu aber auch durch die Stoffwechselvorgänge der Pilze beeinflußt. Denn indem Pilze wachsen, wirken sie auf ihre Umgebung ein.

Stoffwechsel von Pilzen

Während der Entwicklung einer Pilzkolonie kommt es zu Veränderungen im Milieu. Die Pilze machen sich Wuchsstoffe oder Hormone der Umgebung zunutze, die nun nicht mehr ihrem ursprünglichen Zweck dienen können. Sie entziehen ihrer Umgebung Nährstoffe; das Milieu wird nährstoffarm; sie entziehen ihrer Umgebung Wasser, es kann eintrocknen; es kann sich auch verflüssigen; die Konzentration von Sauerstoff oder Kohlendioxid kann ab- oder zunehmen.
Auch das Redoxpotential (Elektronenübertragungspotential) der Umgebungszellen kann sich verschieben. Von ihm ist die Fähigkeit der Zellen, Energie stufenweise freizusetzen, abhängig. Jede Zelle enthält Redoxsysteme (Reduktions-Oxidations-Systeme), die von zwei Substanzen (Systemen) mit positiverem bzw. negativerem Elektronenpotential gebildet werden. Ein System mit größerer Elektronenaffinität wirkt stets als Oxidationsmittel gegenüber dem mit negativerem bzw. kleinerzahligem Potential; genauer müßte es also Oxidations-Reduktions-System heißen. Oxidations- und Reduktionsreaktionen sind untrennbar miteinander verbunden: die vom oxidierten Stoff abgegebenen Elektronen müssen von einem gleichzeitig reduzierten Stoff aufgenommen werden. Ist das Gleichgewicht gestört, ist der Energiehaushalt gestört, das heißt das physiologische Gleichgewicht. Das Redoxpotential ist eine Maßeinheit für die bei der Elektronenbewegung erzeugte elektrische Spannung.

Während die Pilzkolonie heranwächst, ändert sich unter Umständen auch der osmotische Druck in den Umgebungszellen. Unter Osmose (grch. osmos = Stoß) versteht man den einseitigen Durchtritt von Stoffen durch eine feinporige Wand, die zwei Flüssigkeiten voneinander trennt, wie zum Beispiel die Zellmembran. Sie ist semipermeabel (lat. = halbdurchlässig) mit der Tendenz, die Konzentrationsunterschiede gelöster Teilchen auf beiden Seiten auszugleichen. Semipermeable Membranen (lat. = Oberflächenhäutchen der Zelle) besitzen die Fähigkeit zur Selektion (lat. = Auswahl). Verschiebt sich nun durch den Stoffwechsel des Pilzes der osmotische Druck der Umgebungszellen, hat das Auswirkungen auf die Funktionsfähigkeit der Membranen; ihre Durchlässigkeit wird geringer oder zu groß.

Der Pilzstoffwechsel ist nie ohne Einfluß auf seine Umgebung. Seine Stoffwechselzwischen- oder -endprodukte können toxisch (giftig) sein. Diese toxischen Stoffwechselprodukte nennt man Mykotoxine (Pilzgifte). Sie können das vom Schimmelpilz Penicillium notatum bzw. chrysogenum produzierte Antibiotikum Penicillin sein, das gegen Bakterien

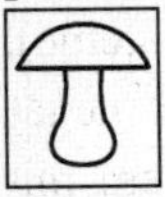

wirksam ist, aber auch die Fuselalkohole oder Fuselöle des Hefepilzes Candida albicans. Sterben Pilzzellen ab, kommt es auch zur Bildung von Mykotoxinen.

Durch diese Faktoren, ob durch einen einzelnen oder mehrere gleichzeitig, kann das Gleichgewicht, die Harmonie, innerhalb des Milieus des größeren Systems gestört werden. Die natürliche Balance der Systeme und ihrer Teile geht verloren. Das hat Auswirkungen auf das nächstgrößere System, wieder auf das diesem übergeordnete System. Wenden wir diese Vorstellung auf Pilz und Mensch an, so ist der Mensch in seiner Ganzheit das übergeordnete System, und deshalb muß der Mensch, der von Pilzen besiedelt wird, mit ungeahnten, aber tiefgreifenden Auswirkungen rechnen; Pilzwachstum verändert sein inneres Milieu.

Durch die Pilze und ihre Stoffwechselprodukte können sich die physiologischen Gegebenheiten verändern und aus der Balance geraten; Erkrankungen sind die Folge.

Wir halten fest:
Pilze sind offene Systeme und mit anderen, auch übergeordneten Systemen selbstregulierend so vernetzt, daß ein ausbalanciertes Gleichgewicht von Abbau und Aufbau angestrebt wird. Wird die Balance gestört, hat das Auswirkungen auf alle Systeme. Der Mensch (als übergeordnetes System) ist gesund, wenn sein inneres Milieu stimmt. Siedeln sich Pilze im Menschen an, verändern sie dessen inneres Milieu und gefährden dadurch das harmonische Gleichgewicht des übergeordneten Systems: Der Mensch erkrankt.

2 Pilze können krank machen

Pilze können pathogen werden

Pilze wachsen nicht nur im Wald. Zu ihren Überlebensstrategien gehört, daß sie sich sowohl im pflanzlichen als auch im tierischen und menschlichen Organismus ansiedeln. Dort werden sie unter bestimmten Bedingungen pathogen, das heißt, sie rufen Erkrankungen hervor.
Obst fault oder bekommt Schorfstellen, Blätter welken oder verdorren, Beeren werden braun, schlaff und faltig, Kartoffeln bekommen braune Flecken, die zunehmend schwarz werden, Knollen schrumpfen und faulen. Pilze sind die Hauptverursacher (83 Prozent) von Pflanzenkrankheiten. So wie die einen sich beim Abbau von Unrat als nützlich erweisen, so schädlich sind die anderen für die Kulturpflanzen.
1994 ist ein Jahr der »Närrischen Monster am Pflaumenbaum« gewesen, so die Überschrift eines Artikels in der *Westdeutschen Allgemeinen Zeitung*. Tausende von Pflaumenbäumen im gesamten Ruhrgebiet, so hieß es, seien von der Narrenkrankheit befallen. Da hängen plötzlich im Mai und Juni neben normal grünen Pflaumen Gebilde am Baum, die die Gärtner mit großen Schoten, Bananen und Peperoni vergleichen: Früchte, die die Menschen narren, von Pilzen besiedelt. Der viele Regen ist schuld. Kleingärtner staunen, weil sie so etwas seit 30 Jahren nicht erlebt haben. Wen wundert es da, daß die Fachleute nicht immer sofort Bescheid wissen, die Ratschläge widersprüchlich sind. Zwar sollen die befallenen Früchte so schnell wie möglich entfernt und vernichtet werden, damit die Sporen keine weitere Verbreitung finden. Ist der Pilzbefall stark, sollen sogar die Äste abgeschnitten

werden. Im Gegensatz zum Institut für Pflanzenschutz der Landwirtschaftskammer rate ich zur Vorsicht, wenn es um den Genuß der nicht verformten Früchte geht. Mag sein, daß sie »bedenkenlos gegessen werden können«, ich würde sie nicht essen – schon möglicher allergischer Reaktionen wegen.

Wer Hunde, Katzen, Pferde oder Rinder, Fische, Hühner oder Vögel hat, weiß, daß auch Tiere unter Pilzen, unterschiedlichen Pilzerkrankungen leiden können. Diese müssen unbedingt behandelt werden, weil sich Pilzsporen auch durch Berührung ausbreiten und somit die Gefahr besteht, daß sich die Tierliebhaber anstecken. Es gibt Pilze, die – soweit man bis heute weiß – nur Tiere befallen wie etwa der Hyphenpilz Histoplasma farciminosum, der Pferde, Maultiere und Esel besiedelt. Der Hefepilz Candida albicans, auch Soorpilz genannt, der Verursacher weltweiter schlimmer und sehr häufig vorkommender Pilzerkrankungen (Mykosen), befällt nicht nur Menschen, sondern auch Tiere.

Daß Pilze menschenpathogen sein können, wissen nicht nur die Pilzsammler. Jahr für Jahr sterben Menschen durch **Pilzvergiftungen**. Jedes Jahr wird erneut vor allzu leichtfertigem Sammeleifer und Umgang mit Pilzen gewarnt. Toxische Peptide (chemische Verbindungen aus zu Eiweiß-Ketten verknüpften Aminosäuren) der Fruchtkörper (unserer Schwammerl) sind die Ursache für Pilzvergiftungen. Sie wirken insbesondere auf das Verdauungs- und Nervensystem des Menschen ein. So führt der Genuß des Riesentäublings oder der Milchlinge zu schweren Verdauungsstörungen. Durch den ziegelroten Rißpilz kommt es zu Muscarinvergiftung. Jeder Laie weiß, daß der Fliegenpilz oder der Pantherpilz tödlich wirken können wie der weiße oder grüne Knollenblätterpilz. Diese Pilze enthalten Muscarin, dessen Wirkung durch Pilzatropin verstärkt wird, bzw. die Pilzstoffwechselprodukte Phalloidin und Amantine, die hauptsächlich auf das Protoplasma (Zytoplasma = lebende Substanz der Zellen) der menschlichen Zellen einwirken, das heißt auf den Ort, wo sich der Stoff- und Energiewechsel vollzieht. Bei Erkrankungen durch Pilzvergiftungen dieser Art spricht der Mediziner von **Myzetismus**.

Wie viele Pflanzen können auch Pilze beim Menschen allergen wirken. Das heißt, daß Haut oder Schleimhäute überreagieren, wenn sie mit bestimmten Partikeln oder Substanzen des Pilzes in Berührung kommen. Diese Partikel oder Substanzen, an sich ungiftig, sind Allergenträger (Eiweiße), die bei Menschen mit entsprechender Disposition heftige Reaktionen hervorrufen. Zu den Reaktionen kommt es durch sogenannte Mediatoren. Darunter versteht man Wirkstoffe, die im Körper schon vorhanden sind und die bei bestimmten Erkrankungen durch das Allergen freigesetzt werden. Es können aber auch Wirkstoffe sein, die durch das Allergen neu gebildet werden. Wer unter Allergien zu leiden hat, weiß, daß unter anderem Histamin ein solcher Mediator ist.

So können Pilzsporen Heuschnupfen auslösen oder mit schuld an Heuschnupfensymptomen sein. Pilzbedingte Allergien (**mykogene Allergien**) äußern sich oft auch durch Entzündungen der Haut oder durch Störungen des Verdauungstraktes. Bei Müller/Löffler (siehe *Literatur*) werden ca. 200 Pilzarten genannt, die an Allergien beteiligt oder allergen sind. Am häufigsten allergen wirkende Pilze sind nach Nolting/Fegeler (siehe *Literatur*):

- Aspergillus-Arten (häufiger Schimmelpilz) wie Aspergillus fumigatus, A. niger, A. terreus auf organischem Material oder in Mauern;
- Cladosporium-Arten (sehr häufiger Schimmelpilz) wie Cladosporium herbarum auf Blättern und Gräsern und C. fulvum vor allem auf Pflanzen im Gewächshaus wie Tomaten;

- Penicillium-Arten (Schimmelpilze als Grundlage für Antibiotika) auf verdorbenem Gemüse, Obst, auch in Hausstaub;
- Chaetomium globosum auf feuchtem Stroh ebenso wie auf Stallmist oder auf Tapeten;
- Mucor-Arten (häufiger Schimmelpilz) auf Körnern und Früchten, in Ställen und feuchten Häusern;
- Pullularia pullulans im Erdboden, weniger auf Blättern und Knospen;
- Botrytis cineria auf Weinstöcken, Gemüsepflanzen, jungen Pflanzen und Topfpflanzen, in Caves (Weinlagern) und feuchten Räumen;
- Fusarium-Arten im Erdboden, auf Getreide, älteren Pflanzen;
- Neurospora sitophila (sehr hitzeresistenter Schimmelpilz) im Erdboden, in Bäckereien und in Caves, auf Körnern und Getreideprodukten wie Mehl und Brot;
- Paecilomyces marquandei überall vorkommend, oft auf Gemüsepflanzen und Früchten;
- Ustilago-Arten (Brand- und Rostpilze) auf Getreide.

Sie wissen bereits, daß Pilze giftige Stoffe z. T. als Stoffwechselprodukte bilden, die sogenannten Mykotoxine.
Mykotoxine werden hauptsächlich durch Kontamination aufgenommen: Wir berühren Pflanzenteile, Blüten, Blätter oder Früchte, die ihrerseits mit Pilzen, die Toxine bilden, in Berührung gekommen sind.
Oder wir essen eine verschimmelte Apfelsine. Da genügt es nicht, nur die befallenen Apfelsinenspalten wegzuwerfen. Das Myzel, nicht sichtbar fürs Auge, kann schon die ganze Frucht durchzogen haben, folglich würden wir die Pilzgifte mitessen.
Die Mykotoxine verbleiben auch in den zu Lebensmitteln (oder Tierfutter) verarbeiteten Pflanzen. Selbst Backen, Kochen, Konservieren können sie nicht beseitigen, denn weder Hitze noch Kälte tun Pilzgiften viel an; sie sind so gut wie resistent. So nimmt

der Mensch, ohne es zu wissen, mit dem Lebensmittel Mykotoxine zu sich. In der Folge kann es zu Erkrankungen kommen, die die Mediziner unter dem Begriff **Mykotoxikose** zusammenfassen, was nichts anderes heißt als durch Pilzgifte bedingtes Krankheitsbild.

Wie gefährlich Mykotoxine für den Menschen werden können, beweisen die sogenannten Aflatoxine. **Aflatoxin** ist eine Buchstabenverbindung aus: **A**spergillus **fla**vus und **Toxin**. Der Schimmelpilz Aspergillus flavus ist der bedeutendste Produzent der gefährlichen Aflatoxine. Der erwähnte abstrakte »Fluch der Pharaonen« war nichts anderes als konkrete Pilzsporen und Aflatoxine, die die schon geschwächten Organe der Forscher angegriffen hatten. So starb etwa der ohnehin Herzkranke, weil sein Herz durch die Aflatoxine noch weiter geschwächt wurde.

Aflatoxine sind Gifte und starke Kanzerogene (Karzinogene = Krebserzeuger); sie können der Leber schaden, Halluzinationen bewirken, Mißbildungen verursachen, Allergien auslösen. Also: Vorsicht vor verschimmelten Speisen, sie können von diesem Derivat (chem. Verbindung, die aus einer anderen entstanden ist) durchtränkt sein!

Seit die Vollwerternährung die Bedeutung des ganzen Getreidekorns bewußtgemacht hat, ist auch das Mutterkorn wieder vielen Menschen geläufig, das überwinternde Dauermyzel des vor allem in Roggenblüten schmarotzenden, zu den Schlauchpilzen gehörenden Mutterkornpilzes; es enthält ein Mykotoxin, das schon im Mittelalter bekannt war und für medizinische Zwecke besonders in der Geburtshilfe genutzt wurde. Das Mutterkorn ist sozusagen das harte Mykotoxin des Claviceps (Claviceps purpurea), es ist ein Sklerotium (grch. skleros = hart), ein hartes Pilzfadengeflecht, das sich an Stelle eines Getreidekorns ausbildet und mit dem bloßen Auge in der Ähre gut zu erkennen ist. Finden Sie die bis zu einem Zentimeter langen schwarzen Stäbchen zwischen

Ihren Getreidekörnern, sollten Sie sie herauslesen. Das Mutterkorn enthält u. a. mehrere hochgiftige Alkaloide und biogene Amine. Ein Alkaloid, das Ergotamin, wirkt kontrahierend auf die Muskulatur der Gebärmutter, therapeutisch findet es Anwendung als Gebärmuttertonikum in der Geburtshilfe. Die Alkaloide des Mutterkorns hemmen die Wirkung des Hormons Adrenalin und bewirken die Freisetzung des Gewebshormons und des als Neurotransmitter (Botenstoff) fungierenden Serotonins, das wir als »Muntermacher« kennen. Aufgrund seiner biogenen Amine (Basen) kann das Mutterkorn auch Halluzinationen hervorrufen. Amine sind organische Verbindungen, die sich vom Ammoniak ableiten; biogene Amine besitzen physiologische Bedeutung.

Erkrankungen durch Pilze haben unterschiedliche Namen:
Die Mediziner unterscheiden zwischen

- Myzetismus (Pilzvergiftung): durch Genuß von Pilzen hervorgerufen;
- mykogenen Allergien: durch Kontakt oder Genuß von Pilzen hervorgerufene allergische Reaktion;
- Mykotoxikose: durch Pilzgifte, z. T. Stoffwechselprodukte, bedingtes Krankheitsbild;
- Mykosen: durch Pilze hervorgerufene Krankheiten; man unterscheidet

  1. in endogene M.

  a) durch ursprünglich saprophytäre (opportunistische) Pilze des Verdauungstraktes (vor allem Pilzerkrankungen der Schleimhäute),

  b) oft in der Folge anderer Erkrankungen, so nach Verabfolgung immunschädigender Medikamente hervorgerufen,

  2. in exogene M. durch primär pathogene Pilze und

  3. in systemische M. (Pilzerkrankungen der Organe).

Dieses Buch stellt Mykosen und Mykotoxikosen vor.

Hautpilze aller Arten

Hautpilze (Dermatophyten) auf einen Blick:
Fußpilz S. 33f. – Nagelmykose S. 34f. – Pilzerkrankung am Körper S. 36 – Pilzerkrankung in der Leistengegend S. 36

Diese Symptome deuten auf eine Pilzerkrankung hin:
Haut: Juckreiz, Rötungen mit und ohne Schuppenrändern, Entzündungen, Bläschen, Nässungen, eitrige Absonderungen, Fieber, Gelenkschmerzen, Erscheinungen wie Ekzem oder Geschwür.
Nägel: weich, hart, schwammig, rissig, bröckelig, Nagelplatte hebt sich ab – Farbänderungen ins Weißliche, Grünliche, Gelbliche und Schwarze;

Pilzerkrankungen von Haut und Nägeln sind oft erst Folge anderer Pilzerkrankungen. Lassen Sie das abklären!

Mag Ihnen der Name **Mykose** vielleicht neu sein, die Erscheinung Mykose ist es sicher nicht. Und den »Fußpilz« (Fußmykose) kennt jeder. Wenn Sie vorsichtig sind und Fußpilz vermeiden wollen, laufen Sie im Hotelzimmer nicht barfuß über den Teppichboden. Oder vermeiden Sie Schwimmbäder, damit Sie nicht mit Ihren Füßen versehentlich und unbewußt Hautschuppen anderer, die mit Pilzhyphen durchsetzt sind, davontragen. Gemeinschaften in der Schule, beim Sport oder Militär sind besonders gefährdet. Socken und Schuhe sollte man so wenig verleihen wie die Zahnbürste. Die Zahlenangaben differieren. 20 Prozent sagen die einen, die anderen sprechen von 30 bis 50 Prozent der westlichen Bevölkerung: Fußpilz (Tinea pedis) ist die am weitesten verbreitete Pilzerkrankung auf der Welt. Verursacher ist ein Hyphenpilz, Mitglied der Abteilung Trichophyton, die aus vielen Arten und mehreren Gruppen besteht; Trichophyton ist ein Sammelname. Auch Tinea ist ein Sammelname und umfaßt alle mehr ekzemartigen, oberflächlichen und in Schüben verlaufenden Hautpilzerkrankungen. Tinea ist ein lateinisches Wort und heißt Motte.

Zeigt her eure Füße! An sich sind unsere Füße durch die Hornschicht der Sohlen gut geschützt. Aber Strümpfe aus synthetischem Material oder alkalische Seifen verändern diese Hornschicht und machen sie für Pilze angreifbar, insbesondere wenn Feuchtigkeit (schwitzen) und Wärme (Sommer) hinzukommen. Der systemisch denkende Arzt weiß darüber hinaus, daß sich die Hornschicht an den Füßen auch verändert, wenn der Magen nicht in Ordnung ist. Die Aussichten bei Fußpilz sind, wie bei vielen Pilzerkrankungen, »von hoffnungsloser Chronizität«, so steht es im *Lehrbuch der medizinischen Mykologie* (siehe *Literatur*).

Bei Nagelmykosen (Onychomykosen), diesen meist schmerzlosen Entzündungen der Finger- und Fußnägel, ist ein chronischer Verlauf offensichtlich ebenso Schicksal. Hier ist der Erreger Trichophyton rubrum, der uns noch öfter begegnen wird. Die Behandlung ist langwierig, dauert ein halbes bis ein ganzes Jahr. An den Zehen ist Nagelmykose – nach dem *Lehrbuch der medizinischen Mykologie* – unheilbar. Sie tritt erheblich häufiger an den Fußnägeln als an den Fingernägeln auf und ist in fast 70 Prozent aller Fälle durch Dermatophyten (sind Hyphenpilze) verursacht, am häufigsten durch Trichophyton rubrum (über 80 Prozent). Frauen und Männer scheinen gleichermaßen betroffen zu sein.

Alles ist möglich: Die Nägel können weich oder hart sein, schwammig oder rissig; sie können bröckeln, oder die Nagelplatte kann sich sogar abheben. Zwei Pilze an einer Hand oder an einem Fuß sind ebenso möglich. Durch den Hefepilz Candida albicans hervorgerufen, beginnt die Pilzinfektion oft in der Nagelfalz; die Nägel verfärben sich weiß-, gelb-,

grünlich oder schwarz. Nagelmykosen – auch das steht fest – sind häufig sekundär, das heißt, sie folgen einer anderen Pilzinfektion. Mit anderen Worten: Wir stecken uns bei uns selbst an. Oder auch bei anderen. So kann sich der Vater, der die Windeln wechselt, beim Baby infizieren (siehe unten auf Seite 45).
Hautpilze aller Arten in diesem Buch zu beschreiben, würde den Rahmen sprengen. Die im Volksmund gängigen Bezeichnungen wie Grind oder Krätze nennen das Kind nicht beim Namen. Auch die Namen Honigkuchen, Honigwabe (Favus) oder Motte (Tinea) sind eigentlich nur eine plastische Beschreibung der auftretenden Symptome.
Dermatophyten (grch. derma = Haut; phyton = Pflanze) als Erreger von Hautkrankheiten sind systematisch keine einheitliche Gruppe. Die meisten Arten zählen zu den imperfekten Pilzen. Ihre Einteilung erfolgt nach botanischen Gesichtspunkten, die Namengebung beruht auf klinischen Beobachtungen. Und immer gilt zu beachten:

> Der gleiche Hautpilz = verschiedene klinische Erscheinungen;
> das gleiche klinische Bild = verschiedene Hautpilze.

Dermatophyten leben im Erdboden – sie lieben Keratin, also Horn, wovon wir in Schuppen auf der Haut, an Nägeln und Haaren jede Menge haben. Wir kommen mit ihnen aber auch durch Tiere und infizierte Menschen in Berührung. Zählebig wie alle Pilze können sie sich zum Beispiel auf Haarbürste oder Kamm bis zu zwei Jahren halten. Sie infizieren gern die Körperstellen, die ihnen ein pilzgerechtes Milieu bieten: etwa Hautstellen, an denen die Durchblutung gestört ist oder wo mangelnde Hygiene günstige Bedingungen schafft; Hautfalten, in denen wir leicht schwitzen und die Haut aufweicht. Grundsätzlich läßt sich sagen: Es gibt auf unserer Hautoberfläche keine Stelle, die nicht von Pilzen besiedelt werden kann. Viele Hautpilze befallen Männer und Jungen öfter als Frauen und Mädchen. Manche Pilzarten bevorzugen die behaarten Körperstellen, andere die unbehaarten. Es gibt welche, die sich an bestimmten Körperregionen auszubreiten beginnen, etwa in der Leistenbeuge, in den Follikeln der Haare, an den Nägeln. Ebenso unterschiedlich stellen sich die Symptome dar: Juckreiz, Rötungen, Bläschenbildung, Nässungen, Verschlimmerungen zu bestimmten Tageszeiten, Entzündungen, eitrige Absonderungen, Fieber, Gelenkschmerzen, Mykide. Mykide entstehen infolge einer Pilzinfektion durch Dermatophyten (Hautpilze) oder andere Pilze, oft aufgrund einer Organmykose. Außerhalb des vom Pilz infizierten Terrains kommt es zu Rötungen, Flecken, Knötchen, Schuppen oder auch Pusteln und Bläschen, weil hier Antigenfraktionen (Teile der Gesamtmenge der Antigene) freigesetzt werden.

Die am Körper auftretende Hyphenpilzerkrankung Tinea corporis, hervorgerufen durch Trichophyton verrucosum oder T. rubrum und Microsporum canis, wird am häufigsten durch Tiere übertragen. Dabei spielt die Katze als Überträger eine größere Rolle als der Hund. Diese Pilzerkrankung kann überall am Körper auftreten und macht sich durch starken Juckreiz bemerkbar. Sie ist als Berufskrankheit besonders bei Landwirten, Gärtnern oder Tierpflegern anzutreffen.

Dagegen kommt die Pilzerkrankung, die in der Leistenbeuge entsteht und sich als Ekzem konstant an den Oberschenkeln, am Gesäß und im Bereich des Schambergs (lat. mons pubis) hält und sehr schnell auf die Region der Geschlechtsorgane übergreift (Tinea inguinalis, durch Infizierung mit Trichophyton rubrum, T. mentagrophytes oder Epidermophyton floccosum), vor allem bei Männern vor. Für Tinea inguinalis ist charakteristisch, daß die Haut von Penis und Hoden oft freibleibt. Diese Pilzinfektion ist eine Partnerkrankheit, sehr ansteckend und ziemlich häufig.

Nach allem, was Sie bis jetzt über das von Pilzen bevorzugte

Terrain wissen, fällt Ihnen sofort ins Auge, daß die Schwachstellen dieser Körperregion das Klima bestimmen: Zum einen gibt es dort Hautfalten. Dadurch schwitzen wir dort. Es ist feucht und warm. Die Haut wird aufgeweicht.
Im schlimmsten Fall können Pilzerkrankungen durch Dermatophyten, Hefe- oder Schimmelpilze (DHS) in die Tiefe gehen und innere Organe, die Lymphknoten, das zentrale Nervensystem oder Knochen befallen. In der Folge davon kann es zu Erkrankungen kommen, deren Ausgang auch tödlich sein kann. Das soll Ihnen keine Angst machen. Wichtig ist allein, daß Sie verstehen, wie notwendig es ist, auch Hautmykosen ernst zu nehmen und ganzheitlich behandeln zu lassen. Es genügt nicht, die Symptome zu unterdrücken. Jede Behandlung von Pilzerkrankungen sollte darauf ausgerichtet sein, die Pilze aus dem Körper zu entfernen. Mit anderen Worten: Das innere Milieu des Körpers muß in seinen gesunden Zustand versetzt werden, damit Pilze ihm nichts anhaben können.

Die erste Patientengeschichte

P Friederike ist eine liebenswürdige alte Dame von 71 Jahren, die bis zu ihrem 70. Geburtstag als Geschäftsfrau berufstätig gewesen ist. An ihrer linken Hand haben sich – vor etwa 20 Jahren – die Nagelplatten aller fünf Finger abgehoben.

Mein Mann starb, als ich fünfzig war. Er wurde auf dem Eggerscheidter Friedhof beerdigt. Sehr viele begleiteten ihn auf seinem letzten Weg. Wir hatten sehr, sehr viele Kränze und Blumen, und ich bin dann jeden Tag auf den Friedhof gefahren und habe das ein bißchen geordnet, die Schleifen wieder schön hingelegt und die Blumen, die verwest waren, herausgenommen. So nach vier-

zehn Tagen habe ich dann auf einmal so ein Kribbeln in der Hand gehabt, dann zeigte sich zwischen Daumen und Zeigefinger eine leichte Rötung, die aber schon nach ein, zwei Tagen richtig wie ein Ausschlag war, näßte und blutete. Aber ich bin ein Typ, der nicht gleich zum Arzt geht. Meine Schwester hat dann gesagt: »Tu mal Penatenkreme drauf, das wird schon wieder weggehen.«
In ein paar Tagen war der Ausschlag schon zwischen den Fingern und auch auf der äußeren Handflächenseite. Na ja, jeder hat immer was anderes empfohlen. Da bin ich dann doch zur Hautärztin gegangen; die hat Hautproben genommen. Nach einer Woche mußte ich wiederkommen, dann bekam ich eine Salbe. Aber es wurde nicht besser, eher schlimmer.
Die Ärzte haben einfach gesagt: »Es ist eine Pilzart.«
Wie ich mich ernähre, hat man mich immer gefragt. Ich habe dann immer geantwortet: »Nicht so sehr viel Eiweiß und nicht so sehr viel Zucker.«
Ich habe sehr viel Eiweiß zu mir genommen – also ich habe an manchen Tagen zwei Eier abends ins Glas geschlagen, zwei Gelbeier. Sehr viel Fleisch habe ich nie gegessen, aber sehr viel Gemüse. Doch nicht sehr viel Obst. Dafür aber dann jeden Tag ein Stück Kuchen und eine Tafel Schokolade. Natürlich hat man mir auch gesagt, daß ich doch da mal meine Ernährung umstellen sollte. Das habe ich getan. Aber viel besser ist es nie geworden mit der Hand.
Dann habe ich sehr, sehr viel ausprobiert. Es ist eigentlich immer mal besser geworden, wenn ich ein bißchen mehr Ruhe hatte. Aber wenn ich dann wieder so richtig im Streß war, dann war alles wieder da: Es platzte hier – so zwischen Daumen und Zeigefinger war es wohl am allerschlimmsten – der Spann auf. Also, es war gar nicht schön.
Wie gesagt, ich habe sehr viel getan, es wurde nie richtig besser. Dann hat mir mal jemand gesagt, Kieselsäure sei gut. Die habe ich auch genommen. Danach ist es eigentlich recht gut geworden.

Als ich die Kieselsäure wegließ, war es auch wieder da. Eigentlich immer, wenn ich mich ein bißchen aufregte oder Streß war, dann hatte ich es wieder. Es war eigentlich nie richtig weg. Nach zwei, drei Jahren fing es mit den Nägeln an. Da war dann wahrscheinlich auch das Nagelbett zerstört. Davor hatte möglicherweise der Körper noch Abwehrstoffe. Die Nägel brachen immerzu ab und spalteten sich und hatten keinen Halt mehr. Mancher Nagel fiel mir richtig bis zum Mond ab, wuchs zwar immer wieder nach, war aber ganz krumm und schief. Bis ich dann eines Tages doch wieder zu der Kieselsäure gegriffen habe. Die nehme ich jetzt in Abständen immer wieder mal; so eine ganze Flasche voll. Dann wird es eigentlich immer wieder ein bißchen besser. Wie Sie sehen, sieht man keine Rötung. Und die Nägel kriegen jetzt auch wieder einen Mond, der Daumen bekommt wieder einen Mond. Die Nägel sind nicht mehr so ganz abgebrochen. Also, vielleicht helfen Kieselsäure und die Ruhe, nachdem ich jetzt meine Buchhandlung aufgegeben habe, doch etwas.

Ich bin ein Typ, der als Kind nie irgendwelchen Ausschlag hatte. Niemals. Ich muß dazu sagen, meine Schwester hatte als Kind immer Ausschlag, in den Armbeugen, in den Kniekehlen, auch mal ganz schlimm im Gesicht. Aber ich hatte nie etwas, nie. Ich habe als Kind viel in den Vorfeldern vom Wald und in den Feldern gespielt und bin immer viel in der Natur gewesen. Mich hat schon mal eine Biene oder Wespe gestochen. Aber ich hatte nie irgendwelche Schwellungen oder ein steifes Bein, was da so vorkommen kann. Also mit den Händen – da muß mein Körper doch sehr am Ende gewesen sein.

Richtig krank gewesen bin ich eigentlich nie. Die Pille habe ich genommen, als die gerade so auf den Markt kam. Das waren ja damals sehr starke Pillen. Damit habe ich mir eine Thrombose eingehandelt. Ich hatte immer eine Neigung zu Krampfadern. Dann habe ich die Pille abgesetzt; später noch mal genommen,

als es dann die leichteren, die nicht so viele Nebenwirkungen haben sollten, gab.
Amalgam hatte ich nie in den Zähnen. Ich habe sehr früh Parodontose gehabt. Und Weihnachten, Ostern, immer wenn Weihnachten war, hatte ich eine dicke Backe und die Zahntaschen immer voll Eiter. Bis meine Zahnärztin mal gesagt hat: »Also, wir müssen doch früh an ein Gebiß denken.«
Da war ich natürlich überhaupt nicht begeistert. Aber dann machten wir die Buchhandlung auf. Ich hatte seit der Zeit doch keine Plomben. Meine Zähne waren so gut, bloß, möglicherweise durch das viele süße Essen hatte ich eben Parodontose. Ja, da habe ich dann sehr früh meine dritten Zähne bekommen und bin prima damit gefahren, kann mich überhaupt nicht beklagen. Die haben sehr gut gesessen, ich habe noch das erste Gebiß, und das ist gemacht worden – ja, mein Mann lebte ja noch – so vor zwanzig Jahren. Ungefähr als ich fünfzig war. Vielleicht bin ich dadurch an mancher Krankheit vorbeigekommen.
Ich habe auch nie eine Quarzuhr getragen und habe in Ringen auch mehr normale Steine getragen als Brillanten. Für Steine habe ich mich immer interessiert: Die Hildegard von Bingen heilte ja Krankheiten auch mit Mineralien und mit Steinen. Naturheilpraktik hat mich auch immer interessiert. Wenn es hochkommt, habe ich 20 Tabletten in meinem Leben genommen, Halsschmerztabletten. Ich kenne keine Kopfschmerzen, aber Halsschmerzen. Ich habe immer sehr viel Salbeitee getrunken. Aber sonst bin ich überhaupt nicht krank gewesen, bis das dann mit den Augen kam. Mit den Augen, das ist vor fünf Jahren gekommen, als ich fünfundsechzig war.
Die Ärzte sagen: »Durchblutungsstörungen und Thrombose in den Augen.« In dem einen Auge konnte man nichts mehr machen. Das war schon eine alte Thrombose. Aber in dem rechten Auge ist noch gelasert worden. Meine Augen sind nie auf Pilze untersucht worden. Meinen Sie, das könnte man mal tun?

Schon Friederikes Krankengeschichte veranschaulicht, was für eine Pilzinfektion typisch ist. Ins Auge fällt, daß die Erkrankung von Haut und Nägeln der linken Hand in dem Augenblick einsetzt, als Friederike durch den Tod ihres Mannes unter erhöhtem emotionalen Streß steht. Gravierende Belastungen dieser oder ähnlicher Art – Lebensumstellungen, Krankheit, Todesfall, Scheidung – bedeuten für das Immunsystem zusätzlichen Streß und sind deshalb häufig Auslöser für Pilzinfektionen. Ist das Immunsystem ohnehin belastet – bei Friederike deutet manches darauf hin –, kommt es dann durch zusätzlichen psychischen Streß zu der Pilzerkrankung. Über die Zusammenhänge von Körper und Psyche finden Sie Genaueres noch in Kapitel 5.

In ihrer Selbsteinschätzung empfindet sich Friederike als recht gesund und sagt selbst: »Aber sonst bin ich überhaupt nicht krank gewesen.« Sie ist auch, wie sie selbst sagt, nicht jemand, der mit Beschwerden schnell zum Arzt geht. Trotzdem spricht einiges dafür, daß Friederike vor ihrer Hautpilzinfektion schon eine andere Pilzinfektion hatte, wahrscheinlich eine Kandidamykose. Diese Mykose ist eine durch Candida-Arten wie Candida albicans hervorgerufene Pilzerkrankung. Candidapilze sind Hefepilze, die aber auch Myzelien wie Scheinmyzelien bilden können. Ein Pilz kommt selten allein – auch dieses Bild, von dem Sie noch mehr wissen müssen, zeichnet sich hier ab. Darauf deuten zum einen die Halsschmerzen, die Friederike erwähnt. Natürlich werden Halsschmerzen oft durch Virusinfektionen ausgelöst, können auch Ausdruck für allergische Reaktionen sein. Bei Friederike liegen Halsschmerzen durch Pilze im Bereich des Möglichen. Für eine sonst recht gute Gesundheit spricht, daß sie ihre Halsschmerzen selbst mit Salbeitee therapieren kann. Markus gibt in seinem Buch *Ich fühle mich krank und weiß nicht warum* an: »Chronische Rachen- und Nebenhöhlenentzündungen zum Beispiel gehören bei Candidiasis (Die Kandidamykose firmiert unter mehreren

Namen: Candidiasis, Candidosis, Moniliasis, Soor; d. V.) zur Tagesordnung.« Und es ist anzunehmen, daß eine solche Pilzinfektion auch bei Friederike vorgelegen hat.
Vor allem aber die Parodontose, die sie schon als Kind gehabt hat und die dazu führt, daß sie bereits in relativ jungem Alter – mit 50 – ein Vollgebiß bekommt, lassen das vermuten. Auch dem Laien fällt sofort auf, daß diese Parodontose ganz offensichtlich mit den zuckersüßen Vorlieben des Kindes zusammenhängt: »Weihnachten und Ostern, immer, wenn Weihnachten war, hatte ich eine dicke Backe und die Zahntaschen immer voll Eiter.«
Haushaltszucker, wie wir ihn in Süßigkeiten finden, gehört zu den niedermolekularen Kohlenhydraten, zu denen die Einfach- und Zweifachzucker gehören. Die Enzyme, die in unserem Speichel enthalten sind, können diese Zucker sehr leicht spalten, wodurch der pH-Wert in unserem Mund schnell sinkt (der Säuregrad erhöht sich). So wird das Mundmilieu pilzgünstig verändert. Ist dann noch die Durchblutung dieser Region durch die entzündlichen Vorgänge der Parodontitis beeinträchtigt, steht einer Ansiedlung von Pilzen kaum noch etwas im Wege. Der Teufelskreis, den Dirk Kuhlmann in *Die Pilz-Invasion* so plastisch beschreibt, scheint auch bei Parodontitis gegeben:

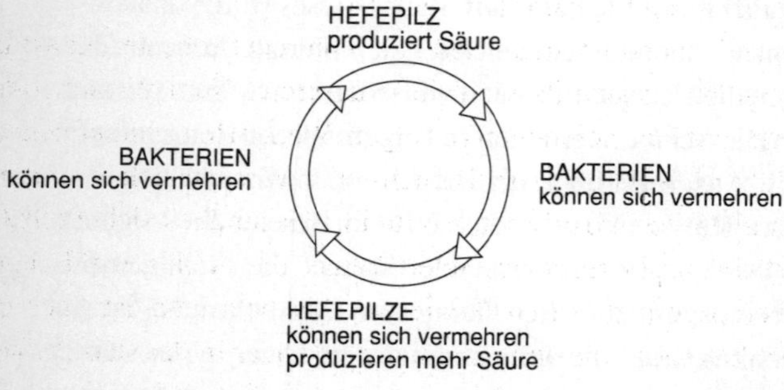

Abbildung 2

Die Hefepilze produzieren mehr Säure, die wiederum das Terrain für die Bakterien der Parodontitis schafft. Je mehr sich diese ausbreitet, desto pilzgünstiger wird das Terrain für Hefepilze. Bei Friederike wird dieser Teufelskreis erst durch das Gebiß durchbrochen.

Die schulmedizinische Behandlung der Pilzerkrankung von Haut und Nägeln schlägt nicht an, wie Friederike sagt. Das einzige, was ihr geholfen hat, scheint Kieselsäure zu sein. Das deutet auf einen Mangel an Mineralien und Spurenelementen hin. Kieselsäure (Silicea) ist normalerweise reichlich in unserem Bindegewebe vorhanden. Auf den Arzneimittelpackungen der Apotheken wird es als wichtiger Aufbaustoff für Haare, Zähne, Nägel, Knochen und Gewebe angepriesen. Homöopathisch aufbereitet (was das ist, erfahren Sie auf Seite 193ff.) gilt es als Konstitutionsmittel. Kieselsäuremangel ist charakteristisch für Menschen, die unter Ich-Schwäche leiden und leicht frieren. Auch in der Homöopathie wird Silicea bei Bindegewebsschwäche und Wachstumsstörungen der Nägel gegeben, aber auch bei Pilzinfektionen der Nebenhöhlen, des Darms oder der Scheide. Auch Friederikes Therapie mit Kieselsäure verweist auf einen entscheidenden Aspekt bei Pilzerkrankungen: Die Abwehr von Pilzen hängt nicht zuletzt mit einem ausgewogenen Mineralhaushalt zusammen. Darüber lesen Sie mehr auf Seite 161.

Kennzeichnend ist, daß Friederike von recht robuster Konstitution ist. Sie hat sich als Kind viel in der freien Natur bewegt, ohne allergische Erscheinungen zu zeigen. Weder Heuschnupfen noch auffällige Reaktionen bei Bienen- oder Wespenstichen sind bei ihr aufgetreten. Positiv hat sich für ihre Gesundheit sicherlich das Vorhandensein recht gesunder Zähne, die Amalgamfüllungen nicht ausgesetzt waren, erwiesen. Als belastend ist aber die Einnahme der Pille anzusehen, die sie sogar in der starken Version eingenommen hat. Wie sie selbst weiß, hat sie sich mit der Pille die Thrombose eingehandelt. Wir erfahren auch, daß sie immer mit Krampfadern zu tun hatte. Seit fünf Jahren nun leidet Friederike unter zunehmenden Sehstörungen. Wegen einer Augen-Thrombose ist sie bereits an einem Auge operiert worden. Auf Pilze hat sie die Augen bisher nicht untersuchen lassen.

Die erste Patientengeschichte sagt uns folgendes:

Unsere Nägel spiegeln die Verfassung unseres gesamten Organismus wider.

Unter psychischem Streß wie Lebensumstellung, Todesfall, Scheidung, Krankheit kann eine Pilzinfektion ausbrechen.

Bei häufigen Halsschmerzen und Parodontose sollten Sie an eine Pilzinfektion denken.

Alle Speisen mit Haushaltszucker wie Nachtisch, Kuchen, Plätzchen sowie Süßigkeiten führen in einen Pilzteufelskreis.

Unsere Pilzabwehr ist auch vom Zustand unseres Mineralhaushaltes abhängig.

Hefepilz Candida albicans: Soor beginnt schon in der Wiege

Candida auf einen Blick:

Windelsoor S. 45ff. – Neurodermitis S. 48f. – Mundsoor S. 50f. – Candida im Magen S. 51 – Candida im Darm S. 52 – Candida in der Scheide S. 53ff. – Candida im Genitalbereich des Mannes S. 55 – Über Hefe allgemein S. 69f. – Cryptococcus neoformans S. 70f. – Sporothrix schenckii S. 70f.

Diese Symptome deuten auf eine Pilzerkrankung durch Candida albicans hin:

– im Darm: Bauchkrämpfe, aufgeblähter Bauch, Durchfall, geröteter juckender After;

- im Darmbereich: u.a. Völlegefühl, Blähungen, Durchfall, Erbrechen;
- im Gallenbereich: wie bei Gallenkoliken;
- im Genitalbereich: rötlich, jucken, brennen, weißliche oder käsige Beläge, Ausfluß von farblos bis weißlich, grünlich, Pusteln, Bläschen – siehe auch S. 56;
- in Hautfalten: rötlich, nässend, weißlich, mit Schuppen, Pusteln, jucken, brennen, stechen;
- im Magen: Erbrechen, saures Aufstoßen, Stechen;
- in der Mundhöhle: weißlicher Belag, metallischer Geschmack, Brennen, Durst, Zunge ohne Papillen oder dunkel verfärbt;
- im Mundwinkel: weißlicher Strich;
- im Pankreasbereich: wie bei Bauchspeicheldrüsenentzündung;
- am Po: rötlich, geschwollen, nässend, Schuppensaum, violette runde oder ovale Erhebungen;
- in Speiseröhre: Schluckbeschwerden, Brennen.

Über die diffusen Krankheitsbilder, die Candida erzeugt, und das chronic fatigue syndrome lesen Sie weiter in Kapitel 3.

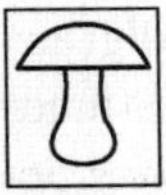

Hefepilze wie Candida albicans und Schimmelpilze wie Aspergillus sind die Hauptübeltäter, wenn es um Pilzerkrankungen geht, die sich weitgehend im Inneren des Körpers, auf der Schleimhaut – dieser nach innen gestülpten Oberfläche unserer Haut – abspielen. Entsprechend nennen die Mediziner solche Erkrankungen Kandidose (Kandidiase) oder Aspergillose.

Daß Candida Hautpilz verursachen kann, haben Sie bereits im Abschnitt *Hautpilze aller Arten* gelesen. Eltern, die die Windeldermatitis am Po ihres Kindes nicht in den Griff bekommen, sollten wissen, daß diese durch Pilze verursacht wird. Die Soormykose liegt schon in der Wiege. Für die Candidainfektion am Babypo gibt es viele Namen: Soor, Windelsoor, auch Windeldermatitis. Sie tritt besonders zwischen dem ersten und vierten Monat auf. Der Babypo, der in der Fernsehwerbung immer glatt und trocken ist, ist dann geschwollen und nässend, die Rötung zeigt oft einen Schuppensaum. Es tut weh, und häufig treten dabei die Mykide auf, die im Abschnitt *Hautpilze aller Arten* besprochen sind. Auch violette Erhebungen am Babypo, rund oder oval, deuten auf eine Pilzbesiedlung. Das Klima am Säuglingspo spielt dabei eine große Rolle: Es ist feucht-warm, besonders in Wegwerfwindeln. Und es bleibt feucht-warm, egal, was die Windelreklame an tollen Neuerungen anpreist. Damit der Urin nicht ins Laken, ins Kinderbett, läuft, braucht man eine schützende Plastikfolie. Sie muß undurchlässig sein, was aber auch heißt, daß sie keine Luft durchläßt. Was hier geschützt wird, sind Laken und Bequemlichkeit der Eltern. Wir sollten allerdings endlich wieder dahin kommen, die Babys zu schützen. Im Zweifelsfall können Sie als Eltern davon ausgehen, daß ein Baby mit Windelsoor eine Candidainfektion im Darm hat. Von dort kommen die Pilze. Also gehört Candida zur normalen Darmflora, werden Sie jetzt sagen. Das stimmt nicht! Candida im Darm eines Säuglings heißt nur, daß das Baby bereits mit Candida angesteckt wurde. Helga Sarkysianz stellt fest: »Die Candida-Besiedlung der Haut erfolgt aus dem Pilzreservoir im Darm, wobei die Erstinfektion bereits unter der Geburt im Geburtskanal erfolgt sein kann.« Also: Soor beginnt schon mit der Geburt.

Bei jedem zweiten von uns werden Candida-Pilze im Darmtrakt nachgewiesen; die Meinungen der Gelehrten darüber, ob Pilze zur normalen Darmflora gehören oder nicht, gehen auseinander. Die Diskussion in der Literatur finden Sie auf Seite 106.

Ich schließe mich den Autoren Müller/Loeffler und Kuhlmann an und sage: »Nein«, und daraus folgt: *Nur eine pilzfreie Mutter kann ein pilzfreies Baby zur Welt bringen.* Helga Sarkysianz, eine

Ärztin, die ihre Patienten mit Elektroakupunktur behandelt, einer naturheilkundlichen Behandlungsmethode, über die Sie mehr in Kapitel 7 erfahren, geht noch einen Schritt weiter. Da Pilzinfektionen, wie wir noch sehen werden, häufig mit mehr oder weniger latent vorhandenen Infektionen (oder Umweltgiftbelastungen) Hand in Hand gehen, fordert sie:

Da die meisten Infektionen von der Mutter perinatal übertragen werden, sollte man, bevor man den Säugling testet, die Mutter testen, insbesondere deren Blasenmeßpunkte am Fuß. Gewöhnlich braucht man die gleichen Nosoden, die man bei der Mutter dort findet, auch beim Säugling (Nosode Toxoplasmose, Nosode Listeriose, Nosode Herpes progenitalis, Nosode mykotischer Fluor oder Nosode Monilia albicans [= Candida albicans].

Besonders Mütter, die ihre Babys stillen wollen, sollten sich vor der Entbindung mit Elektroakupunktur testen und behandeln lassen, damit sie nicht ihre Belastungen durch Viren, Umweltgifte oder Pilze über die Muttermilch an ihre Kinder weitergeben. Trotz dieser sicher bei fast jeder Frau vorhandenen gesundheitlichen Belastung gibt es jedoch nichts Besseres als das Stillen, wenn man gesunde Kinder haben will. Das hat 1994 der zweite Aachener Stillkongreß erneut festgestellt: 98 Prozent der Frauen können stillen, wenn ihnen in Krankenhäusern die notwendige Unterstützung zuteil wird und die Babys dort nicht zusätzlich andere Flüssigkeiten, Wasser oder Glucose, bekommen. Besonders die Zuckerlösung scheint angesichts einer möglichen Infizierung des Säuglings mit Pilzen unverantwortlich und trägt sicher zur massiven Ausbreitung der Pilze bei. Begründet wird diese Zufütterung damit, daß die Babys zur Zeit der Vormilch einen zu hohen Flüssigkeitsverlust hätten. Obwohl die Vormilch nicht reichlich fließt, ist sie für das Kind ausreichend und enthält vor allem jenen Stoff, der Allergien und mögliche Pilzbesiedlung abwehrt: das IgA (Immunglobulin A). Denn das IgA sorgt dafür, daß sich das sekretorische IgA, (s) IgA, beim Kind aufbauen kann. Dieser Stoff hat die Aufgabe, alle Schleimhäute des menschlichen Organismus zu umkleiden und als Barriere gegen die Außenwelt zu dienen. Ausführlicher werden Sie davon in Kapitel 3 hören.

Gehen wir also einen Schritt darüber hinaus: *Nur Mütter, die pilzfrei und infektionsfrei sind und nicht durch Umweltgifte belastet sind, bringen pilzfreie, infektionsfreie und nicht umweltgeschädigte Babys zur Welt.*

Doch gibt es noch ausreichend Möglichkeiten für ein Kind, sich mit Candida albicans anzustecken: beim Pflegepersonal in der Klinik, beim Vater, bei Besuchern. Und dann schreit das Baby vielleicht, erbricht sich, hat Bauchkrämpfe, einen aufgeblähten Bauch oder Durchfall, sein After ist gerötet und juckt. Die Symptome sind übrigens beim Erwachsenen nicht viel anders, nur schreien tut er nicht.

Häufig kommt es vor allem bei Säuglingen und Kleinkindern, aber auch bei übergewichtigen Erwachsenen zu entzündlichen Veränderungen in den Hautfalten: Die Stellen sind gerötet, nässend, weißlich mit Schuppen oder Pusteln bedeckt. Sie jucken sehr stark oder brennen und stechen. Auch hier ist Candida albicans der Übeltäter, in 96 Prozent der Fälle.

Das Erscheinungsbild dieser entzündeten Hautfalten hat auf den ersten Blick sehr große Ähnlichkeit mit dem der **Neurodermitis**. Viele Kinder erkranken schon im Säuglingsalter und müssen noch als Erwachsene damit leben. Der Juckreiz ist so groß, daß die Kinder sich blutig kratzen. Wer im Juni 1994 die Sendung des Süddeutschen Rundfunks *Thema M* über Neurodermitis gesehen hat, den hat das Leiden dieser Kinder und ihrer Eltern betroffen gemacht. Deshalb scheint es hier angebracht darauf hinzuweisen, daß Neurodermitis von Pilzbesiedlung begleitet werden kann. Die Heilpraktikerin Ursula Kinon sagt sogar: »Oft.« Neurodermitis kann man wahrscheinlich nur heilen, wenn man ganzheitlich vorgeht:

1. Nahrungsmittelallergien (z. B. Kuhmilchallergie) ebenso wie Allergien gegen Umweltgifte ausschließen läßt;
2. Belastungen durch Impfungen (z. B. Tuberkuloseimpfung, die zu der Kuhmilchallergie in Beziehung steht) durch die Elektroakupunktur austesten und ausschwemmen läßt;
3. Belastungen durch latente Virusinfektionen (z. B. Herpes-, Toxoplasmose-, Epstein-Barr-, Coxsackieviren) durch Elektroakupunktur austesten und ausschwemmen läßt;
4. Pilzbesiedlung durch Elektroakupunktur austesten und die Pilze oder ihre Stoffwechselprodukte ausschwemmen läßt.

Besonders betroffen von Pilzinfektionen sind vor allem die Hautfalten zwischen Fingern und Zehen; sie machen etwa ein Drittel aller Hautfaltenerkrankungen aus. Sehen wir uns nach begünstigenden Faktoren um, kommen wir hier wieder auf die klimatischen Verhältnisse des Milieus: In Hautfalten schwitzen wir verstärkt. In Schuhwerk, das zu eng ist oder aus Gummi und Kunststoff besteht und damit keine Luft an die Füße läßt, finden Pilze ihr Terrain. Unterm engen Jogginganzug ebenso wie unter reizvollen Dessous aus Kunstfaser. Sie kennen es vom Baden: Halten wir uns besonders lange im Wasser auf, gleichgültig, ob in warmem oder kaltem, schrumpelt die Haut – und wird anfällig für Pilze.

Wir halten fest:

Babys werden oft schon bei der Geburt mit Candida albicans infiziert. Tritt Windelsoor auf, ist von einer Besiedlung des Darmtraktes mit Candidapilzen auszugehen. Windelsoor, auch Windeldermatitis, wird durch Wegwerfwindeln, die das Terrain verändern, begünstigt. Auf Windelsoor deutet ein Po, der gerötet, geschwollen oder nässend ist oder einen Schuppenrand zeigt. **Bei Neurodermitis sollten Sie Ihr Kind auf Pilze untersuchen lassen.**

Candida im Speise- und Verdauungstrakt

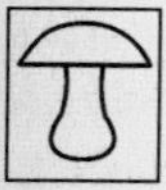

Eine Candidainfektion kann ganz harmlos mit einem weißen Strich in den Mundwinkeln anfangen, bei Pfeifenrauchern zum Beispiel, Menschen mit Zahnprothesen, auch bei Kindern, die eine Zahnspange tragen. Oder plötzlich ist das Lippenrot entzündet. Vor allem betroffen sind Säuglinge, Frauen nach der Menopause und alte Menschen. Vorsicht ist allemal geboten. Denn im Mundwinkel beginnt das meist bei Kindern auftretende Candida-Granulom, bei dem sich über die Pilzbesiedlung eine bakterielle Superinfektion (durch Eitererreger) legt und das – nachdem es chronisch verlief – auch tödlich sein kann.
Sehr oft greift die Pilzinfektion im Mundwinkel dann auf die Mundhöhle über. Mundsoor, wie es auch heißt, wird zu 98 Prozent vom Hefepilz Candida verursacht. Im Zweifelsfall gehen Schleimhautreizungen voraus: mechanisch hervorgerufen durch die Zahnspange oder chemisch durch den Pfeifentabak oder Milchreste, die im Mund zu gären anfangen. Auch Infektionen können die Schleimhäute reizen. Dann entzündet sich die Schleimhaut. Der Prozeß beginnt unter Umständen mit einer leicht belegten Zunge, etwas Kratzen im Hals. Sie spüren vielleicht einen metallischen Geschmack im Mund, es brennt, und Sie haben Durst. Das Erscheinungsbild einer Pilzinfektion der Mundhöhle kann vielfältig sein. Eine Zunge wie gelackt, ohne Papillen, deutet darauf hin oder eine Verfärbung dieser Papillen. Der Arzt diagnostiziert: Candida-Stomatitis (auch Mundsoor).

»Sie ist fast immer von einer intestinalen (lat. intestinum = Darm; d. V.) Candidose begleitet«, stellt das *Lehrbuch der medizinischen Mykologie* fest. Die Aussichten sind nicht rosig, denn eine solche Candidainfektion kann leicht auf die Speiseröhre übergreifen; kommt eine Verengung hinzu, sind Komplikationen die Folge.

Aufgrund seiner Wirkung muß der Hefepilz Candida albicans verstärkt in unser Blickfeld rücken; denn er kann beim Menschen nicht nur oben genannte Erkrankung, die noch relativ leicht wegen der gut erkennbaren Symptome zu diagnostizieren ist, hervorrufen, er kann auch – zumal in Gesellschaft mit anderen Pilzen – ein sehr diffuses Krankheitsbild schaffen. Deshalb werden wir uns mit ihm noch ausführlicher im Kapitel 3 *Symptome – Diagnose – Behandlung – Patient* beschäftigen.

Wir bleiben zunächst bei dem Weg in die Tiefe, den auch die Speise nimmt. Auf die Speiseröhre folgt der Magen. Eine Kandidose des Magens geht oft mit einer Infektion der Mundhöhle und der Speiseröhre einher. Doch hier zeigt sich im Ansatz schon das diffuse Bild, das durch den Hefepilz verursacht wird. Ist der Magen candidainfiziert, so ist das Bild schwer von dem eines Magenkatarrhs (Gastritis) zu unterscheiden, den der Genuß von Alkohol oder stark gewürzten Speisen hervorrufen kann. Sie sagen dann: »Ich habe mir den Magen verdorben.« Denn die Symptome sind identisch: Erbrechen oder Druck auf dem Magen, saures Aufstoßen.

Candida kann auch die Gallengänge und Gallenblase, ebenso die Bauchspeicheldrüse (Pankreas) und den Pankreasgang besiedeln und Entzündungen hervorrufen. Auch hier sind die Symptome ähnlich wie bei Erkrankungen der Galle oder Bauchspeicheldrüse anderer Genese (lat. = Ursprung). Es bleibt eigentlich nur eins zu tun: bei Beschwerden immer auch an Pilzinfektionen zu denken. Ursula Kinon sagt in ihrem Buch *Mykosen*:

Ich gehe in meiner Praxis inzwischen einen Weg, der sich genau entgegengesetzt zur üblichen Methode verhält: Bei jeder Erkrankung suche ich zuerst nach einer möglichen inneren oder äußeren Pilzinfektion.

Wenn also Ihre Ärztin, Ihr Arzt das nicht machen, dann erinnern Sie daran. Das ist Ihr gutes Recht.
An den Magen schließt sich der Darm, bestehend aus Dünndarm und Dickdarm, an. Auch dieser Teil des Verdauungstraktes kann durch Candida albicans infiziert werden. Bei Säuglingen und Kindern ist vorwiegend der Dünndarm, bei Erwachsenen der Dickdarm vom Hefepilz befallen. Äußern kann sich diese Infektion wie oben bei der Windeldermatitis beschrieben. Vor allem Säuglinge sind besonders gefährdet, weil Durchfall und Erbrechen bei ihnen zu einem erheblichen, auch tödlichen, Wasserverlust führen können. Hier ist – anders als zu Zeiten der Vormilch – Flüssigkeitsverlust tatsächlich gegeben und gefährlich.

Wir halten fest:
Alle Körperabschnitte unseres Speise- und Verdauungstraktes können von Candida albicans befallen werden: vom Mundwinkel über Mundhöhle, Speiseröhre, Magen, Galle, Bauchspeicheldrüse bis zum Dünn- und Dickdarm. Im Mundbereich sind die Symptome mit weißlichen Belägen gut erkennbar. Eine Hefepilzinfektion der übrigen Bereiche ist schwerer auszumachen. Im Magen- und Darmtrakt sowie bei einer Infizierung von Galle und Bauchspeicheldrüse kann es zu Symptomen kommen, die auch auf andere Krankheiten hindeuten. Deshalb sollten Sie bei Beschwerden in diesen Bereichen immer auch an Pilze denken.

Candida im Genitalbereich: Fluor kommt von Fließen

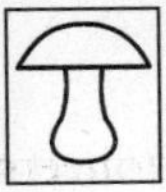

Inzwischen ist zumindest den meisten Frauen, die unter weißlichem, mit Juckreiz verbundenem Ausfluß aus der Vagina (= Fluor vaginalis) leiden, bewußt, daß es sich bei dieser Erscheinung um eine Pilzerkrankung handelt, eine unschöne lästige Erscheinung, die nicht nur von Jucken oder Brennen, sondern auch von Schmerzen begleitet sein kann, die beim Geschlechtsverkehr gesteigert werden. Die Kandidose an den Genitalien, fast ausschließlich von Candida albicans ausgelöst (98 Prozent), kann sich mehr äußerlich an der Vulva oder Klitoris durch weißliche, auch körnige Ablagerungen zeigen oder innen direkt in der von Schleimhaut ausgekleideten Scheide. Sehr oft geht diese Infektion mit Kokken einher, das heißt einer bakteriellen Entzündung.

Ob allerdings Frauen bei allen 15 körperlichen und psychischen Symptomen, die Helga Sarkysianz in ihrem Buch aufführt, an einen **Pilzbefall** denken oder wissen, daß diese Symptome vom Pilz und seinen Stoffwechselprodukten hervorgerufen werden, muß man bezweifeln:

- Anorgasmie (erleben keinen Orgasmus);
- Ausfluß aus der Vagina;
- Depression;
- Frigidität;
- Hautprobleme;
- Jucken der Vagina;
- Kopfschmerzen;
- Menstruationsstörungen;
- Müdigkeit;
- prämenstruelles Syndrom (PMS);
- Reizbarkeit;

- Rückenschmerzen;
- Schmerzen beim Verkehr;
- Unfruchtbarkeit (Sterilität);
- zu kleine Brüste.

Sind Frauen für eine Candidainfektion besonders prädestiniert? Offensichtlich ja. Und einer der Gründe ist, daß Frauen fast ausschließlich allein die Verantwortung für die Verhütung übertragen wird. Sie nehmen die Pille, sie lassen sich das Pessar oder die Spirale einsetzen. Auch hier gilt, was wir oben schon festgestellt haben: Die Schleimhaut wird gereizt und bietet dadurch eine Angriffsfläche für Pilze. Denken Sie daran, welchen Reizungen diese vaginale Schleimhaut durch Verhütungsmittel wie Pessar oder Spirale ausgesetzt ist. Zusätzlich besteht noch die Gefahr einer Kupferunverträglichkeit. Auch wiederholte Traumen (grch. trauma = Verletzung, Wunde, Gewalteinwirkung) werden als begünstigend für eine Pilzbesiedlung in der Vagina genannt. Also wohl doch besser zärtlicher als rauher Sex, um den Pilzen vorzubeugen! Scheidenspülungen bleiben nicht ohne Einfluß auf das Milieu; und daß Tampons sich möglicherweise aufgrund unverträglichen Materials (durch Chlor gebleicht) auf das Scheidenmilieu auswirken, es reizen können, wird nicht ohne Grund diskutiert. Tampons (selbst ungebleichte) sind sicherlich nicht ohne Wirkung auf das Scheidenmilieu. Die zunächst trockene Watte saugt sich voll, nimmt also der Scheidenschleimhaut auch etwas von ihrer natürlich gegebenen Feuchtigkeit.

»Bei unseren eigenen Patientinnen ging dem Erscheinen der Candida-Vulvovaginitis in 70% eine Therapie mit Antibiotika voraus«, heißt es im *Lehrbuch der medizinischen Mykologie*.

So ist das! Da bekommen Sie Antibiotika. Ihre Beschwerden klingen ab. Sie atmen auf: »Jetzt bin ich gesund.« Von wegen! Nicht nur Frauen machen nach einer Antibiotikum-Kur noch eine Kandidose durch. Sie muß nicht im Genitalbereich angesiedelt

sein, sie kann sich auch am After und Dickdarmausgang mit einem hartnäckigen, unerträglichen Juckreiz äußern.
Pilze wandern und breiten sich aus, wenn die Gelegenheit günstig ist; deshalb bezeichnet man sie auch als opportunistisch.
Die Pille verhütet, daß Sie ungewollt ein Baby bekommen. Sie verhütet leider nicht die Pilzerkrankung. Im Gegenteil, durch hormonelle Empfängnisverhütung wird das Milieu für Pilze eher bereitet. Hormone greifen tief in den menschlichen Organismus ein. Frauen sind durch Monatszyklus und Schwangerschaft von Natur aus ohnehin Hormonschwankungen ausgesetzt und daher besonders gefährdet. Doch Pilze besiedeln nicht nur die Scheide. Sie dringen häufig genug bis in die Eileiter vor. Dort kommt es zu Entzündungen und Verklebungen, die einem Kinderwunsch entgegenstehen können. Helga Sarkysianz sieht darin den Grund, daß immer mehr Frauen über Sterilität zu klagen haben. Darüber hinaus weist sie darauf hin, daß der Hefepilz Candida albicans unmittelbar auf den Hormonhaushalt einwirken kann, unabhängig davon, an welchem Organ die Pilzinfektion auftritt. Unfruchtbarkeit (Sterilität) ist die Folge. Männer können ebenfalls durch Pilzerkrankungen unfruchtbar (steril) werden.
Ein Candidabefall beim Mann kann schuld an der Vergrößerung seiner Brustdrüsen, an verspätetem Eintritt des Stimmbruchs oder an Unlust sein. Nicht nur die Genitalien der Frau können von Pilzen besiedelt werden. Auch die des Mannes werden Opfer, und zwar fast 100prozentig von Candida albicans. Sie spüren vielleicht plötzlich Jucken oder Stechen, weißer oder grünlicher Ausfluß zeigt sich, am Penis oder der Eichel kommt es zu Bläschen, Pusteln, Rötungen oder weißlichen Belägen.
Aufgrund der Anatomie ist bei beiden der Harnleiter schnell und leicht mitbetroffen, was sich in häufigem Harndrang oder sogar einer Blasenentzündung zeigt. Aber ebenso kann eine Infektion der Genitalien durch eine Mykose im Darm oder an den Nägeln verursacht sein.

Wir halten fest:

- Frauen: Der äußere (Schamlippen, Klitoris) und innere Geschlechtsbereich (Scheide, Eileiter) können betroffen werden.
- Männer: Penis, Eichel können besiedelt werden. Die Candidainfizierung äußert sich durch Jucken, Brennen, Stechen, weißliche Beläge, Pusteln. Der Ausfluß kann bei Frauen farblos, weiß bis grünlich, bei Männern weiß oder grünlich sein. Damit ist nur ein Teil möglicher Symptome erfaßt.
  Pilze im Genitalbereich können – im Zusammenhang mit anderen Faktoren – zu Sterilität führen.

Die zweite Patientengeschichte

Nicht nur wegen der Häufigkeit, mit der Pilzinfektionen in der Scheide vorkommen, stelle ich Ihnen die Krankengeschichte der 33jährigen Beate vor. Wie es aussieht, unterliegen Pilzerkrankungen in der Scheide einem gewissen Tabu. Unwissen und Geniertheit gehen dabei offensichtlich Hand in Hand. Deshalb ist es wichtig, mit Vorurteilen und Unkenntnis aufzuräumen. Beate ist berufstätig, nicht verheiratet, hat keine Kinder, lebt aber in einer guten Partnerbeziehung.

Ich glaube, daß es ungefähr vor anderthalb Jahren angefangen hat. Da war zum erstenmal dieses plötzliche Jucken in der Scheide und der verstärkte Ausfluß. Der war weiß, aber noch völlig geruchlos. Damals bin ich zum Frauenarzt gegangen, weil ich nicht wußte, was das war. Der hat eine Art von Pilzen festgestellt; er meinte, die kämen aus der Darmflora. Pilze hätten sich da eingenistet und würden sich irgendwie über die Scheide äußern. Er hat mir dann Medikamente verschrieben, etwas zum Einreiben und Zäpfchen. Er hat mir jedesmal dieselben verschrieben, sie haben auch jedesmal gewirkt. Alles war dann auch innerhalb von drei, vier Tagen weg. Bei der Nachuntersuchung war alles wieder völlig in Ordnung. Aber in dem Jahr kam das bestimmt fünf-, sechsmal wieder. Aber der Arzt hat nie genau gewußt, woher. Er vermutete aus dem Schwimmbad und dann auch über die Ernährung. Er hat aber die Art ausgeschlossen, die man beim Geschlechtsverkehr überträgt: »Sie haben jetzt nicht diese, sondern die andern, die man durch Ernährung oder Infektionen bekommt.« Es war ein Hefepilz: Candida albicans. Der Arzt hat dann vor allem die Ernährung umgestellt. Ich muß gestehen, daß ich unheimlich gern Süßes esse, was tödlich bei einer Kandidamykose ist. Und dann habe ich wirklich ein halbes Jahr fast überhaupt nichts Süßes gegessen. In der Zeit gingen dann eben auch diese Pilze völlig weg. Dann bin ich in den Urlaub gefahren, in die Türkei. Ich hatte große Angst, daß man sich da noch eher was einfängt, in Toiletten. In der Türkei habe ich viel in Salzwasser gebadet. Und das war wohl so ein Geheimtip. Danach hatte ich überhaupt nichts mehr. Das meinte auch der Arzt, daß dieses salzhaltige Wasser irgendwie reinigend gewirkt habe. Süßes habe ich überhaupt nicht gegessen. Sobald ich Süßes ganz weggelassen habe, war es eigentlich weg. Aber sobald ich eben was Süßes, Kuchen, gegessen habe, kam es wieder und jedesmal stärker.

Jetzt beim letztenmal war der Ausfluß wesentlich stärker und vor allem ganz, ganz übelriechend. Am Geruch habe ich das dann vor allem gemerkt. Ich konnte mich selbst überhaupt nicht mehr riechen. Innerhalb von ein, zwei Tagen kam das ganz, ganz extrem, so in der Art nach faulen Eiern, richtig, ganz streng. Also kein Parfüm konnte das irgendwie abdecken. Da bin ich sofort wieder zum Arzt gerannt. Nun soll es die andere Art von Pilzen gewesen sein, die man mehr im Schwimmbad überträgt. Ich gehe regelmäßig schwimmen. Und der Arzt sagte dann eben auch, daß es Leute gibt, bei denen sich diese Pilze an anderen Körperteilen äußern, bei mir eben verstärkt in der Scheide. Aber seitdem – das

war im Februar – hatte ich nichts mehr, habe aber auch meinen Süßigkeitskonsum extrem eingeschränkt.
Ich ernähre mich nicht voll biologisch, esse nicht Vollwertkost. Ich esse bei uns in der Firma in der Kantine; schon jeden Tag Salat und Gemüse, wenn es eben geht; wenig helles Brot, mehr dunkles Brot, aber sonst esse ich eigentlich normal, und momentan verzichte ich verstärkt auf Süßigkeiten, was mir schwerfällt. Ab und zu noch mal eine Schokolade, aber Bonbons und so gibt es nicht mehr. Mein Eindruck ist, daß das wirklich hilft. Seit der Zeit ist eigentlich so gut wie Ruhe.
Ich bin zwar berufstätig, empfinde das aber nicht als Streß. Eigentlich bin ich vom Typ her extrem ruhig und ausgeglichen. Als kleines Kind hatte ich eine Hüftgelenkluxation (Verrenkung im Hüftgelenk, wobei der Kopf aus der Pfanne tritt) und habe spät angefangen zu laufen. Das ist meine einzige negative Erinnerung an die Kindheit. Familie, Eltern, Geschwister, nein, wenn ich so denke, denke ich gern an die Kindheit zurück. Als Kind habe ich immer schon Süßigkeiten gegessen, vor allem heimlich, weil man ja nicht sollte und nicht durfte. Ich habe als Kind locker eine Tafel Schokolade am Tag verputzt. In der Teenagerzeit habe ich mal radikal abgenommen; ich war früher dicker. Ich habe eine Schokoladendiät gemacht, nicht wie andere eben darauf verzichtet, sondern mich nur von Schokolade ernährt, bestimmt eine ganze Woche lang. Habe aber erfolgreich abgenommen, aber natürlich auf dem ungesündesten Wege. Habe dann so mit Anfang Zwanzig weniger Süßigkeiten gegessen. Wenn ich jetzt so einen Rappel kriege, kann ich durchaus sofort innerhalb einer halben Stunde eine ganze Tafel Schokolade essen, ohne Probleme, ohne daß mir schlecht wird. Also, der Hang ist da, garantiert noch da, aber wegen der Linie, wegen der Haut und auch wegen der Pilze beherrsche ich mich, soweit ich kann. Krankheiten habe ich überhaupt nicht gehabt. Meine Zähne sind prima. Amalgam? Ich meine, ich habe nur Goldkronen. Antibiotika habe ich bestimmt

mal genommen. Aber ich bin nicht dagegen allergisch. Mein Vater ist allergisch, daher weiß ich, daß es das gibt. Bestimmt mal so Kinderkrankheiten, ach und Warzen, die hat einer mit Strohhalmen besprochen, dann sind sie weggegangen. Aber ich wüßte kaum, daß ich in den letzten Jahren mal krank war. Seit ich zwanzig bin, nehme ich die Pille.

Ich habe Heuschnupfen, und das kam aber auch erst so mit achtzehn, neunzehn. Da habe ich eben diesen Test gemacht; man stellte eine Allergie gegen Birke und Gräser fest; ich habe mich dann über drei Jahre desensibilisieren lassen. Und danach war ich eben gegen andere Gräser und andere Gewächse allergisch. Dieses Desensibilisieren hat überhaupt nicht geholfen. Jetzt lasse ich mir jedes Jahr – am Anfang des Jahres – eine Spritze geben, leichtes Cortison, das hilft dann eben das ganze Jahr. Ich muß nicht häufiger gespritzt werden; einmal diese kleinste Dosis, die es gibt, und ich bin dann das Jahr über beschwerdefrei. Aber ohne diese Spritze sehe ich wirklich aus, als würde man mich verprügeln, habe tränende Augen, bin nur am Schniefen, es ist ganz, ganz extrem. Diese Spritze habe ich mir aber erst jetzt in den letzten drei Jahren geben lassen. Dazwischen habe ich immer so mit Mittelchen, Naturheilmitteln, versucht, das zu überstehen. Aber es war eben wirklich peinlich, zum Beispiel, wenn Besuch da war; oder mal in einem Gartenlokal, schlimm, da habe ich dreißig-, vierzigmal am Stück niesen müssen. Man hat einfach keine Chance, etwas dagegen zu machen. Ich fand die Situation so unangenehm, so daß ich mir in den letzten drei, vier Jahren diese Spritzen habe geben lassen. Mit den Pilzen hat es Anfang letzten Jahres angefangen. Der Zustand hielt dann das ganze letzte Jahr an, am Jahresende wurde die Belastung weniger, nämlich nach diesem Urlaub, wo ich viel im Salzwasser gebadet hab', und in diesem Jahr hatte ich das einmal. Ich habe die Pilze auch schon mal früher gehabt, aber nicht so massiv wie im letzten Jahr.

Vor einiger Zeit habe ich zufällig entdeckt, wie sich am Oberschenkel ein Muttermal leicht gewölbt hat und beobachtet, daß es viel dunkler geworden ist. Eine Kollegin von mir wird immer gleich hysterisch, wenn sie so etwas hört, und irgendwie hat die mich überredet, zum Arzt zu gehen und das herausschneiden zu lassen. Ich habe dann vergessen nach dem Ergebnis zu fragen, bis der Arzt eben anrief und erzählte, es wäre ein bösartiges Melanom gewesen, zumindest in der Mitte von dem Melanom, der Rand wäre noch sauber gewesen. Danach haben wir bestimmt dreißig, vierzig, fünfzig Muttermale untersucht. Er hat noch vier, auch dunklere, am Rücken gefunden, die ich jetzt letzte Woche habe herausschneiden lassen. Morgen bekomme ich das Ergebnis, und ich hoffe ja, daß es jetzt nicht wieder so ein Melanom ist, ein malignes Melanom.

Was mir noch einfällt, ist eben, daß diese ganze Erkrankung, Pilze in der Scheide, ein unheimlich peinliches Thema ist und von allen auch, wenn man es mal so erwähnt, so behandelt wird, so: »Um Gottes willen, man redet nicht drüber.« Dabei hatten die meisten schon Erfahrung damit, sie hatten den Pilz auch mal und wissen auch was drüber. Aber ansonsten ist das unheimlich peinlich, wenn man da drüber spricht, weil jeder gleich meint, so was käme nur vom Geschlechtsverkehr, wobei aber der Arzt eigentlich sagt, daß es sich um Pilzarten handelt, die man nicht überträgt. Aber eigentlich verbindet jeder mit den Pilzen in der Scheide automatisch eine Geschlechtskrankheit.

Ob der Partner über irgendwas klagt oder daß der mal untersucht werden sollte, das war überhaupt nie ein Thema, vielleicht wegen dieser Pilzart. Das weiß ich nicht. Der Arzt sagte ja, daß er nicht glaube, daß es vom Geschlechtsverkehr sei. Er hat mir auch nie gesagt, daß ich mich bei meinem Freund angesteckt haben könnte oder er sich bei mir. Das war nie ein Thema, daß mein Freund sich mal untersuchen ließ.

Beates Krankengeschichte verhilft uns dazu, in den Problemkreis Pilzerkrankungen weiter vordringen zu können. Wir finden hier Bekanntes, was wir schon von Friederike gehört und aufgearbeitet haben. Aber auch neue Aspekte werden deutlich.

Wie Friederike ist Beate ein »süßer Typ«. Offen bekennt sie ihre Vorliebe für Süßigkeiten, besonders Schokolade, obwohl sie weiß, daß Süßes bei einer Pilzerkrankung »tödlich« ist. Auch Beate liebte schon als Kind Süßigkeiten. Sie naschte heimlich. Und als Teenager macht sie – der schlanken Linie wegen – eine »Schokoladendiät«. Die Auswirkungen dieser einseitigen und ungesunden Kur zeigen sich unter anderem in dem Auftreten des massiven Heuschnupfens, der deutlich macht: Beate ist – wie ihr Vater – Allergikerin.

Eine Disposition zu Allergien können wir von unseren Vorfahren mitbekommen. Bei Allergikern ist die Gefahr, allergische Kinder zu bekommen, deutlich größer. Überhaupt spielt für unsere Gesundheit die Konstitution, die wir erben, eine Rolle. Die Hüftgelenkluxation, unter der Beate als Kind litt, und die dazu führte, daß sie spät laufen lernte, ist Ausdruck für ein geschwächtes System Leber-Galle. Im Rahmen der chinesischen Akupunkturlehre, die in Kapitel 7 vorgestellt wird, wird das Hüftgelenk als Körperabschnitt vor allem dem Gallenblasenmeridian zugeordnet – sehen Sie dazu auch Seite 230. Auf der psychischen Ebene ordnet man ihm unterdrückten Zorn und die Angst vor weiteren Schritten, die Angst voranzugehen, zu. Bei einer Hüftgelenkluxation sollten auf jeden Fall die Eckzähne untersucht werden. Auch Narbenstörfelder können eine Rolle spielen, sagt der Physiotherapeut.

Allergien spielen, wie Sie noch sehen werden, im Zusammenhang mit Pilzen eine große Rolle. Häufig gehen sie mit Pilzen Hand in Hand. Das hängt unter anderem mit dem (s) IgA zusammen, wie Sie nun schon wissen.

An dieser Stelle sollte vielleicht ein Vorurteil beseitigt werden: Wenn man sich bei einem Urlaub im Ausland etwas »fängt«, dann nicht, weil es dort schmutziger ist als zu Hause, sondern weil das eigene Immunsystem strapaziert oder angegriffen ist.
Die von Beate geschilderten Heuschnupfensymptome deuten auf ein schon ziemlich geschwächtes Immunsystem. Es ist anzunehmen, daß Beate, die sehr gern schwimmen geht, darüber hinaus auch allergisch gegen andere Stoffe ist. Eine Belastung durch Chlor (im Schwimmbad) kann bei ihr nicht ausgeschlossen werden und begünstigt wahrscheinlich die Pilzinfektion. Wenn die Scheidenmykose, wie sie erzählt, in den salzigen Fluten im Türkeiurlaub weggegangen ist, hat vermutlich das Schwimmen in chlorfreiem Wasser geholfen. Es müßte also die Frage gestellt werden, ob Beates Leber noch in genügendem Maße ihre Entgiftungsaufgabe wahrnehmen kann. Zumal wir, wie gesagt, an der Hüftgelenkluxation erkennen können, daß bei Beate eine gewisse körperliche Schwäche im Bereich Galle (System Leber-Galle) vorliegt. Am Hüftgelenk gibt es auch von der Akupunktur her gesehen Punkte für Magen, Milz und Pankreas. Diese Organe spielen eine große Rolle bei der Verdauung und werden durch vorhandene Allergien und den enormen Zuckerkonsum sicher zusätzlich strapaziert. In zweifacher Hinsicht ist die Milz ein sehr wichtiges Organ. In ihr werden weiße Blutkörperchen zur Immunabwehr gebildet. Außerdem sehr aktive Retikulumzellen (sternförmig verästelte Zellen des netzförmigen Bindegewebes = Mesenchymzellen), die die Aufgabe haben, Fremdstoffe zu beseitigen, d. h. zur Phagozytose (grch. phagein = essen) befähigt sind. Darüber hinaus haben diese Zellen eine wichtige Aufgabe im Bindegewebe, in dem sich Vorgänge abspielen, die das energetische Fließgleichgewicht des Körpers regulieren. Ein erbenergetisch ohnehin geschwächtes System im Organismus – wie bei Beate – ist weniger belastbar. Außerdem kann es zu gegenseitiger Störwirkung der Systeme untereinander kommen.

Durch die Einnahme der Antibabypille, die in den Hormonhaushalt der Frauen eingreift und ihn aus seiner natürlichen Balance bringt, seit vierzehn und die mit Cortison vorgenommene Heuschnupfenbehandlung seit drei Jahren ist Beates Immunsystem weiterhin belastet und das Terrain für Pilze vorbereitet worden. Cortison gehört zu den Immunsuppressiva, das heißt, die Reaktionen des Immunsystems werden durch Cortison unterdrückt. Gerade ein intaktes und reaktives Immunsystem ist notwendig, um Pilze abzuwehren. Anders ausgedrückt: Durch Cortison kommt es zu entscheidenden Änderungen unseres Körpermilieus. Da Beate sich zwar einigermaßen gesund ernährt, aber auf die Süßigkeiten nicht verzichten kann, führen alle belastenden Faktoren zum Ausbruch der Scheidenmykose.

Es mag zwar gängige Praxis sein, bei einer Candidainfektion den Partner nicht mitzubehandeln, aber es ist verkehrt. Wenn eine Frau häufiger mit einer Scheidenmykose zum Arzt kommt, sollte es eigentlich naheliegen, auch an eine Infizierung durch den Partner zu denken, zumal, wenn der Arzt, wie Beate berichtet, nicht weiß, woher die Pilze kommen. Der Arzt sollte auch eine mögliche Ansteckung des Partners im Blick haben. Umgekehrt gilt das auch bei einer Candidainfektion des Mannes.

Schauen wir uns zunächst den Ablauf dieser Krankengeschichte an! Seit anderthalb Jahren muß Beate sich regelmäßig wegen Fluor in Behandlung begeben. Der Arzt gibt ihr übliche Medikamente, und nach drei, vier Tagen ist der Ausfluß weg. »Bei der Nachuntersuchung war es dann wieder völlig in Ordnung«, sagt Beate. Ein schwerwiegender Irrtum ihrerseits! Nur die oberflächlichen Symptome sind durch die Behandlung beseitigt worden. Es konnten keine Pilze in der Vagina mehr nachgewiesen werden (wenn das überhaupt untersucht wurde). Mit großer Wahrscheinlichkeit sind trotzdem Pilze im Körper, im Verdauungstrakt, vorhanden gewesen. Denn Pilze, zumal wenn sie aus dem Darm stammen könnten, sind nach vier Tagen nicht besiegt. Über den

Darm wird die Scheide erneut infiziert, und deshalb kommt der Fluor mehrmals im Jahr wieder.
Beates Krankengeschichte ist auch ein gutes Beispiel für den Schubladenmenschen, den ich in meinem Buch *Lebendige Psychosomatik* (siehe *Literatur*) vorgestellt habe. Der Frauenarzt behandelt die Scheidenmykose, läßt aber nicht die Darmflora untersuchen, weil das Aufgabe eines Internisten sei. Der Allergologe behandelt mit Cortisonspritzen den Heuschnupfen, zieht aber die Pilze nicht in seine Überlegungen mit ein. Jeder Arzt ordnet nur den Inhalt der Schublade, für den allein er sich zuständig glaubt. Bei ganzheitlicher Betrachtung der Krankheitsbilder hätte man darauf kommen müssen, daß eine massive Störung vorliegt und Beates Immunsystem völlig aus der Balance geraten ist. Der Hautkrebs, der bei ihr diagnostiziert wird, ist ein Beweis dafür.
Hautkrebs nimmt zu, unter anderem weil die Sonneneinstrahlung aufgrund des Ozonlochs intensiver wird. Die Ergebnisse der weltweit größten Studie zu Hautkrebs, die an der Universität Bochum durchgeführt wurde, stellte die *Westdeutsche Allgemeine Zeitung* im Juni 1994 vor. Sie sind in der Tat erschreckend. Zehn Prozent der 25 000 untersuchten Personen hatten Hautveränderungen, 131 hatten ein malignes Melanom. Die Dunkelziffer der an Hautkrebs Erkrankten ist groß; man rechnete allein 1994 mit 150 000 bis 200 000 neu Erkrankten. Weil wir uns in die Sonne legen und Sonnenbrand kriegen, bekommen wir anschließend Hautkrebs. »Hausgemacht«, nennt Professor Peter Altmeyer diese Krankheit: »Mit jedem Sonnenbrand steigt die Gefahr, in 20 bis 40 Jahren an Hautkrebs zu erkranken.«
Nach allem, was Sie bisher zu Milieu und Terrain gehört haben, wird Sie das nicht überraschen. Sonnenbrand verändert das Milieu unserer Haut, reizt sie, zerstört sie. Durch intensive Sonnenbestrahlung in der Kindheit – das weiß man heute – bilden sich mehr gutartige Leberflecken (= melanozytäre Nävi). Und hier gilt

eine einfache Rechnung: Je mehr man davon hat, desto höher ist das Risiko, daß sich aus einem von ihnen ein Melanom entwikkelt. Das jedenfalls stellte eine Studie mit Fünfjährigen der Hautklinik Hamburg fest. Die Therapien, die man bei Hautkrebs anwendet, zeigen, daß Melanome zu den immunogenen Tumoren gehören, sie rufen krankhafte Immunreaktionen hervor. Diese zu neutralisieren, ist Ziel der Behandlung.
Schon eine leichte Rötung der Haut schädigt dieses wichtige Organ. Und da, wo unsere Haut nicht mehr intakt ist, können Krankheiten entstehen, wenn auch, wie im Fall von Hautkrebs, viele Jahre später. Trotzdem – ich möchte in Beates Fall den Begriff »hausgemacht« erweitern: Ihr Immunsystem ist sicher durch viele Faktoren – erbenergetische Schwäche, zu viele Süßigkeiten (Schokolade), Pille, Cortison, möglicherweise Umweltgifte (Chlor) – so blockiert worden, daß es zu den Erkrankungen Allergie → Pilze → Melanom kommen konnte.

Die zweite Patientengeschichte sagt uns folgendes:

Bei Pilzinfektionen des Genitalbereichs sollte immer der Partner/die Partnerin mitbehandelt werden.
Süßigkeiten sind bei Pilzerkrankungen »tödlich«.
Verhütungspillen (Hormonpillen) und Cortison begünstigen die Ansiedlung von Pilzen.
Handelt es sich bei der Scheidenmykose um eine Selbstinfizierung durch Pilze im Darm, muß auch der Darm saniert werden.
Pilze und Allergien gehen Hand in Hand. Es gibt zwischen Pilzen und Allergien einen Zusammenhang. Dabei spielt das (s) IgA als Schleimhautbarriere eine Rolle.

Organmykosen: Pilze dringen in die Tiefe

Pilze können von der Hautoberfläche – auch der nach innen gestülpten – in die Tiefe dringen. Wenn Haut und Schleimhaut keine Barrieren mehr bilden, das (s) IgA zu niedrig ist, gehen Pilze ins Blut über. Die Mediziner sprechen dann von Septikämien, die mit der üblichen schulmedizinischen Blutuntersuchung gar nicht leicht auszumachen sind. Oft sind überhaupt keine veränderten Blutwerte festzustellen. Wie es zu einer Blutmykose kommen kann, dafür gibt es unterschiedliche Gründe. Sie kann einfach die Folge einer Pilzinfektion an Haut oder Schleimhaut sein. Die Pilzinfektion oder eine sie begleitende Superinfektion zerstört das Milieu so stark, daß die Pilze in die Blutbahn gelangen. Alle Faktoren, die bisher genannt wurden und die das Wachsen und Gedeihen von Pilzen begünstigen, treffen dann zu. Oder jemand ist ohnehin durch eine schwere Krankheit geschwächt oder sein Immunsystem durch Cortison, Immunsuppressiva oder Antibiotika besonders angegriffen. Zu einem solchen Pilzbefall des Blutes kann es aber auch durch äußere Umstände kommen, zum Beispiel infolge medizinischer Behandlung: wenn eine Infusion angelegt wird oder ein Blasenkatheter, bei einer Lumbalpunktion oder bei chirurgischen Eingriffen an den Herzklappen, bei jeder Operation. Ebenso infolge einer Verletzung, eines Unfalls oder durch das Spritzen von Drogen.

Fieber und Schüttelfrost, Erbrechen oder Durchfall können ein Hinweis auf eine Infizierung des Blutes durch Candida sein. Insgesamt verschlechtert sich der Allgemeinzustand, vor allem weil diese Erkrankung oft von Bakterien (wie Kokken) begleitet wird.

Von nun an kann man die Candidapilze überall finden, im Blut, in der Lymphe, im Urin, im Auswurf, in der Gehirnflüssigkeit (Liquor). Erinnern Sie sich daran, daß Blut – wie Wasser – Pilze und ihre Sporen wie ihre Stoffwechselprodukte über weite

Strecken transportieren kann. Metastase – das Wort, das wir Laien sonst nur bei der Krankheit Krebs kennen, hat auch bei einer Pilzerkrankung Bedeutung: Es kommt jetzt zu metastatischer Ansiedlung von Pilzen in den Organen. Alle Organe – das zentrale Nervensystem, das Herz, die Bronchien und die Lunge, Leber, Blase, die inneren Geschlechtsorgane wie Eierstöcke und Hoden – können betroffen werden. Auch unsere wichtigsten Sinnesorgane wie das Auge und das Ohr sind durch Pilzinfektionen gefährdet.

Ist das Auge nur äußerlich betroffen, leiden Sie vielleicht unter einer chronischen Bindehautentzündung, ein kosmetisch ärgerliches Problem, weil die Lider andauernd rot gerändert sind. Es juckt und brennt, die Tränen fließen. Aber auch das innere Auge können Pilze besiedeln. Sie dringen durch die Aderhaut und Netzhaut manchmal bis in den Glaskörper ein. »Das ist ein echtes Problem«, sagt die Augenärztin. Denn im Auge selbst sei der Stoffwechsel sehr niedrig, so daß man mit Medikamenten kaum dorthin gelangen könnte. Es kommt dann zu Sehstörungen wie Doppelsehen oder Augenflimmern. Selbst bei grünem Star (Glaukom; erhöhtem Innendruck) oder Netzhautablösungen sollten Sie auf jeden Fall untersuchen lassen, ob möglicherweise Pilze die Ursache sind.

Die Gefahr einer Pilzbesiedlung außen und innen ist beim Ohr ebenso gegeben, im Gehörgang oft als typische Pilzinfektion der Haut in Gestalt eines Ekzems, also juckend, nässend oder trocken schuppig. Greift der Pilz das Mittel- und Innenohr an, kann es zu Schwerhörigkeit oder Ohrgeräuschen kommen. Auch Schwindelgefühle zeigen sich. Steven Rochlitz berichtet in seinem Buch *Die fehlende Dimension: Energiebalance* davon, daß viele Menschen sich zum erstenmal in ihrem Leben, ohne schwindelig zu werden, um die eigene Achse drehen können, nachdem ihre Ohrenergie durch Kinesiologie ausbalanciert worden ist, und er sagt: »Darum haben wir auch (oben) Übelkeit beim Autofahren oder Unwohlsein beim Karussellfahren in der Kindheit als ›Prä-Candididiasis-Imbalance‹ bezeichnet.«

Die Symptome einer Pilzbesiedlung des zentralen Nervensystems sind vielfältig und – wie bei allen Organmykosen können sie auf andere Erkrankungen verweisen. Bewegungs- und Empfindungsstörungen kommen genauso vor wie psychische oder intellektuelle Störungen, die sich in einer Depression oder einem schlechten Gedächtnis, in Bewußtseinstrübungen oder Bewußtseinsverlust äußern können.

Das Herz wird vor allem von Candida albicans oder C. parakrusei befallen. Eine Infektion am Herzen zeigt sich häufig in Form von kleinsten punktförmigen Haut- und Schleimhautblutungen (Petechien).

Es ist oft gar nicht leicht, die Symptome richtig einzuschätzen. Denn wie Sie inzwischen wissen, gibt es ja außer der ursprünglichen Pilzinfektion noch die Mykide. Über diese Mykide haben Sie schon im Abschnitt *Hautpilze aller Arten* etwas gelesen. Auch sie können überall auftauchen, auf der Haut, auf der Schleimhaut und in den inneren Organen, als örtliche oder Fernreaktion bei Pilzbefall. Wann sich diese Mykide zeigen, ist unterschiedlich, manche nach Tagen, manche erst nach Wochen. Ob ein Mykid vorliegt, ist gar nicht einfach festzustellen; denn die Laboruntersuchung auf Pilze wird ein negatives Ergebnis erbringen, das heißt, Pilze lassen sich im Mykid selbst nicht nachweisen. Ein Hauttest auf Candidid (Candida-Mykid) kann weiterhelfen und die Übeltäter namhaft machen.

Die Pilzallergie macht es erst so richtig schwierig. Es kann sich ein nässendes oder trockenes Ekzem zeigen. Oder eine Bindehautentzündung. Manchmal auch Asthma oder Aphthen im Mund, Sodbrennen, Schnupfen oder Nasennebenhöhlenentzündung. Darmbeschwerden aller Art kann es geben: Durchfall oder Verstopfung. Oder Herzbeschwerden, auch Gelenk- oder Kopfschmerzen bis hin zur Migräne.

Wo Allergien sind, kommt es oft auch zu sogenannten Kreuzallergien. Ist man gegen einen Stoff allergisch, reagiert man oft auch auf Stoffe mit strukturellen Ähnlichkeiten allergisch. Wer Kuhmilch nicht vertragen kann, sollte deshalb vorsichtig mit Kalb- und Rindfleisch sein. Oder wen Haselnußpollen mit Heuschnupfen plagen, der sollte tunlichst auch Haselnüsse, Nutella oder Schokolade meiden. Viele Symptome der Kandidamykose, sagt Helga Sarkysianz, ergeben sich aufgrund einer Kreuzallergie mit apathogenen Hefen (keine Krankheiten hervorrufende Hefepilze), also solchen Hefen, wie wir sie zum Beispiel in Bier, Wein, Kuchen oder Käse finden; diese Hefen werden auch echte Hefen genannt.

Wir halten fest:
Organmykosen entstehen, wenn die Pilze die Schleimhautbarriere überwinden und in die Blutbahn gelangen. Organmykosen können bei ärztlichen Maßnahmen wie Infusionen, Blasenkatheter, Lumbalpunktion oder chirurgischen Eingriffen entstehen. Pilze im Blut führen zu einer metastatischen Ansiedlung in den Organen: Auge – Blase – Bronchien – Eierstöcke – Hoden – Leber – Lunge – Ohr – Zentrales Nervensystem. Vielfältige Symptome körperlicher und psychischer Art können die Folge sein.

Nicht alle Hefepilze heißen Candida albicans

Es wird Zeit, allgemein etwas zu Hefen zu sagen. Ich höre immer noch meine Großmutter, wenn ich als Kind beim Kuchenbacken zusah und von der Bäckerhefe naschen wollte: »Iß nur, Hefe ist gesund.«
Richtig, Hefe enthält Vitamin B. Wir verwenden sie nicht nur unbedenklich für Kuchen und Brot. Es gibt Bierhefe und Weinhefe. Überall da, wo sich Gärungsprozesse vollziehen, sind Hefen

nicht weit: im Wein, im Bier, im Sekt, im Apfelwein (Most, Cidre), im Sauerkraut und allen sauervergorenen Gemüsen. Hefe wird Speisen und Getränken auch vielfach zugesetzt, ohne daß wir uns dessen bewußt sind: so Fruchtsäften und Fertigsaucen, Ketchup und Mayonnaise. Da sind sie gesund und unbedenklich genießbar – allerdings nur, solange Sie keine Pilzerkrankung haben und es somit nicht zu einer Kreuzallergie kommen kann.
Wir beschäftigen uns zunächst weiter mit den pathogenen Hefen (krankheitserregenden Hefepilzen). Denn auch andere Hefepilze als Candida albicans können die Organe des Menschen befallen. Auf alle einzugehen, würde den Rahmen dieses Buches im wahrsten Sinne des Wortes sprengen. Da muß man auswählen, und das ist gar nicht so einfach. Angesichts von Urlaubsreisen rund um den Erdball ist es sicher nicht ganz richtig, unter geographischen Gesichtspunkten eine Auswahl zu treffen. Nach dem Motto: Diesen Pilz gibt es nicht in unseren Breiten, also lasse ich ihn weg. Auch andere Kriterien zur Auswahl sind fragwürdig. Doch irgendwo muß der Schnitt gemacht werden; über zwei müßte ich wenigstens mit Ihnen sprechen, den Sproßpilz Cryptococcus neoformans und den dimorphen (grch. = zweigestaltigen) Hyphenpilz Sporothrix schenckii.
Dimorphismus findet man bei zahlreichen pathogenen Pilzen, die je nach Umgebung in der Hefe- oder in der Myzelphase wachsen, ein Myzel oder Scheinmyzel bilden. Der Hefepilz Candida albicans kommt auch in dieser Zweigestaltigkeit daher. Im Gewebe (im parasitären Stadium) vollzieht sich das hefeähnliche bzw. das Myzel-Wachstum, außerhalb des Körpers (im saprophytären Stadium) bilden sich die Lufthyphen; eine Erscheinung, die für den Erwerb und die Verbreitung von entscheidender Bedeutung ist.
Dem Namen entsprechend nennt man die Erkrankung durch den Cryptococcus Kryptokokkose (die europäische Blastomykose). Allerdings ist das mit dem Namen so eine Sache. Denn dieser Hefepilz taucht in der Wissenschaft unter 70 verschiedenen Be-

zeichnungen auf, alle gleich schwierig zu lesen und noch schwerer zu sprechen. Nichts verdeutlicht besser die Schwierigkeiten im Umgang mit Mikroben und deren wissenschaftlicher Klassifizierung. Cryptococcus neoformans kann eigentlich überall vorkommen, im Erdboden, in verdorbenen Früchten, in Kuhmilch, bei Tieren wie Schwein oder Pferd, bei Mäusen oder Tauben. Vorsicht mit Taubenmist!

Auch hier gilt, was für alle Pilzarten zuzutreffen scheint: Wird das Immunsystem durch Antibiotika, Corticoide oder Immunsuppressiva geschädigt, ist der Mensch leichter anfällig. Cryptococcus nistet sich in der Lunge und dem zentralen Nervensystem ein, manchmal auf der Haut oder Schleimhaut. Aber dann können Sie davon ausgehen, daß er auch in den Organen sitzt. Wieder gleichen die Erscheinungen, die der Pilz hervorruft, denen anderer Krankheitsbilder, so daß schulmedizinisch eher an Lungenentzündung oder Gehirnhautentzündung und Gehirntumor gedacht wird als an eine Pilzerkrankung. Häufig bei Aids.

Vielfältig in seinen Erscheinungsformen kommt der Saprophyt (siehe Kapitel 1) Sporothrix schenckii vor allem in der Erde, in Pflanzen und Holz vor. Deshalb sollte jeder, der viel mit Erde umgeht, den Pilz und die Symptome, die er auslösen kann, kennen, vom Landwirt bis zum Bergarbeiter, vom Gärtner über den Floristen bis hin zur blumenliebenden Hausfrau. Schon eine winzige Hautverletzung, die man normalerweise gar nicht wahrnimmt, ist das Tor zur Welt des Pilzes, ist günstiges Terrain. Es fängt mit einem kleinen Knötchen an Hand oder Fuß an, das zunächst schmerzlos ist und sich unter der Haut verschieben läßt. Leider bleibt es nicht dabei. Die Haut um das Knötchen rötet sich, wird violett, gibt Flüssigkeit ab und bildet fürchterliche Kolonien.

Schimmelpilz Aspergillus und Konsorten

Schimmelpilze auf einen Blick

Diese Symptome deuten auf eine Erkrankung durch Schimmelpilze hin:

- Abgeschlagenheit;
- Blutpfropf;
- Bronchialasthma;
- Bronchitis;
- Ekzem;
- Entzündung in der Mundhöhle;
- Husten;
- Infarkt;
- Kopfschmerzen;
- Lungenentzündung;
- Migräne;
- Müdigkeit;
- Nebenhöhlenentzündungen;
- Niesen;
- Störungen im Verdauungstrakt;
- Thrombose.

Bei Hausstauballergie sind meist Schimmelpilze, bei Neurodermitis können auch Schimmelpilze beteiligt sein.

Das Kölner Rautenstrauch-Joest-Museum beherbergt wunderbare Objekte aus aller Welt, die nicht nur das Herz eines Völkerkundlers, sondern auch eines jeden Museumsbesuchers höher schlagen lassen: Geister- und Ahnenstatuen aus Indonesien, Bumerangs der Aborigines aus Australien, Schilde und Speere aus Ozeanien, Tanz-, Tier- und Geistermasken aus Afrika genauso wie Gegenstände des täglichen Lebens und einen indianischen Totempfahl. Da das Museum zu klein und deshalb nicht genügend Raum für alle Gegenstände hat, sind sie im Magazin deponiert. Die Völkerkundlerin, die das Magazin betritt, müßte eigentlich Schutzkleidung tragen, eine Atemmaske, wenigstens aber Handschuhe. Denn die Objekte, die dort lagern, schimmeln vor sich hin. Ein Jammer, und wohl deshalb haben das Museum und der Kölner Künstler Peter Pick von Mai bis Juni 1994 das Kammerspiel für Völkerkunde *Objekte schlagen zurück* inszeniert.

Stellen Sie sich einen Theatersaal mit schwarzen Wänden vor, in dem, von diversen Strahlern beleuchtet, afrikanische Kultgegenstände wie Masken und Fetische sowie Holzobjekte des Künstlers, Dummies für die im Magazin verbliebenen Objekte, an den Wänden hängen oder auf dem Boden stehen: eine Performance zum eindringlichen Klang afrikanischer Congas. Bedrückend und geheimnisvoll zugleich erscheinen beide, die in Klarsichtfolie eingepackten afrikanischen Objekte, aber auch der in Klarsichtfolie eingepackte Künstler Peter Pick.

Der Handzettel teilt es lapidar mit: »Es sind Objekte aus dem Depot/Magazin des Museums. Sie sind alle vom *Schimmelpilz* befallen.« Es sind nur Objekte mit geringerem Befall ausgestellt, und trotzdem werden die Besucher gewarnt: »*Bitte berühren Sie nicht die Folie*. Die Folie schützt Sie vor dem Schimmelpilz und seinen Sporen, welche u. U. Allergien erzeugen können.«

Ein Kammerspiel für Schimmelpilze – wo hat man das je gesehen? Tatsächlich stehen diese Pilze im Mittelpunkt der Rautenstrauch-Joest-Inszenierung. Denn in der Raummitte zwischen den Objekten sind über Positionslichtern jene Laborschalen aufgestellt, die man Petrischalen nennt. In ihnen entwickeln sich – unter den Strahlern geradezu ideal – Kulturen der Schimmelpilze, die auch die Objekte auffressen. Je mehr der Pilz in den Schalen heranwächst, desto mehr verdunkelt und erwärmt er die Positionslichter.

Die Objekte schlagen zurück – ein zutreffender Titel, der im Rahmen dieses Buches über Pilzerkrankungen und ihre möglichen alternativen Therapien erweitert werden muß: *Der Organismus schlägt zurück* – seine Waffe sind wie bei den Objekten die Pilze.

Was Schimmelpilze sind, weiß eigentlich jeder. Wir finden sie als weißlichen oder grünen pelzigen Belag auf Nahrungsmitteln jeder Art, besonders im Sommer auf Brot und Obst. Ärgerlich sind sie nicht nur an verdorbenen Nahrungsmitteln, sondern manchmal auch im Badezimmer, in Hauswänden, auf Tapeten oder den urigen Holzbalken eines Ferienhauses. Ähnlich wie Hefepilze sind Schimmelpilze oft auch Bestandteil unserer Nahrung. Denken Sie an den leckeren Gorgonzola oder Roquefort! Denken Sie dabei an Penicillium roquefortii oder P. camembertii? Überhaupt sind für die Käseherstellung mancherlei Pilze nötig.

Schimmelpilze haben so schöne Namen wie Aspergillus flavus oder A. niger, Geotrichum candidum oder Mucor racemosus. Die Zahl der Schimmelpilze ist ungeheuer und geht in die Hunderttausende. Wir kommen mit ihnen auf unterschiedliche Weise in Berührung. Wir atmen sie ein, wodurch sie ihren Weg in die Nebenhöhlen, die Bronchien und die Lunge finden. Durch Berührung kommen wir mit ihnen in Verbindung, wenn wir den verschimmelten Ledersattel vom Bock heben oder lange nicht getragene Schuhe anziehen. Auch das, was wir essen und trinken, kann kontaminiert sein, ein Ausdruck, den wir sonst im Zusammenhang mit Radioaktivität verwenden. So gelangen Schimmelpilze in den Darmtrakt.

Damit nicht genug. Wie andere Pilze bilden Schimmelpilze Stoffwechselprodukte, Mykotoxine. Ist nicht der Pilz selbst in der Nahrung vorhanden, so können es seine Mykotoxine sein. Manchmal wissen wir nicht, was wir da essen. Ist zum Beispiel ein Tier, das geschlachtet wird und dessen Fleisch wir kaufen, mit verschimmeltem Futter ernährt worden, lagert sich das Mykotoxin im Eiweiß dieses Tieres an und wird von uns mitgegessen.

»Wie kann man das denn ahnen?« werden Sie jetzt fragen. Stimmt, wir sind weitgehend ahnungslos, was Schimmelpilze betrifft. Denn nicht nur durch mykotoxisches Tiereiweiß kommen wir damit in Berührung. Schimmelpilze oder ihre Stoffwechselprodukte finden auch ihre Verwendung, wo wir es nicht unbedingt vermuten. Ihnen schmeckt das Speiseeis im Sommer besonders gut? Kein Wunder – sein Aroma wurde durch Aspergillus niger verbessert. Ziehen Sie ein krustiges Brot mit ordentlich Käse darauf zum Bier vor? Lassen Sie es sich schmecken – einschließlich Aspergillus niger und Aspergillus oryzae für die Brotkruste, Mucor mucedo als Lab-Ersatz für Käse und Bierhefe. Gut, dann also kein Bier, sondern eine Tasse Kaffee? Fein – was ihn fermentiert, ist ebenfalls Aspergillus niger. Dann vielleicht ein gesunder Joghurt? Gut – hoffen wir, daß Sie gegen den auf geronnener Milch sitzenden Schimmelpilz Geotrichum candidum (gehört übrigens zu den hefeähnlichen Pilzen) nicht schon allergisch sind.

Vor allem scheinen Pilzenzyme unentbehrlich für diverse Industrien zu sein. Man verwendet diese Enzyme zur Verbesserung von Aromen und Backeigenschaften, zur Stabilisierung von Farbe und Geschmack, zur Klärung und Fermentierung, man gewinnt mit Pilzenzymen und Säure süßen Sirup, mit dem man vieles Süße süßer macht. Helga Sarkysianz führt aus: »Die Pilzenzyme werden großtechnisch vielfach in der Nahrungs- und Waschmittel-, Kosmetika- und Pharmaindustrie genutzt.« Der großtechnische Einsatz wird von uns mit groß zunehmenden Pilzallergien bezahlt. Ob in der Zahnpasta oder dem Deo, ob in Marmelade oder Kaffee – das Pilzenzym ist dabei. Und wenn Sie demnächst mit der Bemerkung: »Besser kriege ich das auch nicht hin« im Supermarkt das zeitsparende Dessert aus dem Regal nehmen, wissen Sie wenigstens, daß Sie auch Pilzenzyme bezahlen.

Diese Produkte beinhalten Pilzenzyme:
- Apfelsaft;
- Backwaren;
- Brot;
- Deodorant;
- Dessert;
- Fruchtsäfte;
- Getränke;
- Haarentferner;
- Kaffee;
- Konfitüre;
- Margarine;
- Mayonnaise;
- Milchprodukte wie Dickmilch, Joghurt, Käse, Quark;
- Mundwasser;
- Schokolade;
- Speiseeis;
- Zahnpasta;
- Zitronensäure als Geschmacksverbesserer.

Denken Sie zurück an die Biologiestunde, in der Sie von der Erfindung des Penicillin erfuhren! Der irische Bauer – oder wer es auch immer war – der als erster ein schimmeliges Brot auf eine eiternde Wunde legte und voller Überraschung feststellte, daß sie ausheilte, ist Ihnen noch in Erinnerung?
Schimmelpilze sind die wichtigste Grundsubstanz für Antibiotika und Antimyokotika. Die Pilze Penicillium notatum bzw. P. chrysogenum bilden als Stoffwechselprodukte das Antibiotikum Penicillin. Und jemand wie Beates Vater, der – wie Sie aus der zweiten Patientengeschichte wissen – gegen Antibiotika allergisch ist, kann durchaus auf die Pilzenzyme reagieren.
Nicht nur in Antibiotika tauchen Pilzenzyme auf. Wenn der Hersteller eines Arzneimittels überlegt, ob er das Medikament als Tropfen oder Salbe herausbringen will, dienen Pilzenzyme der gewünschten Formgebung. So finden wir sie in Corticoiden, in Antihistaminika, Antiallergika. Besonders letzteres scheint in sich widersprüchlich: ein Mittel gegen Allergien, das Allergien erzeugen kann. Müssen wir nicht fragen, was geschieht, wenn jemand mit Combizym bei Verdauungsstörungen behandelt wird, der auf Aspergillus oryzae allergisch reagiert?
Wir sorgen selbst dafür, daß der Schimmelpilz sich in unseren Wohnungen so richtig wohl fühlt. Energiesparbewußt dichten wir Fenster und Türen ab, damit nur ja kein Luftzug entsteht. An die Wände kleben wir luftundurchlässige Latextapeten, der Haltbarkeit wegen. Zur Luftverbesserung stellen wir lieber den Luftbefeuchter auf. Als grüne Oase stehen die Topfblumen auf der Fensterbank, direkt über der Heizung. Der weißliche Belag auf der Blumenerde fällt kaum ins Auge, auch der kleine Stockfleck hinter dem Schrank nicht. Die unzähligen Schimmelsporen bleiben dem Auge ebenso verborgen wie die Gase, die Schimmelpilze ausscheiden. Wir atmen Sporen oder Gas ein. Sporen schwirren, durch die warme Luft der Heizungen aufgewirbelt, herum und legen sich auf alles, Nahrung, Kleidung, Teppichböden,

Gebrauchsgegenstände und auf Hausstaub. Und selbst wenn zu Hause alles in Ordnung ist, kann die Ursache Ihrer Beschwerden am Arbeitsplatz liegen, vielleicht in einer Klimaanlage Ihres Büros, die die Schimmelpilzsporen herumwirbelt.

Oft merken wir zunächst nur eine allgemeine Abgeschlagenheit, oder unsere Augen sind gereizt. Denken Sie bei ständigen Kopfschmerzen an Schimmelpilze? Wenn Sie häufiger niesen müssen oder Ihre Nase läuft? Schimmelpilz kann vieles auslösen, Asthma, Husten und Nebenhöhlenentzündung oder Störungen im Magen-Darm-Trakt.

Pilze und Allergien – diese Kombination kennen wir schon von den Hefepilzen her. Dirk Kuhlmann nennt in seinem Buch *Die Pilz-Invasion* Zahlen: Danach ist bei 80 Prozent aller Allergien Schimmelpilz beteiligt. Deshalb werden wir uns mit diesem Thema noch im Kapitel 4, Abschnitt *Das Jahrhundertwort: Allergien* genauer beschäftigen. Jetzt nur soviel: Bei der weitverbreiteten Hausstauballergie sind Schimmelpilze Funktionsträger. Haben Sie sich je Gedanken darüber gemacht, woraus unser Hausstaub besteht? Klar, aus Sandkörnern und feinen Abriebpartikeln, vor allem aber aus Hornschuppen unserer Haut! Wie Sie vielleicht wissen, sind Milben die Übeltäter, die den Hausstaub zum Problem werden lassen. Sie ernähren sich im wesentlichen von Keratin, das in den Hautschuppen von Mensch und Tier vorhanden ist. Deshalb dulden sie den Schimmelpilz, der sich an ihre Bauchseite hängt. Denn Schimmelpilze haben ein Enzym, das dieses Keratin für Milben erst genießbar macht. Also keine Behandlung von Hausstauballergie ohne Blick auf Schimmelpilze! Dasselbe gilt für Neurodermitis. Auch hier sollten Sie immer klären lassen, ob ein Zusammenhang mit Schimmelpilzen besteht.

Aspergillus gibt es in vielen Ausformungen, als flavus, niger oder oryzae, als fumigatus, nidulans, terreus oder glaucus. Er kann verantwortlich sein für die Bildung einer einem Tumor ähnelnden

Masse in der Lunge oder eines Blutpfropfs in der Arterie. Seine Sporen sind vielleicht diejenigen, die Ihnen die lästige Bronchitis eingebracht haben. Aber auch das Ekzem am Ohr, das so scheußlich juckt und sich nicht bessern will, kann durch eine Aspergillus-Art hervorgerufen werden. Haben Sie seit geraumer Zeit eine Nasennebenhöhlenentzündung, sollten Sie auch an einen Aspergillus denken. Vielleicht hat er die Gelegenheit genutzt und das durch einen bakteriellen Infekt geschädigte Terrain erobert. Das allerdings tun auch andere Pilze, wie wir wissen, zum Beispiel Candida albicans oder Mucor racemosus.

Menschenpathogene Mucor-Arten der Familie Mucoraceae halten sich nur in seltenen Ausnahmefällen an der Oberfläche auf, sie gehen gleich in die Tiefe, ob Mucor mucedo oder M. racemosus oder Rhizopus (grch. rhiza = Wurzel). Dort durchlöchern sie die Gewebe oder bilden Blutpfropfe. Denn ihre Pilzfäden (Hyphen) wachsen in die Adern hinein, wuchern geradezu im Gefäßinnern, wodurch es zu Thrombosen und Infarkten kommen kann. Metastasierend wirken sie in Lunge, Leber, Darm und Gehirn. Sitzen z. B. in der Nase, den Augen, an der Eichel, in der Haut, im Herz. Das Teuflische ist, daß sie besonders bei Menschen, die ohnehin krank sind, weiteren Schaden anrichten. Die Schulmedizin behauptet, nur bei diesen, und bezeichnet diese Pilze deshalb als »opportunistisch«.

Im Zusammenhang mit Mucor stoßen wir also auf einen Widerspruch. Die schulmedizinischen Lehrbücher – so Nolting/Fegeler in *Medizinische Mykologie* – sagen, es handele sich bei der Mukormykose um eine »seltene Mykose«. Helga Sarkysianz dagegen stellt fest: »Nach unseren Testungen finden wir sie nach den Candidainfekten an zweiter Stelle.« Als Beispiel führt sie einen Patienten an, bei dem sie Mucor mucedo im Nierenbereich ausgetestet hat. Außerdem empfiehlt sie, »bei berstenden Kopfschmerzen, schlimmer beim Bücken und Husten« an Mucor mucedo zu denken.

Der Milchschimmelpilz Geotrichum candidum, nicht zu verwechseln mit Candida albicans, aber den Hefepilzen ähnlich, ist praktisch überall zu finden: auf unserer Haut, in der Erde oder in gegorener Milch, im Misthaufen oder im Abfalleimer. Seine Möglichkeiten, bei uns Menschen pathogen zu wirken, reichen von einer Erkrankung der Haut und der Schleimhäute bis zu einer des Verdauungstraktes, der Mundhöhle, der Bronchien oder der Lunge.
Wiederholen wir es noch einmal: Genau wie Hefepilze bilden auch Schimmelpilze durch Stoffwechsel hochgiftige Mykotoxine. Viele Menschen reagieren darauf allergisch, wissen aber oft gar nicht, daß sie unter einer Schimmelpilzallergie leiden. Von zweien dieser Mykotoxine haben Sie schon in Kapitel 1 gelesen: von Aspergillus flavus und dem von ihm gebildeten Aflatoxin und von Claviceps und dem von ihm gebildeten Ergotamin. Vorsicht bei ergotaminhaltigen Kopfschmerztabletten wie Migrexa, wenn Sie an einer Pilzerkrankung leiden. Helga Sarkysianz weist darauf hin, daß Frauen, die das Mittel Methergin nach der Geburt bekommen haben, noch mehrere Jahre später Kribbeln und Kältegefühl an den Handflächen oder an den Fußsohlen hatten.
Diese Ärztin bezeichnet Aflatoxin B1 als »das stärkste bisher bekannte in der Natur vorkommende Kanzerogen«, das auch die Leber vergiftet. Und Helga Sarkysianz führt weiter aus, daß Belastungen durch dieses Mykotoxin häufig sind. Sie, die Leserinnen und Leser, ahnen es vermutlich wieder nicht, daß das Knabberzeug am Fernsehabend solche verheerende Wirkung haben kann. Denn Nuß- und Kürbiskern liefern Ihnen oft Aflatoxin frei Haus ebenso wie Mais oder Pistazien. Oder der Frühstückskakao für die Kinder. Oder Milch, Eier oder Fleisch von Tieren, die mit schimmelig gewordenen Rückständen gefüttert worden sind.

Die dritte Patientengeschichte

P Es ist ein Sommertag, als mir die Journalistin Ursula, 52 Jahre, ledig, ihre Leidensgeschichte erzählt. Dabei wären Worte gar nicht nötig. Sie sitzt mir gegenüber, die unteren Lidränder dick geschwollen und gerötet, die Haut teils aufgerissen und blutig. Ihren Beruf auszuüben, fällt Ursula wegen ihrer zunehmenden Sehschwäche nicht leicht.

Es fing alles an vor – jetzt haben wir 1994 – warte, laß mich nicht lügen, 1987. Und zwar das erste, das ich merkte, war, daß es um die Augen anfing zu jucken. Juckreiz um die Augen, und morgens beim Aufwachen verklebte Augen sowie Schorf, wie Schlaf, wie Sandkörner in den Augen. Und es tat denn auch mal weh. Ich habe das weiter nicht beachtet, so vielleicht eine Woche lang oder zwei Wochen lang, vielleicht drei. Es kam schleichend sozusagen. Und dann eines Morgens war es aus: die Augen völlig zugeschwollen, feuerrot, mit dickem Schorf bedeckt so wie bei einer Bindehautentzündung. Und Eiter kam aus den Augenwinkeln. Also, es war grauenvoll. Und dann bin ich sofort zum Allergologen gerast, den ich aus anderen Gründen kannte. Damals ging es nur um Haarprobleme. Er schaute mich an, war völlig entsetzt und sagte: »Schimmelpilzallergie.«
So, und dann wurde ich getestet. Erst haben sie es auf dem Arm gemacht, verschiedene Pflaster aufgeklebt, nach dem bekannten Muster, und zwar gegen alle Schimmelarten, die es gibt: Mauerschimmel, Blumenerde, Weißwein, Käseschimmel. Vielleicht gibt es noch einen oder zwei andere, wüßte ich nicht. So, und dann können die ja nach den Quaddeln auf dem Arm feststellen, ob das der oder der Schimmel sein kann. Und es bestätigte sich schon da: Mauerschimmel. Und dann testeten sie noch einmal auf dem Rücken, um sicherzugehen. Die Assistentin sagte: »O Gott, das sieht ja aus – ich will Sie ja nicht erschrecken –, als ob es eine

Weißweinschimmelallergie ist.« Ich sagte: »Tun Sie mir das nicht an, das ist mein Lieblingswein.« Das war es aber nicht. Es war eindeutig und ganz kraß, und wie der Arzt dann sagte, für einen Arzt wunderschön als Bild für die Diagnose, glasklar: Mauerschimmelpilzallergie.
Ja, und er hat mir Cortison verschrieben. Damit ging es los. Das hat sofort geholfen, sofort. Also, die Salbe habe ich immer morgens und abends und am Anfang auch mittags draufgemacht, aber nicht lange, vielleicht eine Woche. Und alles war weg.
Und dann habe ich – glaube ich – zwei Jahre lang Cortisonsalbe da herumgeschmiert. Ich befürchte, daß ein Ergebnis davon ist, daß sich mein Augenlicht, mein Sehvermögen, sehr verschlechtert hat. Das ist nicht aufgrund meiner angeborenen und sowieso sich verstärkenden Kurzsichtigkeit gekommen, sondern aufgrund dieser Cortisonsalbe. Egal, eines Tages ging das eben nicht so weiter. Man kann nicht jahrelang Cortison schmieren. Außerdem nützte das dann plötzlich auch nicht mehr soviel. Da haben wir alles Mögliche ausprobiert. Allerdings, ich muß dazu sagen: Ich wohnte in einer Schimmelbude. Das stimmte, das war eindeutig. Ich wohnte in einer Wohnung, in der eine ganze Wohnzimmerwand verschimmelt war.
Die Schimmelpilzallergie zeigte sich im Blutbild. Nachdem der Allergologe diese mit dem Pflastertest getestet hatte, hat er weiterhin nur mit dem Blutbild kontrolliert und gesagt: »Ja, ja, ist noch da.«
Dann haben wir andere Sachen probiert. Der Arzt verschrieb diese Salbe und jene Salbe, verordnete dann abwechselnd – sagen wir mal – Flechtenpilzsalbe und am nächsten Tag einfach eine pflegende Lotion, augenberuhigend, weiß ich was. Wir haben Allergieaugentropfen probiert, hat nichts gebracht. Wir haben wieder andere Salben genommen. Dann kam er wieder mit Hydrocortison, als es wieder ganz schlimm wurde. Das half zuerst natürlich auch wieder. Dann alternativ dazu eine weitere

Kreme, Flechtenpilzzinksalbe. Das Ergebnis: Alle Salben, Kremes und Tinkturen, was auch immer, auch teilweise die Augentropfen, halfen eine Zeitlang, zwei Wochen, drei Wochen, vier Wochen. Und dann plötzlich brach diese Wahnsinnsallergie wieder total schlimm aus. Die wurde sozusagen immun gegen alle Medikamente. Es ging so weit, daß eine Salbe, die vier Wochen gutgetan hatte, sich dann so verhielt, als ob sie die Erkrankung geradezu provozierte.

Der Allergologe hat dann weiter nichts empfohlen. Er hat mich zwar gefragt, wie ich lebe, was ich esse, ich berichtete was und wie, und er meinte: »O Gott ja, da kann nicht viel Schlechtes bei herauskommen.« Ich versuche nämlich, bewußt zu essen. Ich esse nicht viel. Da gibt es so gut wie nichts, was zu kritisieren wäre. Obst, Gemüse, Käse, Roggenbrot, im Prinzip – so ungefähr. Ich trinke kaum Kaffee, fast nie. Da war nicht viel zu holen. Das Thema haben wir dann auch abgehakt.

Die Schimmelpilzallergie ging dann aber weg, weil ich nicht mehr in der Schimmelbude wohnte. Außerdem nahm ich auf Anraten einer Bekannten zwei homöopathische Mittel ein, das waren Pillen: Die eine Sorte hieß Hepeel, die andere weiß ich nicht mehr. Aber ich: Borax D 12. Danach ist kontrolliert worden. Ich bin wieder zu dem Allergologen gegangen und habe um einen Bluttest gebeten. Ergebnis: Es war alles weg.

Ich habe aber eine Haus- bzw. konzentrierte Papierstauballergie und eine kleine Schuppenflechte. Alles hat sich noch zu Zeiten der Schimmelpilzallergie entwickelt. Ach so, und Rhinokonjunktivitis (Bindehautentzündung kombiniert mit Nasenschleimhautentzündung) habe ich seitdem auch; diese Empfindlichkeit muß auch irgendwie damit zusammenhängen – irgendwelche Bakterien schleichen da ja immer herum. Aber die Symptome jetzt sind ganz ähnlich. Ich wache also morgens auf, Sandkörner in den Augen, zugekleistert, Schorf und so weiter.

Jetzt versuche ich wieder etwas Neues. Ich habe eben davon gehört, daß durch bestimmte konzentrierte Entschlackung und Entgiftung des Körpers – also, alles, was von innen kommt, kommt nach außen – Allergien behandelt oder bekämpft werden können.

Ich habe mit einer Bekannten gesprochen, die hatte verschiedene Allergien im Gesicht, also auch um die Augen herum. Dann auf der Stirn, auf den Wangen, wo auch immer. Und die sagte mir, sie sei zu einem Arzt gegangen, einem Schulmediziner, der gleichzeitig als Heilpraktiker mit homöopathischen Methoden arbeitet, und der habe ihr gesagt, er würde versuchen, jedes Organ einzeln zu entgiften und zu entschlacken. Seiner Ansicht nach würden die Allergien dann zurückgehen.

Sie bekam für die verschiedenen Organe, also Nieren, Leber, Galle, Magen, teilweise Tropfen und auch einfach Tees und viel Wasser verschrieben. Als ich sie traf, konnte man die Allergien im Gesicht fast nicht mehr sehen. An den Augen schon noch so. Sie hat das jetzt sechs Wochen gemacht, und es ist wesentlich besser geworden, eindeutig besser.

Ich habe also angefangen, eine Entschlackungskur zu machen, seit gestern, und ich werde das mindestens zwei Monate, wenn nicht noch länger, beobachten. Ich hoffe, daß die Behandlung sich auswirkt.

Ursulas Krankengeschichte ist typisch für eine konventionelle schulmedizinische Behandlung, die durchaus ihre faszinierenden Seiten hat.

Für die Erkrankung kann man sofort den Verursacher finden: die Wohnung mit den rundum feuchten Wänden, die »Schimmelbude«. Zudem bietet Ursula ein klassisches Symptombild für eine Schimmelpilzallergie, als sie zu dem Allergologen in die Praxis kommt. Der Facharzt freut sich. Die Diagnose ist einfach, nicht die Blumenerde, der Käse oder der Wein sind schuld: Allergie gegen Mauerschimmel. Noch einfacher die Therapie mit der

Cortisonsalbe. Ursula ist zunächst ebenfalls zufrieden, denn die Salbe zeigt schnelle Wirkung. Binnen einer Woche sind die Augen und der umgebende Hautbereich gesünder geworden. »Und es war absolut weg«, betont Ursula.

Die oft schnelle Wirksamkeit von Cortison (oder Antibiotika) macht es manchmal nicht leicht, sich gegen diese Therapieform auszusprechen. Wie entscheiden wir uns, wenn wir die Wahl haben zwischen *länger krank sein* und *schnell symptomfrei werden?* Wenn wir darauf angewiesen sind, unseren Lebensunterhalt zu verdienen? Uns die Zeit des Krankseins nicht leisten können oder um unseren Arbeitsplatz fürchten? In Urlaub fahren wollen, eine Einladung oder ein Fest ins Haus stehen? Da ist die Entscheidung für das schnell wirkende Medikament naheliegend, es ist verlockend und auch faszinierender. Schnell wieder gesund sein – das möchte jeder.

Doch der Verlauf von Ursulas Erkrankung zeigt deutlich, daß beide, Arzt und Patientin, einem Irrtum aufsitzen. Nur die Symptome werden weggezaubert. Ursulas Irrtum ist verständlich. Der des Arztes nicht. Denn die Ursache der Schimmelpilzallergie, die vor allem auf ein geschwächtes Immunsystem hinweist, erkennt er nicht. An den Folgen trägt Ursula bis heute, und wahrscheinlich ihr Leben lang, weil sich an der Sehschwäche kaum noch etwas ändern läßt. Möglicherweise ist nicht nur, wie Ursula glaubt, das Cortison schuld, sondern die Pilze sind schuld. Das müßte abgeklärt werden.

Der Allergologe behandelt den Augenbereich mit Salben (Cortison) und Tropfen. Die Pilze werden bei langandauernder Behandlung resistent gegen die Cortisonsalbe. Und nicht nur das – die Haut um die Augen, vom Cortison geschädigt, zeigt immer wieder entzündliche Hautveränderungen, was erneut Cortison nötig macht: ein Teufelskreis.

Auch das ist eine gängige Erfahrung mit diesen Medikamenten: Cortison als Pilzpräparat begünstigt die Allergie gegen Pilze. Wir müssen davon ausgehen, daß Pilze kulminieren. Das heißt, wer gegen einen Pilz allergisch ist, sollte auch andere Pilze meiden. Denken Sie daran, was Sie über Kreuzallergien gelesen haben; zumindest muß man eine solche in Betracht ziehen. Pilzdiäten, über die Sie in Kapitel 9 etwas erfahren, verdeutlichen diesen Sachverhalt.

Allenfalls die Frage nach der Ernährung deutet an, daß der Arzt an Milieuschädigung denkt. Dabei ist Ursula – im Gegensatz zu Friederike und Beate – kein »süßer« Typ, sie ernährt sich relativ gesund. Auf Nachfrage gibt sie an, daß sie noch Amalgam in den Zähnen hat, die Pille aber nicht nimmt.

Trotzdem ist Ursulas Belastung durch Schimmelpilz enorm. Zum einen kommen die Symptome wieder, und Salben und Tropfen sprechen nur kurzfristig an. Als die äußere Ursache, die »Schimmelbude«, durch Umzug in eine andere Wohnung ausgeschaltet wird, verschwinden die Symptome zunächst. Auch die homöopathischen Tabletten verbessern vorübergehend das Terrain: Hepeel ist ein Mittel, das bei Leberfunktionsstörungen wirksam ist. (Siehe Kapitel 4, Abschnitt *Schutthalde Leber: Nebenwirkungen).* Da jedoch nicht grundsätzlich etwas zur Verbesserung des Terrains getan wird, kommt es erneut zu schweren Symptomen in dem vorgeschädigten Augenbereich.

Daß Ursula ihre Geschichte erzählte, hat einiges bewirkt. Sie erinnert sich auf einmal; später in einem Telefongespräch sagt sie:

Schon in London hatte ich eine Schimmelwand, im Bad. Das war 1976. 1977 habe ich dann mitten im Sommer einen Anfall von Bronchitis bekommen. Bestimmt von den Schimmelpilzen. Und 1978 fing das mit den Augen an. Die Kontaktlinsen verschleierten sich immer. Die Augen sind mein schwächster Punkt. Wenn ich mir das überlege, hängt auch mein Heuschnupfen damit zusammen. Ich habe neulich bei Freunden im Garten gesessen, es war furchtbar. Auch mein Rheuma, die Schmerzen in den Gelenken, Schultern, Arm und Ellenbogen, sind garantiert eine Folge. Ich habe es zum erstenmal gemerkt, als ich eine schwere Tasche durchs Einkaufszentrum schleppen mußte. Wie das dann ist? Es tut mir einfach alles weh. Sogar Weichteilrheuma habe ich manchmal, in den Muskeln, am Schienbein.

Ursulas Geschichte bestätigt, daß Schimmelpilze Allergien auslösen. Neben einer Allergie auf Haus- und Papierstaub (rauhe Stimme), die auch ein Hinweis auf eine Schimmelpilzbelastung ist, zeigen sich bei Ursula Heuschnupfensymptome. Vermutlich deutet sich in der auftretenden Verschleierung der Kontaktlinsen ebenso eine allergische Reaktion an. Die von Ursula im nachhinein erwähnten Beschwerden, die sie selbst als rheumatisch bezeichnet, sind sicher gleichfalls durch Schimmelpilze und ihre Stoffwechselprodukte mitverursacht.

Die dritte Patientengeschichte sagt uns folgendes:

Über Jahre andauernde Belastung durch Schimmelpilze in feuchten Wohnungen macht krank.

Schimmelpilze können resistent gegen Medikamente werden (z. B. Cortison).

Hausstauballergie und Schimmelpilz sind eng miteinander verbunden.

Schimmelpilze und ihre Stoffwechselprodukte, zu denen das gefährliche Aflatoxin gehört, bewirken so unterschiedliche Symptome wie Gelenkbeschwerden, Hautrötungen, Schwellungen. Der Augenbereich ist besonders gefährdet.

Die vierte Patientengeschichte

P

Schimmelpilz in Wohnungen und Häusern kommt häufiger vor, als wir denken. Die vierte Krankengeschichte erzählt das Ehepaar Viola und Jan, die neue Aspekte beisteuern. Sie sind 1982 als Erstmieter in einen Neubau eingezogen. Viola und Jan sind Lehrer, bis vor sechs Jahren sogar an derselben Schule tätig gewesen.

Pilze sind Jan, dem Studienrat für Biologie, vom Fach her nicht fremd. Seine Geschichte illustriert den landläufigen und nonchalanten Umgang mit Antibiotika, der erst durch unmittelbare Betroffenheit bei einer Pilzerkrankung überdacht wird:

Wir haben – das war 1992 im Sommer – aufgrund einer Beschädigung in der Tapete eine kleine schwarze Stelle entdeckt, aber nicht damit gerechnet, daß die Wände dahinter schimmelig sind. Uns war auch nicht klar, daß über die Duschwanne Wasser auf den Estrich geflossen ist. Wir haben dann ein Jahr später – es war Februar, März – aufgrund einer Beschädigung einer weiteren Wand im Flur diesmal aber größere schwarze Flecken feststellen müssen, haben die Tapete abgezogen und gesehen, daß die Wand großflächig verschimmelt war. Daraufhin haben wir den ganzen Bereich im kleinen Flur im Prinzip geöffnet, die Latextapete abgezogen und festgestellt, daß die ganze Wand schimmelig war, etwa in einer Höhe bis zu sechzig, siebzig Zentimetern. Wir haben zunächst nach der Quelle gesucht, hatten zwei oder drei Installateure hier, die unsicher ob der eigentlichen Ursache waren. Einer wollte den Flur aufschlagen, weil er meinte, Quelle sei ein Abflußrohr der Wohnung über uns. Ein anderer meinte, die Feuchte käme aus dem Badbereich, ein dritter meinte, sie könnte vielleicht auch aus dem Küchenbereich kommen. Daraufhin haben wir noch einen Installateur hier gehabt, der meinte, daß die Quelle die Duschbadewanne sei. Das war – ich kann es nicht genau sagen – in der Zeit Februar, März; etwa im März, vor den Osterferien, bekam ich so kleine Pusteln um die Augen herum. Und zwar nur an einem Auge, zunächst am linken, am Augenlid, am Oberlid. Ich habe dem zunächst keine Beachtung geschenkt, weil ich immer mal Hautprobleme habe. Dann haben sich allerdings die Symptome verstärkt. Ich habe nicht nur am linken Auge, sondern auch am rechten Auge großflächiger so etwas wie Striemen bekommen, die zum Teil auch schmerzten. Ich ging zum Hautarzt. Der konnte überhaupt nicht einschätzen, was es ist, und hat mir daraufhin eine Cortisonsalbe verschrieben und gesagt, ich sollte, wenn es mit dem Cortison nicht besser würde, noch einmal wiederkommen. Nun waren Osterferien, und am Ende der Ferien war die Klassenfahrt nach England. Ich entschied mich, nicht mehr zu diesem Arzt, der mir auch nicht so ganz seriös vorkam, zu gehen, nahm aber auch weiterhin, weil die Symptome sich nicht besserten, die Salbe. Der Zustand wurde allerdings schlimmer. Ich bin dann im April, nach den Osterferien, zu einem Hautarzt nach Duisburg gefahren. Der stellte zunächst einmal einen Cortisonschaden fest. Ich sollte sofort die Cortisonsalbe absetzen. Eine sichere Einschätzung lieferte auch er nicht. Er sagte, daß ich im Prinzip nur eine Fettkreme verwenden solle. Das habe ich gemacht.

Wir haben dann durch Zufall entdeckt – das war dann etwa im Mai –, daß einer unserer Küchenschränke so leicht grün schillerte, kaum erkennbar. Als wir die Schublade entfernt hatten, kam uns der Gedanke, daß vielleicht ein Zusammenhang zwischen dieser starken Reaktion um die Augen herum und den Schimmelpilzen in der Wohnung bestehen könnte. Wir haben natürlich zunächst gezögert, die ganze Küche auf der linken Seite abzubauen, weil sehr viel Arbeit damit verknüpft ist. Wir haben uns auch mit den Vermietern einigen müssen und haben die Küche schließlich abgebaut. Tja, eine Offenbarung: Die Küchenwand war die Wand, die am stärksten befallen war, großflächig in einer Höhe von teilweise einem Meter und fünfzig und mit allen möglichen Schimmelarten besetzt. Wir haben die vier Wände, die befallen waren, entsorgen lassen: die Wände austrocknen lassen. Wir haben auch einen Ingenieur vom Gesundheitsamt hier gehabt, der dann eine Risikoabschätzung gemacht hat. Er verwies darauf, daß man beim Sanieren nicht mit Schimmelpilzmitteln arbeiten dürfe, weil diese die Wand abdichten und die Feuchtigkeit konservieren würden, wobei die Pilze innerhalb der Wand verblieben. Wir haben etwa zwei Wochen gewartet. Die Wände hatten eine Naßfeuchtigkeit von, ich sage mal, um die 5 Prozent und drunter, und dann haben wir – das war im Juli – tapezieren lassen, nachdem alles ganz trocken war. Natürlich nicht mit einer Latextapete.

Der Heilprozeß hat bei mir im Prinzip eingesetzt, also der Rückgang der Symptome, mit der Heizperiode im Oktober letzten Jahres. Das heißt, in dem Moment, als wir geheizt haben, habe ich auch im Prinzip keine Reaktionen mehr im Augenbereich gehabt. Von daher ist der Zusammenhang zwischen der Schimmelpilzentwicklung hier und der Entwicklung im Augenbereich tatsächlich gegeben.

Andererseits muß man auch bedenken, das ich im letzten Jahr extrem viel gearbeitet habe, in bezug auf das trilaterale Projekt und natürlich auch noch andere Dinge, die wichtig waren. Mag sein, daß über diesen hohen Streßfaktor sich die allergische Reaktion verstärkt hat. Normalerweise hätte ich vielleicht vom Immunsystem her gar nicht reagiert. Aber das kann ich nicht einschätzen.

Ich habe seit meinem sechzehnten, siebzehnten Lebensjahr immer wieder Pickel, und in manchen Phasen, wenn ich viel Streß hatte, verstärkt. Außerdem habe ich über einen sehr langen Zeitraum regelmäßig Antibiotika genommen. Und zwar hatte ich als Kind relativ häufig Mandelentzündung und vom Hausarzt – die Eltern haben sich keine Gedanken darüber gemacht – immer wieder

Antibiotika bekommen. Später habe ich, wenn ich krank war, einmal im Jahr – regelmäßig, mehr oder weniger, um in der Schule nicht zu fehlen – ein Antibiotikum genommen. Das habe ich verkraftet, das hat meinem Darm nichts ausgemacht. Ich habe keine Durchfälle bekommen, und im Prinzip habe ich das gemacht, na ja, seit wir in der Schule sind. Als die Geschichte mit den Reaktionen im Augenbereich begann, war ich zwei Jahre zuvor antibiotikafrei gewesen. Das muß ich natürlich auch sagen: Ich hatte über die Jahreswende eine starke Infektion und zögerte, ein Antibiotikum zu nehmen. Dann bekamen wir Gäste aus den Niederlanden, und ich dachte: Jetzt eine starke Erkältung, das ist nichts. Ich nahm eine Tablette eines Antibiotikums und nahm dann – die Grippe war nicht hundertprozentig ausgeheilt – etwa nach zwei Monaten, Ende Januar, Anfang Februar, ein anderes Antibiotikum. Und dann tauchten im April die Symptome an den Augen auf. Was mich damals stutzig gemacht hatte, war, daß ich, obwohl ich als Kind und natürlich auch als Erwachsener gefiebert hatte, sobald ich eine Erkältung bekam, ich eigenartigerweise im letzten Jahr bei dieser starken Infektion im Dezember kein Fieber bekam. Jetzt vermute ich ganz einfach, daß eben auch über die fortwährende Medikamenteneinnahme eine Beschädigung der Darmflora vorliegt, das Immunsystem geschwächt ist und ich von daher auch Hautprobleme habe. Ich werde, wenn ich jetzt erkranke, keine Antibiotika mehr nehmen, sondern versuchen, die Infekte so auszuheilen.

Meine Hautprobleme um die Augen und allgemein haben nachgelassen, ganz deutlich. Aber ich habe natürlich auch etwas gemacht. Meine Frau hat das Buch von Markus mitgebracht Ich fühle mich krank und weiß nicht warum. *Ich habe viermal, zwar jetzt nicht kontinuierlich, Mutaflor gekauft, spezielle Coli-Stämme, und habe begonnen, Biojoghurt zu essen. Das will ich einfach mal versuchen und sehen, was passiert. Ich habe mich in der Apotheke beraten lassen; aber die kennen sich im Prinzip noch*

nicht mit Lebendpräparaten aus. Ich hatte von Mutaflor über einen Kollegen gehört, dessen Frau häufig Darmentzündungen und auch schon eine Fistel hatte, die operiert werden sollte. Sie hat Colibakterien bekommen, und innerhalb von vier Wochen waren die Probleme beseitigt. Außerdem habe ich Rhus toxicodendron in homöopathischer Dosierung genommen.
Ich habe das Amalgam entfernen lassen, und zwar in dem Zeitraum, als diese allergischen Reaktionen an den Augen aufgetreten waren, zwischen April und August. Ich hatte einige sehr alte Plomben, die waren über fünfzehn Jahre im Mund. Der Zahnarzt meinte allerdings, die Wahrscheinlichkeit einer allergischen Reaktion durch Amalgam sei sehr gering. Andererseits paßt natürlich auch: Die Amalgamplomben waren entfernt, die Heizperiode begann, die Arbeitsbelastung hatte etwas nachgelassen, darüber war ich natürlich auch froh. Ich habe mich auch testen lassen. Ich bin nur auf fünf oder sechs Stoffe allergisch, reagiere u. a. allergisch auf Schokolade. Ich habe natürlich auch zeit meines Lebens Süßigkeiten gegessen. Natürlich bin ich auch allergisch auf Schimmelpilze, auf Milch, dann auf Kaninchen, einige Tierhaare und Erdnüsse. Da ist schon der Zusammenhang: Zum einen war die Arbeitsbelastung relativ hoch. Zum zweiten das Hinzukommen der Antibiotikapräparate; zweimal. Und dann natürlich die Pilze. Ich habe dann auch alle Allergene weggelassen, alles gleichzeitig.
Wir haben in Duisburg gewohnt, über viele Jahre hinweg, also von meiner Kindheit an. Und wir haben in unserer Gegend – denke ich – immer sehr hohe Schadstoffkonzentrationen gehabt, zum einen Schwermetallstaub, zum anderen eine hohe Belastung über die Schadgase. Man sieht ja heute noch, wenn Sie nach Ruhrort fahren, über Meiderich die rotgefärbten Platanen. Also, inwiefern eine Belastung durch die Kupferhütte im Duisburger Norden vorlag, das kann man nicht einschätzen.
Ich muß dazu sagen, wir hatten im vorigen Jahr auch ganz massiv

die Zersetzung der Schaumunterlage des Teppichbodens, und der Wirkstoff – das wies damals ein Kollege aus der Chemie nach – ist auf jeden Fall eine Verbindung, die schwach giftig ist. Ich erkundigte mich beim Umweltamt. Aber die Antwort, die mir sagte, daß das völlig unbedenklich sei, bekam ich nicht. Wir haben jetzt überall nach diesen zwölf Jahren hier die Zersetzung des Teppichunterbodens, besonders im Bereich vom Wohnzimmer zur Küche; man sieht das an dem pulverartigen Stoff, der dort austritt. Wir können die Situation nicht einschätzen, es sind einfach zu viele Faktoren. Dann haben wir hier noch diese Platte, die vom Bauherrn damals mit Sicherheit formaldehydgetränkt worden war.

Die Objekte schlagen zurück in Flur und Küche – wiederum ein Kammerspiel, in dem Schimmelpilze die Hauptrolle spielen, selbst wenn Jan von der Entdeckung dieses Mitbewohners unter der luftundurchlässigen Latextapete in recht nüchternen Worten berichtet. Es grenzt an Horror, und die Bilder, die er von der Flurwand und dem Küchenschrank zeigt (wegen möglicher Auseinandersetzungen mit dem Vermieter sind die Schimmelpilzkolonien auf Dias und Fotos festgehalten), sprechen für sich.

Jan kann von Glück sagen. Er scheint, obwohl als hellhäutiger Typ von Hautproblemen geplagt, auf den ersten Blick eine recht gesunde und widerstandsfähige Konstitution zu haben. Sein intaktes Immunsystem beweist vor allem auch die Tatsache, daß er als Kind bei Infekten fieberte, was auf eine natürliche Selbstheilungskraft des Körpers schließen läßt. Die häufigen Mandelentzündungen, die er als Kind hatte, lassen allerdings den Schluß zu, daß im Bereich von Leber und Galle etwas nicht in Ordnung ist – unter Umständen aufgrund einer hohen Umweltbelastung. Zudem deuten die Hautprobleme darauf, daß sein Dickdarm zu Störungen neigt. Nicht zuletzt wird der Rückgang der Darmstörung sicher auch durch die extrem häufigen Antibiotikagaben verhindert. Wer wie Jan dem Augenblick zuliebe, um in der Schule nicht zu fehlen oder wegen der zu erwartenden Gäste, seinen Körper mit Antibiotika unter toxischen Streß stellt, muß sich eigentlich nicht wundern, wenn der Organismus zurückschlägt. Erstes Alarmzeichen hätte für Jan das Ausbleiben des Fiebers bei seiner Infektion sein müssen. Das ist ein klassisches Beispiel. Selbst wenn es widersinnig klingt: Fieber ist gesund! Nicht umsonst wird Eltern immer wieder von ganzheitlichen Medizinern geraten, ihre Kinder fiebern zu lassen und das Fieber nicht zu unterdrücken. Jede Kinderkrankheit, die ein Kind mit Fieber durchmacht, trainiert das Immunsystem.

Bei Jan ist der Verlauf der Erkrankung verständlich. Sein Immunsystem ist durch mehrere Faktoren – Schimmelpilze, Streß, Vorschädigung durch Antibiotika – geschwächt. Warnzeichen werden nicht ernst genommen. Erst als sich auch die Auswirkungen der Schimmelpilzallergie in seinem Problembereich Haut zeigen, geht er zum Arzt.

Wie schon bei Ursula wird Cortisonsalbe verschrieben, in diesem Fall allerdings, ohne daß eine gesicherte Diagnose vorliegt. Der »Teufelskreis« ist programmiert, den ein anderer Hautarzt dann auch bestätigt. Instinktiv setzt Jan seine Selbsthilfe dort an, wo sicher sein Schwachpunkt liegt und eine Therapie am wirksamsten sein müßte, im Darm. Bereits die Selbstmedikamentation mit Mutaflor ist eine Art von Darmsanierung (mehr dazu in Kapitel 9). Mutaflor ist ein Präparat, das aus einer Biotrockenmasse aus vermehrungsfähigen Bakterien E. coli besteht. Diese Darmbakterien sind in ausreichendem Maße in einer gesunden Darmflora vorhanden. Zusätzlich hilft Rhus toxicodendron, ein homöopathisches Mittel, das man bei Hautausschlag einsetzt. Vermutlich wäre Nux vomica als Mittel, das die Leber entlastet, noch hilfreicher gewesen. Auch die Sanierung der Zähne, bei denen das Amalgam entfernt wird, entlastet das Immunsystem zusätzlich.

In einem Fall wie bei Viola und Jan bleibt nur die Sanierung der Wohnung übrig. Sie wird mit Hilfe von Handwerkern und unter Beratung des Gesundheitsamtes vorgenommen. Sehr wichtig scheint hier der Hinweis, daß Antischimmelpilzmittel den Schaden nur oberflächlich beheben, indem sie die Wand abdichten, wodurch der Pilz in der Wand verbleibt. Besser ist es, das Terrain zu verändern, also die Lebensbedingungen für den Pilz zu zerstören. Hier ist Austrocknen der Wand das Mittel überhaupt.
Bei Jan setzt mit der Sanierung der Wohnung auch der Heilprozeß ein. Offensichtlich bewirken alle Maßnahmen zusammen, die er in Angriff nimmt, eine Konsolidierung seines Immunsystems.
Jan, inzwischen mit Viola Eigentümer eines eigenen Hauses, das sie bald beziehen können, stellt inzwischen folgende Überlegungen an: Um unsere Häuser lange zu erhalten, benutzen wir Antipilzmittel (Fungizide), Formaldehyd und Holzschutzmittel. Könnten wir nicht nur auf vierzig, fünfzig Jahre planen und bauen, damit wir diese Mittel, deren Auswirkungen wir hinterher als Umweltbelastung unserer Wohnungen erfahren, nicht verwenden müssen? Ist es nicht eigentlich unsinnig, daß wir angesichts der rapiden, auch bautechnischen Entwicklung für die Ewigkeit bauen? Muß ein Haus überhaupt noch hundertfünfzig Jahre und länger bewohnbar sein?

Viola, die sich aus gesundheitlichen Gründen vom Schuldienst beurlauben ließ, machen Pilze ganz offensichtlich schon seit geraumer Zeit zu schaffen. Ihre Geschichte leitet zudem ins nächste Kapitel über, in dem Sie einiges über diffuse Krankheitssymptome, die durch Pilze hervorgerufen werden, hören, die in schulmedizinischen Lehrbüchern bisher nicht vorkommen:

Die Darmprobleme haben eigentlich hier in dieser Wohnung begonnen. Ich würde sagen, 1988. Und zwar habe ich häufig

Durchfälle gehabt, Bauchkrämpfe, habe enorm viel abgenommen, mußte sehr häufig auf die Toilette, auch wenn es kein Durchfall war. Der Arzt hat alle Untersuchungen gemacht: Darmspiegelung, Magenspiegelung, Lactoseunverträglichkeit und so weiter und so weiter. Herausgekommen ist bei der ganzen Sache: Es ist ein Reiz auf bestimmte Dinge da. Streß zum Beispiel. Ich merke das auch. Wenn ich zum Zahnarzt muß – das ist für mich absolut der höchste Streß – kann ich also morgens ab sechs Uhr auf der Toilette sitzenbleiben. Und während der Behandlung muß ich auch noch zur Toilette. Ich weiß, daß ich auch bestimmte Nahrungsmittel – das habe ich so ab 88/89 gemerkt – nicht vertrage. Wenn ich zum Beispiel Kohl gegessen habe, habe ich zwar keinen Durchfall bekommen, aber unheimliche Blähungen, habe sehr viel Luft im Bauch, immer verbunden mit Bauchschmerzen, die sich dann bis zu Krämpfen entwickelten, so daß ich auch richtig Schweißausbrüche bekam. Ich stellte auch fest, daß Salat sofort zu Blähungen führte. Dann habe ich Kohl und Salat reduziert, ein bißchen mehr Diät gehalten. Ich habe also überwiegend gedünstete Möhren gegessen und Zucchini. Das war sehr lange das einzige, was ich vertragen konnte. Dann habe ich festgestellt, daß selbst nach einem Zwieback die Blähungen kamen. Das fand ich alles sehr merkwürdig. Ich bin zu dem einen oder anderen Arzt gegangen. Jeder hat gesagt: »Sie haben einen Reizdarm, das ist nervös bedingt. Alles andere ist in Ordnung bei Ihnen. Machen Sie sich keine Gedanken.« Dann habe ich plötzlich auch Scheideninfektionen bekommen. Der Frauenarzt diagnostizierte immer wieder dasselbe: Pilzinfektion, ja, Candidamykose. Sämtliche Mittel – Scheidenzäpfchen oder Kreme bis zu Tabletten, also auch orale Einnahme – brachten Besserung für vier Wochen. Aber dann begann alles von vorn. Ich war jetzt gerade vor einer Woche wieder beim Frauenarzt, weil ich schon wieder eine Scheideninfektion habe. Beim vorletztenmal hat er schon gesagt: »Ich will Ihnen mal was sagen, Ihr Darm ist garantiert auch mit Pilzen übersät. Ich habe nämlich langsam das Gefühl, das kommt vom Darm. Das hat nichts mit Hygiene oder so zu tun. Wenn Sie im Darm Pilze haben, haben Sie die auch in der Scheide. Das ist einfach eine völlig klare Sache.« Dann habe ich bei unserem grünen Bäcker dieses Buch von Markus Ich fühle mich krank und weiß nicht warum *gesehen und habe da wirklich alles wiedergefunden, was ich überhaupt je gehabt habe, von Blähungen über Müdigkeit, Abgeschlafftheit, Muskelschmerzen, und ich sagte mir: »Du hast garantiert diesen Pilz.« Das habe ich dann meinem Arzt gesagt. Ja, er müßte zugeben, davon hätte er nur wenig Ahnung, und er würde sich damit befassen. Er hat dann sofort Literatur gesucht und mir die auch zum Lesen gegeben. Eine Diät mußte ich einhalten. Das habe ich dann auch gemacht und dazu noch Muronal eingenommen, so ein Antipilzmittel. Aber eine hundertprozentige Besserung ist nicht eingetreten. Ich habe es immer wieder gemerkt, sobald ich also Zucker in irgendeiner Form – ich esse zu Hause überhaupt keinen Zucker, aber wenn ich irgendwo eingeladen bin, dann esse ich dort doch mal ein Stück Kuchen, irgendwann –, bekomme ich sofort Blähungen. Das dauert vielleicht zwei, drei Stunden, und ich habe das Gefühl, mein Bauch ist völlig aufgeblasen. Auf Alkohol reagiere ich ganz genauso. Der Arzt warnte dann auch: »Trinken Sie kein Bier mehr, das ist schon ganz problematisch, Bierhefe, dann haben Sie noch die Kohlensäure zusätzlich da drin – lassen Sie das ganz weg!« Das Bier habe ich dann weggelassen, es ging mir wirklich besser. Dann habe ich Wein getrunken, da ging es mir bei Wein schlecht. Da habe ich mir gesagt: »Im Grunde genommen überhaupt keinen Alkohol.« Ich merke schon eine Besserung im Darm, wenn ich mich entsprechend ernähre. Und jetzt sagte der Frauenarzt letzte Woche: »Ich habe jetzt einen Verdacht. Es ist nicht Candida. Es muß ein anderer Pilz sein, der unglaublich hartnäckig ist und ganz schlecht auf irgendwelche Mittel reagiert.« Und jetzt hat er mir ein Mittel verschrieben, das heißt Siros. Das habe ich jetzt allerdings noch nicht genommen, weil ich die Therapie erst mit meinem Darmspezialisten absprechen will. »Nehmen Sie das und in einer superhohen Dosis! Nur so kriegen wir diesen Pilz weg.« Diese Anweisung hatte mir natürlich ein bißchen zu denken gegeben. Einen Pilz hat er nicht genannt; eine Pilzkultur aber hat er angelegt, und er will jetzt genau untersuchen, um was für einen Pilz es sich handelt. Er hat ja die ganze Zeit angenommen: Candida. Aber alle Mittel gegen Candida, wie Calesten, alle haben nicht gewirkt. Immer hatte ich das oberflächliche Gefühl, es juckt nicht mehr, es ist nicht mehr rot, es ist wieder besser. Aber es hat nur drei, vier Wochen gedauert: Wum, es war wieder da. Vor allem habe ich das Gefühl, mit jeder Menstruation beginnt es wieder neu.*

Ich bin ein bißchen ängstlich. Ich nehme nicht gern Medikamente, also fast überhaupt keine. Und dieses Siros, da heißt es natürlich bezüglich der Nebenwirkungen: bei Unverträglichkeit, Magen-Darmstörungen. Und weil ich mit meinem Darm sowieso sehr empfindlich reagiere, habe ich mir für Montag einen Termin bei meinem Gastroenterologen geben lassen und will fragen, ob ich das Medikament überhaupt nehmen soll. Der Gynäkologe kennt einen Pilzspezialisten, mit dem er zusammenarbeitet, und von dem hat er die These, daß nur das Siros, in dieser hochdosierten Form, also, acht Kapseln am Tag, diesem Pilz den Garaus machen könne.

Er ist sich sicher, daß es nicht Candida sei, das könnte er an der Sprossung sehen, einer ganz kurzen. Und als ich gesagt habe, daß der Ausfluß hefeartig riechen würde, hat er geantwortet: »Aha, das ist ein Zeichen, daß es ein ganz bestimmter Pilz ist. Ich habe da einen Verdacht, aber ich lege eben erst diese Pilzkultur an.« Er hat auch noch einen Abstrich gemacht. Ich weiß nicht, ob er das Material jetzt eingeschickt hat. Er will es mir Montag, Dienstag mitteilen.

Auf den Schimmelpilz habe ich den Arzt angesprochen. »Hören Sie mal, diese häufigen Infektionen, haben die auch mit Schimmelpilz zu tun?« Nein, diese Überlegung hat er verworfen. Mit dem Schimmelpilz, der an der Wand sei, habe dies nichts zu tun, auch nicht mit dem Pilz im Darm. Das würde in keinem Zusammenhang stehen. Ich hatte schon Angst, als wir die Tapeten abgemacht haben und ich diese Flecken an den Wänden sah. Ich hatte schon das Gefühl, mich juckt es überall. Der nächste Gedanke war: O Gott, jetzt geht es mit dem Darm wieder los.
Ich habe – im Gegensatz zu meinem Mann – nie gefiebert. Ich kenne gar kein Fieber, auch nicht bei ganz starken Halsinfektionen. Ich habe auch nie Antibiotika genommen, in meinem Leben höchstens ein-, zweimal. Wenn überhaupt im Referendarjahr, um nicht zu fehlen. Ansonsten würde ich sagen, bis auf meinen empfindlichen Magen-Darm-Trakt, der immer reagiert, wenn Streß auftritt, habe ich eigentlich keine Probleme. Ich habe auch nie Süßigkeiten gegessen. Wenn die Leute mir als Kleinkind Schokolade oder was Süßes mitbrachten, habe ich gesagt: »Wurst haben.« Das war immer: Gurken, Wurst und Rollmöpse, aber niemals Bonbons oder Schokolade. Ich mag auch heute noch keine Süßigkeiten.
Die Pille habe ich genommen zwischen dem zwanzigsten und dreißigsten Lebensjahr, ungefähr zehn Jahre lang. Dann habe ich acht Jahre ausgesetzt. Nehme seit drei, vier Jahren die Pille wieder, seit 89. Ich hatte eine Brustoperation, eine Zyste in der Brust, seitdem nehme ich die Pille wieder. Ich habe alle vier Wochen extreme Unterleibsschmerzen, daß ich manchmal denke, ich würde wahnsinnig. Durch die Pille habe ich also überhaupt keine Probleme mehr. Ich habe jetzt auch eine Blutung, die erträglich ist. Aus diesem Grund habe ich wieder zur Pille gegriffen, muß ich sagen. Heuschnupfen habe ich, ich bin allergisch gegen Gräser, praktisch seitdem wir hier wohnen. Ich bin getestet worden: gegen alle Sommerkräuter schwach allergisch

und Gräser stark allergisch. Aber ich muß sagen, seitdem ich mehr Ruhe habe und mich überhaupt so gesünder fühle …
»Seit du nicht mehr in die Schule gehst!« wirft Jan ein.
Das will ich nicht so sagen. Seitdem habe ich einfach auch weniger Last mit dem Heuschnupfen. Gut, wenn ich jetzt morgens nach draußen auf den Balkon gehe, dann läuft es wie Wasser aus der Nase. Dann jucken auch die Augen. Aber es war früher fast unerträglich. Das war ein Augenjucken! Ich bin mit der Augenwanne herumgelaufen, habe die Augen gespült, das alles hat sich enorm verbessert. Umweltbelastung? Bestimmt, ich habe noch näher an der Thyssenhütte gewohnt als mein Mann.

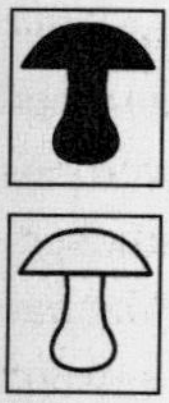

Es ist kaum vorstellbar, daß jemand wie Viola, deren Immunsystem ohnehin schon angegriffen ist, nicht auch von dem immensen Pilzbefall der Wohnung betroffen wird. Beinahe stolz betont Viola, daß sie weder als Kind noch als Erwachsene Fieber hatte. Was aber nur zeigt, daß schon ihr kindliches Immunsystem nicht so funktionierte, wie es sollte. Ihre extreme Vorliebe für Saures kann zumindest ein Hinweis auf einen gestörten Säure-Basen-Haushalt gewertet werden, den man nicht außer acht lassen sollte.
Ein kleiner Schimmelfleck genügt, um Sporen und Pilzstoffwechselprodukte zu verbreiten. Anders als bei Jan ist Violas Immunsystem offensichtlich weniger stabil und reagiert wesentlich früher, nicht erst, als das Ehepaar die Schimmelflecken zufällig entdeckt. Die Darmprobleme fingen schon 1986 an, also vier Jahre nach dem Einzug in die Neubauwohnung. Der von den Ärzten diagnostizierte »Reizmagen« scheint ebenso eine Verlegenheitsdiagnose zu sein wie der Hinweis auf Nervosität. Kritisch zu betrachten ist auch, daß heute immer noch eine solche »psychosomatische« Diagnose bei Frauen leichter als bei Männern gestellt wird. Frauen – das bestätigt die Statistik – wird eher ein Psychopharmakon verordnet.

Daß an diesen Darmproblemen Candidapilze beteiligt sind, kann man Violas Schilderung entnehmen: Blähungen, Reaktionen auf Zucker, wie sie selbst sagt, alles Symptome, die in dem Buch, das sie bei ihrem »grünen« Bäcker gekauft hatte, beschrieben sind. Dieses Buch spielt auch in der 6. Patientengeschichte eine Rolle. Viola bekommt in der Tat den ersten Hinweis, daß es sich bei ihrer Erkrankung um eine Pilzerkrankung handeln könnte, aus der Literatur (siehe *Bücher*).
Violas Immunsystem wird in dem Maße geschwächt, wie die Schimmelpilze in der Wohnung zunehmen. Das beweist der nun auch stärker auftretende Heuschnupfen.
Auch die wiederholten Scheideninfektionen sind ein Zeichen für eine massive Pilzbelastung und eine weitergehende Störung des Immunsystems. Die Schmerzen während der Periode geben einen Hinweis auf eine mögliche Pilzinfektion. Auch die weitverbreiteten prämenstruellen Beschwerden können auf Pilze zurückgeführt werden. Vor der Periode ist die Ansammlung von Pilzen in der Scheidenwand besonders groß. Erleichterung entsteht, wenn mit der Blutung auch Pilzmassen abgestoßen werden.
Im Laufe ihres Lebens sind Frauen für Pilze unterschiedlich disponiert. Mit Eintritt der Monatsblutung kommt es vermehrt zu Infektionen. Mit der Menopause haben Frauen meist vor Pilzen einigermaßen Ruhe. Das Scheidenepithel ist nun zuckerarm (glykogenarm), das Scheidensekret mehr alkalisch, der pH-Wert ändert sich.
Es ist anzunehmen, daß bei Viola eine ständige Selbstinfektion durch Pilze aus dem Darm vorliegt. Die Situation hinsichtlich Diagnostik und vor allem Therapie ist prekär, denn solange die Schulmedizin den Menschen als Schubladenmensch betrachtet und behandelt, muß es automatisch zu Therapiekonflikten mit Auswirkungen auf die Gesundheit des Patienten kommen. Der Gynäkologe, der nur in der Schublade Genitalbereich diagnostiziert und therapiert, verschreibt – ohne das Ergebnis der angeleg-

ten Kultur abzuwarten – ein Medikament, das Störungen im Magen-Darm-Trakt hervorrufen kann. Dagegen sieht der Gastroenterologe nur die Schublade Magen-Darm, für die er sich ausschließlich zuständig glaubt.
Viola sieht keinen Zusammenhang zwischen ihrem Heuschnupfen und ihren Darm- und Scheidenproblemen. Jan sieht keinen Zusammenhang zwischen seinen Mandelentzündungen und Hautproblemen. Er meint, daß er die Antibiotika gut vertragen habe, weil er keinen Durchfall bekam. Von diesem Schubladendenken kann man auch Viola und Jan nicht ganz freisprechen. Dennoch: Warum sollen sie es besser wissen? Unser aller Denken ist geprägt von bestimmten Mustern, die durch Erziehung und Sozialisation vorgegeben werden. Selbst Zeiten des Umbruchs – und in einer solchen Zeit leben wir gerade – lockern nur sehr allmählich die festgefahrenen Strukturen.
Viola muß selbst entscheiden, und sie entscheidet richtig, indem sie das Medikament zunächst einmal nicht einnimmt und sich erst mit dem Facharzt, der ihre Darmstörungen behandelt, beraten will. Die Kultur ergibt, daß es sich um den Hefepilz Turolopsis glabrata handelt, einen Pilz, von dem Helga Sarkysianz sagt, daß er oft mit Candida einhergeht. Von daher ist bei Viola an eine Mehrfachbesiedlung durch Pilze zu denken. Sie müßte dringend abklären lassen, ob nicht auch eine Belastung durch Candida und Schimmelpilze vorliegt.
Das Ehepaar Viola und Jan ist ein gutes Beispiel für all jene Menschen, die Fragen ihrer Gesundheit nicht nur den Ärzten überlassen, sondern sich selbst verantwortlich fühlen und selbst etwas tun: sich informieren und sogar sich in gewissem Maß selbst therapieren. Zum einen lassen beide Nahrungsmittel weg, die ihnen nicht bekommen. Während Jan eine wenn auch vielleicht nicht ausreichende Darmsanierung vornimmt, schränkt Viola ihr Essen diätetisch ein. Das geht soweit, wie sie selbst sagt, daß sie zuzeiten nur noch Möhren und Zucchini aß. Sie unterwirft

sich tapfer dieser Diät. Unbedenklich ist jedoch eine solche Diät nicht. Denn wenn wir ausschließlich bestimmte Nahrungsmittel essen, birgt auch das Gefahren: Wir können dagegen allergisch werden. Und wo eine Allergie vorliegt, kommt schnell eine dazu. Darum in jedem Fall: Eigeninitiative mit Beratung durch eine gute Therapeutin oder einen guten Therapeuten koppeln.

Die vierte Patientengeschichte sagt uns folgendes:
Darmsanierung hilft bei Pilzerkrankungen.
Bei Schimmelpilz im Wohnbereich muß so saniert werden, daß der Pilz keine Lebensmöglichkeiten mehr hat. Vorsicht mit Antipilzmitteln!
Weg mit dem Schubladendenken! Was wir brauchen, sind Ärzte und Patienten, die ganzheitlich denken.
Was wir brauchen, sind Ärzte und Patienten, die sich für die Gesundheit verantwortlich fühlen und an der Gesundung mitarbeiten.

Kammerspiel für Schimmelpilze: Pharaonenflüche und der Fluch des Kasimir

Grabräuber haben ebenso unter dem Fluch der Pharaonen leiden müssen wie ernsthafte oder auch nur sensationsgierige Forscher: In den 20er Jahren (1923) sorgte die Öffnung der Königsgräber in Ägypten durch Howard Carter, der von seinem Geldgeber Lord Carnarvon und mehreren Ägyptologen begleitet wurde, für Schlagzeilen in der Weltpresse.
Was wir im Museum staunend bewundern, ist von diesen Forschern damals in das Licht unserer Welt gebracht worden: Grabbeigaben von unschätzbarem materiellen und kulturhistorischem Wert.
Als ersten traf der Pharaonenfluch den Geldgeber Lord Carnar-

von; seit einem Autounfall lungenkrank, starb er am 15. 4. 1923 an einer Lungenentzündung. Insgesamt starben fünf Besucher dieses Grabes innerhalb kurzer Zeit und erfüllten damit, was die dämonische Grabinschrift voraussagte: »Der Tod soll den mit seiner Schwinge schlagen, der des Toten Ruhe stört.«
So gewarnt wurden die 14 Forscher nicht, die in Krakau in den 60er Jahren das Grab des polnischen Königs Kasimir öffneten. Sie stiegen hinunter in die Gruft, ohne Mundschutz oder Handschuhe. Zwölf von ihnen starben wie die Grabforscher in Ägypten. Der einzige Überlebende berichtet wie Carter von Kopfschmerzen und Gleichgewichtsstörungen. Geheimnisumwittert und rätselhaft blieb ihr Tod wie der der Ägyptologen.
Inzwischen kennen wir die »Antwort aus dem Reagenzglas«, die die Autoren der Terra-X-Sendung, ausgestrahlt 1994, so schön vorführten: Bakterien und Pilze. Goldfarben leuchtet der Tod, wenn er als Aspergillus flavus daherkommt. Der andere hochgiftige Mikroorganismus ist der Mucor racemosus. Wo sie sich – wie in Gräbern oder Getreidesilos – zu hochgiftigen Konzentraten verdichten, sind sie im höchsten Grad lebensgefährlich – so Terra X.
Mit Entschiedenheit kann man heute nicht beantworten, ob die Ägypter diese Pilze als Sicherheitssystem gegen Grabräuber eingesetzt haben. Denkbar ist es. Wie die chinesischen Ärzte durften auch die ägyptischen Ärzte nicht sezieren. Deshalb mußten die »Mumienmacher« enorme toxische Kenntnisse haben, um ihrer Aufgabe gerecht zu werden. Kenntnisse über Schimmelpilze hatten sie sicher.

Zusammenfassung und Diskussion

1 Zusammenfassung

Die Pilze (DHS), die den Menschen besiedeln und pathogen wirken können, kann man in drei große Gruppen fassen. Es sind Hautpilze (Dermatophyten), Hefepilze und Schimmelpilze. Alle drei Gruppen können überall am und im Körper vorkommen und den Menschen unter bestimmten Bedingungen krank machen. Dermatophyten siedeln sich nicht nur auf Haut, Haaren oder Nägeln an. Sie können ins Innere des Menschen eindringen und dort Erkrankungen verursachen. Genauso können Hefepilze aus dem Darm auf die Haut wandern und Hautmykosen hervorrufen; auch Schimmelpilze verursachen Hautmykosen.

2 Diskussion

Halten wir an dieser Stelle fest: Wenn Pilze – ob Haut-, Hefe- oder Schimmelpilze – auf und im menschlichen Körper angesiedelt sind, ist das immer ein Zeichen dafür, daß das Gleichgewicht gestört ist.

Wenn Markus und Fink in ihrem Buch (siehe *Literatur*) über Candida sagen: »Candida albicans, auch unter der Bezeichnung Monilia bekannt, ist eigentlich ein recht harmloser Hefepilz. Er ist in der Darmflora der meisten Menschen vorhanden …«, oder an anderer Stelle: »Candida ist bei jedem Menschen von Geburt an vorhanden«, dann darf das nicht zu dem Fehlschluß führen, Candida albicans gehöre von Haus aus zur normalen Darmflora. Selbst dann nicht, wenn es heißt, daß inzwischen bei jedem zweiten Candida im Darm gefunden wird.

Hautpilze (**D**ermatophyten)	Hefepilze (**H**)	**Schimmelpilze** (**S**)
Epidermophyton floccosum	Candida albicans (Monilia albicans)	Aspergillus flavus
Microsporum canis	Candida krusei	Aspergillus fumigatus
Microsporum gypseum u. a.	Candida parapsilosis	Aspergillus niger
Microsporum nanum	Candida tropicalis	Aspergillus oryzae
Trichophyton mentagrophytes	Cryptococcus neoformans	Geotrichum candidum (Milchschimmel)
Trichophyton rubrum	Faex medicinalis	Mucor mucedo
Trichophyton verrucosum	Malassezia furfur	Mucor racemosus
	Sporothrix schenckii	Penicillium notatum u. a.
	Torulopsis glabrata	Rhizopus

Vielleicht ist es richtig, daß man in bestimmten Fällen vorübergehend Candidapilze tolerieren sollte, weil sie Entzündungen verkäsen können. Doch: Die gesunde Darmflora ist pilzfrei wie die gesunde Mund- und Rachenschleimhaut. Selbst wenn das Gegenteil behauptet wird – wie in dem *Lehrbuch der medizinischen Mykologie*: »Die wichtigste Spezies unter ihnen, Candida albicans, lebt jedoch saprophytisch beim Menschen (Verdauungskanal und Vaginallumen)« –, es ist falsch. Lassen Sie es sich auch nicht von Ihrem Therapeuten sagen, ohne ihm zu widersprechen. Genausowenig, wie Sie sich einreden lassen sollten, Pilze seien harmlos und nur lokal zu behandeln. Sehen wir von den ungiftigen Speisepilzen ab, können wir sagen: Es gibt keine harmlosen Pilze.

Für Pilze am oder im Körper des Menschen (wie auch des Tieres) gilt, was Emil Müller und Wolfgang Loeffler in ihrem Buch *Mykologie* hervorheben: »Das aber darf in keinem Fall toleriert werden, sondern ist als krankhaft anzusehen und zu behandeln.« Und auch Dirk Kuhlmann betont: »Wirklich gesunde Menschen sind pilzfrei!« Denn beim Menschen sind Pilze immer pathogen.

3 Symptome – Diagnose – Behandlung – Patient

Maskierte Krankheiten und diffuse Symptome

Nehmen wir an, Ihr Lebensgefährte ist erkrankt. Sie erzählen dem Schwiegervater, der Freundin, der Nachbarin, dem Kollegen oder Ihrer Tochter, Medizinstudentin im zwölften Semester, davon. Jeder fragt: »Was hat er denn?« Und jeder will eine eindeutige Antwort: »Röteln« oder »Lungenentzündung« oder »ein gebrochenes Bein« oder »Hirnhautentzündung«.

Wenn nichts von alldem zutrifft, drucksen Sie herum und zählen eine Reihe von Symptomen auf: »Also, er fühlt sich unheimlich schlapp. Das Laufen fällt ihm schwer, weil ihm die Knie wehtun.« Sie können die erwartete Antwort eindeutig nicht geben.

Unser Denken in Sachen Krankheit ist programmiert auf Ursache und Wirkung. Das wäre an sich kein Problem. Das Problem ist, daß wir in unseren Vorstellungen von **einer** Ursache (monokausal) und ihrer Wirkung ausgehen. Auch wir sind geprägt von dem in der Schulmedizin vorherrschenden Weltbild und dem daraus resultierenden Denkschema.

Nun zeigen gerade die zahlreichen chronischen Erkrankungen unseres Jahrhunderts, beispielsweise Allergien oder Rheuma, daß die Sache so einfach nicht ist. Erkrankungen dieser Art sind eben nicht auf eine Ursache zurückzuführen. Sie haben mehr als eine Ursache; mehrere Faktoren (multikausal) wirken zusammen. So können bei Allergien oder Rheuma neben anderem Pilze eine Rolle spielen oder auch Umweltgifte. Verständlich, daß da, wo mehr als eine Ursache vorliegt, auch das Krankheitsbild nicht mehr eindeutig sein kann. Verschiedene Symptome überlagern

sich, und wenn der Erkrankte sie benennt, scheinen sie nicht zusammenzupassen, ergeben sie ein eher unklares Bild. Aufgrund der diffusen Symptome bietet sich nun folgerichtig ein diffuses Krankheitsbild. Es liegt eine sogenannte maskierte Krankheit vor. Das heißt, eine Krankheit erzeugt diverse Krankheitsbilder mit unterschiedlichen Symptomen, die wie eine Maske die eigentliche Ursache – und damit Krankheit – verdecken. Maskiert kommen die Pilzerkrankungen, besonders durch Candida, daher. Da sich die Pilze überall im Körper ausbreiten, Kolonien bilden und außerdem toxische Substanzen freisetzen können, treten die unterschiedlichsten Symptome auf, die die Betroffenen und auch die Ärzte gemeinhin nicht mit Pilzerkrankungen in Verbindung bringen. Verständlich, wenn der eine Migräne, der nächste Herzbeschwerden, der dritte einen Reizmagen wie Viola und der vierte Gelenkschmerzen bekommt. Wenn Verstopfung genauso auftreten kann wie Durchfall oder Blähungen. »Die Unterscheidung einer Arthritis, eines Rheumas und/oder einer Mykose fällt schwer«, sagt Kinon.
Ärzte sind auf solche maskierten Krankheiten noch nicht genügend vorbereitet. Zu oft gehen Lehrbücher nur nach dem bekannten Schema vor: ein bestimmter Pilz – eine bestimmte Krankheit, begreifen Pilzerkrankungen also monokausal. Von Pilzerkrankungen als maskierten Krankheiten ist kaum die Rede. So werden Ärzte den Umgang mit ihnen erst lernen müssen. Doch wir können davon ausgehen, daß dieser Prozeß einige Zeit braucht. Zum einen dauert es mehrere Jahre, bis sich überhaupt neue Erkenntnisse in den Lehrbüchern niederschlagen. Zum anderen ist der Umgang mit diesen Krankheiten nur zu erlernen, wenn die Schulmedizin aus der Sackgasse, in die sie sich mit ihrem Weltbild begeben hat, endlich herauskommt. Es gibt manches hinter der schulmedizinischen Weisheit, von der Ärzte bisher noch nicht einmal träumen.
So ist es ein besonderer Verdienst, daß der Schulmediziner Mar-

kus mit seinem Buch *Ich fühle mich krank und weiß nicht warum* vielen Menschen helfen konnte, ihre Symptome als das zu erkennen, was sie sind: Symptome einer Pilzerkrankung.

Die diffusen Symptome einer Pilzerkrankung von A bis Z:

- Allgemeines Unwohlsein
- Abgeschlafftsein
- Blähbauch
- Blähungen
- Brechreiz
- Depression
- Drehschwindel
- Durchfall
- Erbrechen
- Gelenkschmerzen
- Harnröhrenentzündung
- Herzbeschwerden
- Konzentrationsschwäche
- Kopfschmerzen
- Lymphknotenschwellungen
- Migräne
- Muskelschmerzen
- Muskelschwäche
- Nasennebenhöhlenentzündungen
- Reizdarm
- Reizmagen
- saures Aufstoßen
- Schlafstörungen
- Vergeßlichkeit
- Verstopfung
- Wirbelsäulenbeschwerden

Erinnern Sie sich daran, daß Ursula Kinon, bevor sie therapiert, die Pilzerkrankung ausschließt. »Erst wenn diese sofort oder nach zusätzlichen Untersuchungsmethoden sicher ausgeschlossen ist, denke ich an die vielen ›normalen‹ Krankheiten, die natürlich auch nicht vernachlässigt werden dürfen.«
Bei Pilzerkrankungen ergibt sich auch dadurch ein besonders diffuses Krankheitsbild, weil ein Pilz selten allein kommt: Candida tritt gleich in mehreren Varianten auf, z. B. als albicans und krusei; Candida albicans kommt mit dem Schimmelpilz Aspergillus niger daher oder mit einem anderen Hefepilz, z. B. Torulopsis glabrata; ein Aspergillus-Vertreter mit dem Milchschimmel Geotrichum candidum. Ein Pilz kann den anderen überlagern, oder sie können sich gegenseitig in ihrer pathogenen Wirkung hochschaukeln: Pilze kulminieren. Hier sollte noch einmal daran erinnert werden: Manche Symptome bei Candidainfektion beruhen auf einer Kreuzallergie mit apathogenen Hefen. Deshalb ist es bedenklich, Pilzerkrankungen mit Medikamenten zu Leibe zu rücken, die auf Pilzbasis hergestellt werden. Deshalb wird Ihnen auch eine sinnvolle Antipilzdiät raten, Pilze jeglicher Art zu meiden, selbst Speisepilze. Wer einmal eine Affinität zu Pilzen entwickelt hat, sollte Finger und Mund von allen Pilzen lassen.

Wir halten fest:

Bei Pilzerkrankungen gibt es keine monokausale Ursache. Multikausale Ursachen führen zu einem uneindeutigen Krankheitsbild und zu diffusen, schwer zuzuordnenden Symptomen. Pilzerkrankungen sind maskierte Krankheiten.

Chronic fatigue syndrome:
Ich bin chronisch müde

Total erschöpft fühlen sich immer mehr Menschen, ausgelaugt, nahezu gelähmt. Selbst das Bett und sonst ausreichender Schlaf helfen nicht mehr – und das über Monate. Viele schaffen nicht mehr ihr übliches Tagespensum, sondern weniger als die Hälfte; sie sind ausgebrannt. Das Burn-Out-Syndrom nennen die Medien diese Erscheinung, die nicht nur auf Manager zutrifft und bei der die Menschen sich matt fühlen, antriebslos sind und am liebsten gar nichts tun würden. Hinzu kommen Symptome wie Lymphknotenschwellungen oder ungeklärte Muskelschwäche. Kopfschmerzen, Konzentrationsschwäche, Vergeßlichkeit und Schlafstörungen sind üblich, auch erhöhte Temperatur ist möglich. Sie sehen es auch: Wir befinden uns erneut in einem Bereich diffuser Symptome.

So vielfältig wie die Symptome sind die Namen, die man dieser Erkrankung schon gegeben hat. Denn neu ist das Chronische-Müdigkeits-Syndrom (chronic fatigue syndrome = CFS) – auf diesen Namen hat man sich jetzt wohl geeinigt – nicht. Die Mediziner suchen immer noch nach den Gründen für diese Krankheit.

Eine Zeitlang glaubte man in latent chronischen Virusinfektionen (durch Barr-Epstein-, Coxsackie-B- und Herpes-Viren) die Ursache gefunden zu haben. Doch heute sieht das Ergebnis so aus: Die Wahrscheinlichkeit ist groß, daß bei einem größeren »Umfang nachweisbarer somatischer Erkrankungszeichen« auch chronische Virusinfektionen eine Rolle spielen – aber eben nur *eine* Rolle.

Allergien gegen Stoffe, die wir einatmen, gegen Nahrungsmittel und Medikamente, so hat man festgestellt, sind »bis zu 65%« beim CFS beteiligt – so S. Ewig von der Medizinischen Universitätsklinik Bonn in *Das Chronische-Müdigkeits-Syndrom.* Vor-

sichtig deutet der Verfasser an, daß Patienten mit diesem Syndrom einen leichten Immundefekt, also eine Störung in der Immunregulation, haben.
Therapieversuche mit Immunglobulin, Magnesium, Vitamin E, Nachtkerzenöl und essentiellen Fettsäuren werden in dem Artikel als halbwegs erfolgreich genannt. Dennoch ist – laut Ewig – das schulmedizinische Fazit:

Die Diagnose des CFS ist bis heute eine Arbeitshypothese. Sie definiert ein klinisches Syndrom mit der Absicht, seine psychischen und organischen Komponenten zu klären.

Manches von dem, was an Symptomen typisch für das CFS ist, wird Ihnen bekannt vorgekommen sein. Im Zusammenhang mit Pilzinfektionen sind wir bei den diffusen Symptomen auf dieselben, zumindest aber ähnliche Symptomhäufungen gestoßen. Das heißt, wir müssen auch beim CFS von einem multikausalen Geschehen ausgehen. Wieder ist es Harold Markus, der sich als Schulmediziner dieser schwer zu beschreibenden Erkrankung annimmt und sie in seinem hilfreichen Buch *Chronische Müdigkeit natürlich behandeln* (siehe *Literatur*) schildert.

Markus führt die Chronische Müdigkeit, die er schulmedizinisch entsprechend der amerikanischen Gesundheitsbehörde genau definiert als »Schwere Abgeschlagenheit verbunden mit Reduzierung der üblichen Aktivität um fünfzig Prozent für die Dauer von mindestens sechs Monaten« im wesentlichen auf fünf Faktoren zurück: Streß – Allergien – Umweltgifte – Hefepilze – Unterzucker. Dementsprechend gibt er hilfreiche Gesundungstips für alle genannten Bereiche.
Im Zusammenhang mit dem CFS nur an Hefepilze wie Candida zu denken, scheint nicht richtig. Es müßte vor allem auch die Belastung durch Schimmelpilze abgeklärt werden.

Hilfreich zu wissen:

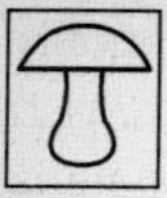

Ursachen für das Chronische-Müdigkeits-Syndrom sind schulmedizinisch wenig gesichert: chronische Virusinfektionen – Allergien – leichte Immundefefekte.

Beim CFS spielen mehrere Faktoren eine Rolle: Streß – Allergien – Umweltgifte – Viren – Pilze. Eine Infektion mit Hefe- und Schimmelpilzen kommt in Frage.

Diagnosemöglichkeiten der Schulmedizin

Wie Sie schon an den vielfältigen Symptomen der Pilzerkrankungen gesehen haben, ist es nicht leicht, Pilzerkrankungen zu diagnostizieren. Der Schulmedizin stehen dabei verschiedene Möglichkeiten zur Verfügung; die gebräuchlichsten sind folgende: Man kann Material wie Haare, Nägel oder Hautschuppen, aber auch wäßrige Absonderungen oder Eiter unter dem Mikroskop untersuchen. Gewinnt man dadurch keine Sicherheit bezüglich des Übeltäters, kann man im Labor mit diesem Material eine Pilzkultur anlegen. Leider brauchen Kulturen eine gewisse Zeit und Sie deshalb Geduld. Auch ein Hautallergietest kann durchgeführt werden, bei dem man Ihnen das Antigen verschiedener Pilze unter die Haut spritzt und wartet, ob Ihre Haut an dieser Stelle entzündlich reagiert. Auch histologische Untersuchungen des gewonnenen Materials sind möglich. Allerdings wird da auch schon einmal, wenn man Ursula Kinon glauben darf, die Pilzinfektion als Krebs diagnostiziert. Nicht besonders aufschlußreich sind Blutuntersuchungen. Denn selbst wenn keine Pilze im Blut nachgewiesen werden, kann durchaus eine Pilzinfektion vorliegen.
Schon der Hautallergietest ist allerdings eine sogenannte invasive

Methode, also eine Methode, die mit wenn auch winzigen Verletzungen des Körpers einhergeht. Grundsätzlich sollten immer jene Methoden bevorzugt werden, die nicht invasiv sind – das gilt für die Diagnose genauso wie für die Therapie.
Über ganzheitliche Möglichkeiten, Pilzerkrankungen zu diagnostizieren, werden Sie eingehend in den Kapiteln 6, 7 und 8 informiert.

Gängige schulmedizinische Diagnosemöglichkeiten auf einen Blick:
Mikroskop: untersucht wird Material wie Haare, Hautschuppen, Nägel, Eiter;
Pilzkulturen: werden mit Hilfe des Materials angelegt; zum Ergebnis kommt man je nach Pilz nach einer/mehreren Wochen;
Hautallergietest: auf Pilze und ihre Toxine;
Histologische Untersuchung: des Materials;
Blutuntersuchung: liefert bei Pilzen nicht immer Ergebnisse.

Iatrogene Pilzerkrankungen

Iatrogene Pilzerkrankungen, was ist das? Iatrogen heißt: durch ärztliche Einwirkung entstanden.
Im wesentlichen scheint die schulmedizinische Behandlung darauf hinauszulaufen, die Symptome mit Medikamenten wenigstens so einzudämmen, daß der Patient sich mit der chronischen Pilzinfektion schließlich anfreundet und abfindet. Heilung ist angesichts der beschriebenen Prognosen wohl selten zu erwarten. Wenn wir uns auch nicht gern Gedanken über das machen, was wir so schlucken, können wir an dem immerwährenden Problem doch nicht vorbeigehen: den Nebenwirkungen. Übrigens ein harmloser Ausdruck, der verschleiert, was sich dahinter verbirgt. Jede Fernsehreklame führt es Ihnen vor Augen: Über Risiken und

Nebenwirkungen lesen Sie den Beipackzettel und fragen Sie Ihren Arzt oder Apotheker. Gemeint sind damit die Wirkungen eines Medikaments, die man – neben der eigentlich gewünschten therapeutischen Wirkung – in Kauf nimmt. Nebenwirkungen haben nicht nur Medikamente, sondern auch Strahlentherapien, und sehr häufig ziehen Behandlungen im Krankenhaus – Infusionen, Operationen, Kathetereinführungen – Pilzinfektionen nach sich. Candida albicans ist mittlerweile die gefährlichste Krankheitserregerin in Krankenhaus-Risikobereichen. Von einem drastischen Beispiel berichtet Helga, die Tochter einer Krankenhauspatientin:

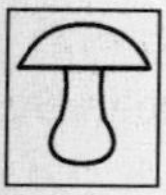

Meine Mutter war dreiundfünfzig Jahre alt, bekam drei Bypässe operiert und hatte vorher noch die Halsschlagader ausgeputzt bekommen. Ich weiß nicht, wie ich das anders nennen soll. Die gingen da mit so einem gerollten Drähtchen hinein. Sie wurde auf der Intensivstation nach der Operation, nachdem sie klinisch tot war und wiederbelebt worden war, sechs oder sieben Tage – also das weiß ich nicht mehr genau, aber eine relativ lange Zeit – künstlich beatmet. Und als sie von der Intensivstation herunterkam und ich das erste Mal zu ihr konnte, da hatte sie den Mund voll Soor. Dieser Soorpilz ist ja so ein weißer Belag im Mund. Der war nicht nur im Mund, der war schon im Darm, am Po. Das heißt, meine Mutter hatte einen ganz wunden Po, und es tat natürlich weh und war im höchsten Maße unangenehm. Vor allem gab es beim Essen Probleme; die haben ihr tatsächlich Tomatensuppe gebracht. Die konnte die arme Frau natürlich nicht essen, und als ich die zurückgeben wollte, sagte die Schwester zu mir, daß sie auf das Essen keinen Einfluß habe. Das käme halt so aus der Küche. Ja; also, die haben im Krankenhaus nichts gegen den Soor gemacht. Ich habe die den anschauen lassen. Dann habe ich gesagt: »Gucken Sie mal, das ist doch eine Soorinfektion.« Ach nee, das sähe er nicht so, meinte

der Arzt. Das war natürlich typisch. Das waren Chirurgen, davon hatten die keine Ahnung. Ich bin dann zu Freunden gegangen, die Mediziner sind, habe gesagt: »Das ist Soor. Ich bin zwar keine Ärztin, aber das weiß ich zufällig, weil eins meiner Kinder den kurz vorher gehabt hat.« Und die Freunde haben mir was aufgeschrieben, Nystatin. Das habe ich meiner Mutter dann gegeben. Das war eine Tinktur, damit habe ich ihren Mund ausgepinselt, und das hat sie auch teilweise geschluckt. So sind wir dem Pilz beigekommen.

Helgas Mutter hatte Glück, daß ihre Tochter sich für die Gesundheit der Mutter verantwortlich fühlte und tätig wurde. Diese Art von Verantwortung sollten wir alle für uns selbst übernehmen – was nicht immer ganz leicht ist, weil man sich mit Fachleuten, Ärzten und Krankenschwestern, auseinandersetzen muß.

Antimykotika und ihre Nebenwirkungen

Der Beipackzettel, den Sie in der Medikamentenschachtel Ihres Antimykotikums finden, dient Ihrer Information: Sie sollten ihn aufmerksam lesen. Dort finden Sie unter anderem Angaben zu den Nebenwirkungen. Wenn gerade aufgrund des chronischen Verlaufs einer Krankheit Pilzmedikamente über einen längeren Zeitraum oder bei jedem neuen Aufflackern der Symptome eingenommen werden müssen, muß man auf die Erscheinung Nebenwirkungen sorgfältig achten.
Hinsichtlich der häufig genannten Medikamente – Griseofulvin, Tonoftal, Amphotericin B – schlagen wir deshalb einfach in dem Buch *Bittere Pillen* nach. Zu den Nebenwirkungen steht dort:

- Griseofulvin als Tabletten: »Kopfschmerz, Hautreizungen, Mundtrockenheit, Magen-Darm-Störungen. Selten Verminderung der weißen Blutkörperchen (Leukopenie), Lichtempfindlichkeit und Auftreten von Hauterscheinungen, krankhafte Veränderungen der Sexualorgane bei Kindern.« Gewarnt wird davor, falls Leberschäden und bestimmte Stoffwechselerkrankungen vorliegen.

- Tonoftal als Creme, Lösung, Puder: »Allergische Hautreaktionen, vereinzelt Exantheme.« Unter Empfehlung wird festgestellt: »Zweifelhafte therapeutische Wirksamkeit bei Infektionen auf Händen, Fußsohlen, Nägeln und Kopfhaut.«
- Amphotericin B (Ampho-Moronal) als Lutschtabletten, Suspension und Tabletten: »Kopfschmerz, Schwindel, Fieber, Muskelschmerzen, Magersucht, Durchfall, Magen-Darm-Krämpfe, Nierenschädigung.« Offensichtlich – laut Empfehlung – überhaupt nur bei Candida zweckmäßig.

Bei Willibald Gawlik, der in seinem Buch *Homöopathie und konventionelle Therapie* allopathische Behandlungsmethoden naturheilkundlichen gegenüberstellt, heißt es lapidar: Griseofulvin sei mit Vorsicht zu genießen!
In diesem Buch finden sich gute Hinweise, wie man dem Juckreiz, der Pilzinfektionen oft so lästig macht, mit homöopathischen Mitteln entgegenwirken kann – garantiert ohne Nebenwirkungen. Sie können ausprobieren, welches Mittel bei Ihnen am besten hilft. Noch besser ist natürlich, wenn Ihnen dabei ein homöopathisch ausgebildeter Therapeut zur Seite steht.

Gegen Juckreiz hilft:

- Arsenicum album D6 Dil. 3mal täglich 5 Tropfen;
- Acidum hydrofluoricum D6 Dil. 3mal täglich 5 Tropfen;
- Cistus canadensis D3 Dil. 5mal täglich 5 Tropfen;
- China D12 Dil. 2mal täglich 5 Tropfen.

Moronal bekam Viola verordnet. Erinnern Sie sich an die vierte Patientengeschichte. Aber auch die Nebenwirkungen des anderen Medikamentes, Siros, das man einer Frau mit »Reizmagen« verschrieben hat, müssen Sie kennenlernen. Auf dem Beipackzettel steht:

Unter der Behandlung mit Siros können Nebenwirkungen wie Magen-Darm-Beschwerden (Übelkeit, Oberbauchschmerzen, Verdauungsstörungen), Kopfschmerzen und Benommenheit auftreten. Außerdem wurde über allergische Reaktionen (wie z. B. Juckreiz, Hautrötung, Nesselsucht und Angioödem [Wasseransammlungen in Gefäßen]) berichtet. In einem Einzelfall wurde von einem Stevens-Johnson-Syndrom (sich unter hohem Fieber entwickelnde Blasenbildung und Hautrötung) berichtet.

Das spricht für sich selbst. Dazu kommen Antibiotika und Cortison, die bei Pilzerkrankungen gleichfalls verschrieben werden und deren gravierende Nebenwirkungen allgemein bekannt sein dürften.

Offensichtlich bewirken allopathische Medikamente gegen Pilzerkrankungen oft aufgrund ihrer Nebenwirkungen genau das, was

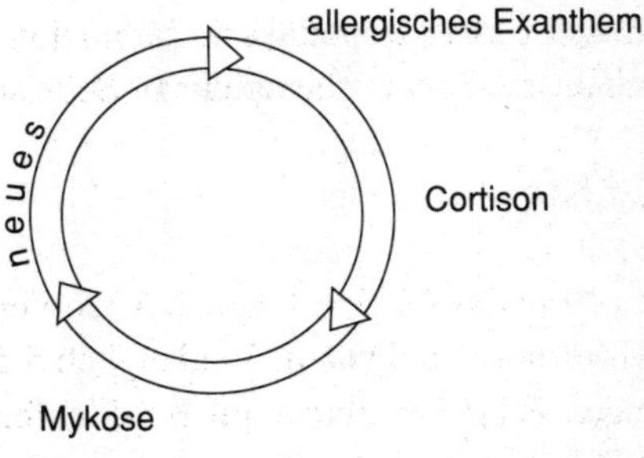

Abbildung 3

einer Gesundung entgegensteht: Sie verändern das Milieu, das Terrain weiter zum Schlechten hin und schaffen für Pilze neue Angriffsflächen. Es kommt, wie Ursula Kinon sagt, zu einem Teufelskreis: »Wenn man aber weiß, daß Mykosen eine cortisongeschädigte Haut besonders ›lieben‹, kann man sich den Teufelskreis allergisches Exanthem – Cortisonbehandlung – Mykose – neuerliches Exanthem usw. gut vorstellen.«
Vielleicht ist Ursula Kinon deshalb sehr entschieden und verweigert das »Mitspielen«, wenn Patienten sich allopathische Mittel wünschen. »Will ein Patient unbedingt allopathische Medikamente mit entsprechenden Nebenwirkungen einnehmen, dann soll er – bitte schön! – auch mit seinen daraus entstehenden Mykosen zur gleichen Adresse gehen.«
Sie müssen sich nicht mit den Medikamentenschlacken im Körper nach einer Pilzinfektion abfinden! Oder mit den Medikamentenschlacken im Mesenchym! Es gibt die gängigsten Antimykotika inzwischen homöopathisiert. Isopathisch verwendet, können sie zur Ausleitung von Medikamentenrückständen – vor allem aus der Leber – benutzt werden. Was das heißt, erfahren Sie in Kapitel 6 und 7. Helga Sarkysianz listet in ihrem Buch *Mykosen. Diagnostik und Therapie in der Elektroakupunktur nach Voll (EAV)* diese Medikamente auf:

Antimykotikum	– Isopathikum
Ampho-Moronal	– Amphotericin B
Fungilin	– Fungilin
Fluconanzol	– Fungata (Mack)
Griseofulvin	– Griseofulvin
Jodid	– J
Moronal	– Nystatin
Nizoral	– Ketoconazol

Es gibt diese Mittel in Potenzen von D3, D4, D5 oder D6 bis zu D30, Griseofulvin auf bis zu D200 (siehe auch Seite 193!).

Pilze sind ansteckend. Das steht fest. Sie werden durch Kontamination leicht von einem Menschen auf den anderen übertragen. Insofern sollte man meinen, daß medizinische Therapievorschläge gerade bei Mykosen der Genitalien deutlich sagen, was notwendig ist: Beide Sexualpartner müssen sich behandeln lassen, falls einer von ihnen eine Mykose an den Genitalien bekommt. Nolting und Fegeler weisen in ihrem Lehrbuch *Medizinische Mykologie* deutlich auf den Pingpong-Effekt hin. Sie sprechen sogar von einer »Pingpong-Infektion«. Ein Geheimnis bleibt, warum *Das Lehrbuch der medizinischen Mykologie* in bezug auf die Scheidenmykose überhaupt nichts von diesem Pingpong-Effekt erwähnt. Indessen wird mehrfach betont, daß bei einer Mykose der männlichen Genitalien die Sexualpartnerin bzw. die Sexualpartnerinnen gleichzeitig behandelt werden müssen. Oder ist das nur wieder ein Beispiel für die Tatsache, daß Krankheit bei Frauen und Männer unterschiedlich betrachtet, gehandhabt und gar behandelt wird?

Auffällig ist auch, welche Gründe in den schulmedizinischen Lehrbüchern dafür genannt werden, daß bei der Therapie von Pilzerkrankungen so viele Mißerfolge vorkommen. Das *Lehrbuch der medizinischen Mykologie* nennt neben *schlecht präparierten Medikamenten* noch *Disziplinmangel der Patienten*. In dieselbe Kerbe haut *Medizinische Mykologie*. Einerseits steht da im Zusammenhang mit Nagelmykosen, daß die Therapie nur erfolgreich sein kann, »wenn eine Sanierung des Milieus gewährleistet ist«. Andererseits heißt es:

Als Ursachen für Mißerfolge und das häufige Auftreten von Rezidiven (Rückfall, Wiederauftreten der Erkrankung) müssen fehlende Einsicht und mangelnde Bereitschaft der Patienten, sich einer mühevollen und oft langwierigen Therapie zu unterziehen, angenommen werden.

Nun wissen wir es: Vor allem der Patient ist schuld. Wenn die Therapie versagt, wird es dem Patienten angelastet. Er sieht nicht ein, was notwendig ist. Er läßt es an Sorgfalt fehlen. Er ist ungeduldig. Was eigentlich kein Wunder bei einer chronisch werdenden Krankheit ist! Die Frage, ob möglicherweise der Therapieansatz falsch ist, wird in keinem der Lehrbücher gestellt. Sie zu beantworten, wäre Sache des Arztes.

Wir halten fest:
Pilzerkrankungen werden von der Schulmedizin mit allopathischen Antipilzmitteln und Cortisonsalben therapiert. Konventionell behandelte Pilzinfektionen führen häufig zu chronischem Verlauf.
Die gängigen allopathischen Medikamente bringen lediglich die Symptome zum Verschwinden – auch nur vorübergehend – und haben Nebenwirkungen. Oft bereiten diese Nebenwirkungen das Terrain für eine neue Pilzbesiedlung vor.
Nebenwirkungen lassen sich vermeiden, wenn man die Medikamentenreste mit einem gezielten Verfahren ausleitet: mit der Elektroakupunktur (siehe Kapitel 7).
Die Schulmedizin lastet das Versagen der Therapie nicht dem durch das Schubladendenken gewonnenen Therapieansatz an, sondern dem Patienten.

Schubladendenken in der Schulmedizin

Jeder Arzt weiß oder müßte es zumindest wissen, daß zur Gesundung oft eine Änderung unserer Lebensgewohnheiten nötig wäre. Wir müßten das Rauchen lassen oder den Alkohol oder weniger essen, uns mehr bewegen. Trotzdem verschreibt er uns bei einer Erkrankung Medikamente, die nur die Symptome zum vorübergehenden Verschwinden bringen. Er weist uns selten darauf hin,

daß wir selbst entscheidend dazu beitragen können, wieder gesund zu werden. Wenn man so will, tolerieren Ärzte unsere pathogene Lebensführung. Aber: Wir ziehen ja auch die schnelle Beseitigung der Symptome einer mit Einschränkungen verbundenen Änderung der Lebensführung vor.
Die Schulmedizin ist zu sehr vom Schubladendenken beherrscht. Der Hautarzt schaut sich nur die Nägel des Erkrankten an, stellt die Diagnose Nagelmykose und therapiert an Ort und Stelle, nur die Nägel. Er kommt nicht auf die Idee, die Ursache in einem gestörten Darmmilieu zu suchen, in einem insgesamt geschwächten Immunsystem. Selbst die Zusammenarbeit der Fachärzte läßt zu wünschen übrig. Die Patienten klagen selbst im Krankenhaus darüber, daß die einzelnen Abteilungen oft nicht miteinander korrespondieren, die eine Abteilung nicht weiß, wie die Untersuchungsergebnisse der anderen aussehen. Der Chirurg fühlt sich für Pilzerkrankungen nicht zuständig, Pilze gehören nicht in seine Schublade. Und in andere Schubladen schaut er erst gar nicht hinein. Nicht zuletzt zeigt das Helgas Bemerkung im Zusammenhang mit der Soorerkrankung ihrer Mutter nach einem chirurgischen Eingriff: »Das war natürlich typisch. Das waren Chirurgen, davon hatten die keine Ahnung.«
Es ist leichter, andere zu kritisieren, als zu erkennen, daß man dieselben Fehler macht. Das Schubladendenken macht sich nicht nur bei Ärztinnen und Ärzten breit. Niemand kann sich davon freisprechen. Auch wir sind leicht geneigt, unsere Scheidenmykose und unseren Fußpilz isoliert zu betrachten, als hätten wir – wie Lena das in der sechsten Geschichte so schön ausdrückt – Mauern zwischen den einzelnen Körperabschnitten und Organen.

Wir halten fest:

Wir müssen lernen ganzheitlich zu denken. Das heißt: Alle Teile unseres Körpers, alle Organe wirken zusammen, sind voneinan-

der abhängig und bilden als System eine Einheit – unseren Organismus.
Mauern gibt es im Organismus nicht!

Arzt und Patient

Die Patientengeschichten, die Sie bisher gelesen haben und noch lesen werden, zeigen, daß die Schulmedizin von einem ganz bestimmten Arzt-Patienten-Bild ausgeht: Der Patient wird selten genügend aufgeklärt. Er wird auch nicht ernst genommen, eine ständige Klage Annettes, deren Begegnungen mit Ärzten Sie in der siebten Geschichte geschildert bekommen. Der Arzt überlegt, diagnostiziert und therapiert im Rahmen seines Schubladendenkens. Der Arzt in Weiß auf dem Podest! Er ist Fachmann, er muß es wissen. Wer auf dem Podest steht, kann nicht anders als herablassend reagieren, wie der Arzt in der sechsten Patientengeschichte, der unter Schulterklopfen sagt: »Das machen wir schon.«
Der Patient ist der Passive, der sich nach den Anordnungen des Arztes zu richten und sie genau auszuführen hat. Darin besteht seine einzige Mitarbeit. Er gibt seine Gesundheit in die Hände des Arztes und überläßt ihm die alleinige Verantwortung. Erst wenn keine Fortschritte erzielt werden, beginnen Zweifel und eigene Überlegungen.
Machen wir uns nichts vor! Ohne Verantwortung zu sein, ist bequem. Um die Verantwortung für uns zu übernehmen, sind wir zu faul und zu feige. Schon Immanuel Kant hat das gewußt, als er die Frage, was Aufklärung sei, beantwortete und die trägen Menschen aufforderte, aus ihrer »selbstverschuldeten Unmündigkeit« herauszugehen, sich nicht auf die diversen Autoritäten zu verlassen, auf die Priester, die Richter, die Ärzte. »Habe ich … einen Arzt, der für mich die Diät beurteilt, so brauche ich mich

ja selbst nicht zu bemühen. Ich habe nicht nötig zu denken, wenn ich nur bezahlen kann.«

Die Schulmedizin nimmt die Verantwortung ab – sie will den passiven Patienten, nicht den aktiven. Und wir lassen uns das nur zu gern gefallen. Dabei wollen viele Menschen durchaus an ihrer Gesundheit mitarbeiten. Erkrankte Leute sind oft akribisch darauf aus, die Pillen zu zählen, sie zur richtigen Zeit zu nehmen. Doch das reicht nicht. Verantwortung ist mehr, ist Partnerschaft, aktive Mitarbeit, Handeln. Prinzipiell will der Patient mitarbeiten. Daß alle Patienten es ganz selbstverständlich wollen und auch können – das wäre eine Gesundheitsreform wert.

Die ganzheitliche Medizin will – wie Sie sehen werden – diesen anderen Patienten, der mitdenkt, mitarbeitet und die Therapie in jeder Hinsicht unterstützt. Das heißt oft auch, daß die erkrankten Menschen von ihren liebgewordenen Gewohnheiten lassen müssen: der Schokolade, der Zigarette, dem Arbeitsstreß, dem prestigeträchtigen, aber schädlich strahlenden Autotelefon.

Damit knüpfen die ganzheitlichen Naturheilverfahren an eine alte Tradition an. Schon in der Antike war die Diätetik ein tragender Pfeiler der Medizin, wie Das in seinem Beitrag in *Naturheilverfahren heute* ausführt: Damals verstand man unter Diätetik (grch. diät = Lebensweise) mehr als wir, wenn wir von Diät sprechen und nur eine eingeschränkte Art der Ernährung meinen, die Schonkost. Diätetik bedeutete, daß der Patient hinsichtlich einer gesunden Lebensführung beraten und dahin geführt wird. Eine gesunde Lebensführung basiert – nicht nur nach antiken Vorstellungen, sondern auch heute noch – auf den sechs nichtnatürlichen Dingen (lat. = res non naturales). Sie setzt voraus, daß wir

1. geordnet mit Licht, Luft, Wasser, Wärme und Kälte umgehen;
2. maßvoll Speise und Trank zu uns nehmen;

3. den Rhythmus von Bewegung und Ruhe sowie Arbeit und Freizeit beachten;
4. einen gesunden Wechsel von Schlafen und Wachen beachten;
5. beim Ausscheiden und Absondern im Gleichgewicht sind;
6. unsere Gemütsbewegungen beherrschen.

(In diesem Sinn ist auch die Antipilzdiät zu sehen, die in Kapitel 9 vorgestellt wird.)

Wenn wir bereit sind, unseren Teil dazu beizutragen, kommen vielleicht alle Ärzte dahin, sich auf das Grundprinzip allen Arztseins zu besinnen, das Dr. W. Schmitz-Harbauer, Vorstandsmitglied im Zentralverband der Ärzte für Naturheilverfahren, in einem Expertengespräch im Januar 1994 äußerte:

Jeder Arzt wägt doch immer ab, welche Probleme, welche Beschwerden der Patient hat und welche Methoden ihm zur Problemlösung zur Verfügung stehen. Das oberste Gebot heißt: »nihil nocere« – nicht schaden (lat., d. V.). Der Arzt sollte immer diejenige Methode oder Methodenkombination auswählen, die seiner Überzeugung nach am wenigsten schadet. Dieses Grundgesetz wird aber heute in vielen Fällen mißachtet, weil eine bestimmte Therapierichtung – die allopathische – als die führende Therapierichtung betrachtet wird. Dabei werden Nebenwirkungen oder Spätschäden vergleichsweise zu den Naturheilverfahren häufiger billigend in Kauf genommen. Setzt man hingegen ein naturheilkundliches Verfahren ein, dann kommt man diesem »nihil nocere« schon viel näher. Selbstverständlich muß dabei überlegt werden, wie gesichert und bewährt die jeweiligen Erkenntnisse der Methode sind.

Machen wir uns nichts vor, es gibt die Uneinsichtigen, Dickfelligen, Bequemen, Gleichgültigen, die gar nicht daran denken und gar nicht daran denken wollen, etwas an der eigenen Lebensführung zu ändern. Zumal sie jahrzehntelang von einer Medizin darin unterstützt wurden, der der passive Patient gerade recht kam, die – wie Kinon sagt – »die lästigen Symptome einer falschen Lebensführung« unterdrückte. Wie können eine Therapeutin oder ein Therapeut diese Menschen zur Mitarbeit bewegen? Kann man sie, wie Lebensversicherungen das jetzt bei Rauchern versuchen, mit Geld ködern?

Ursula Kinon sagt es ganz deutlich: »Ich lasse mich nicht von einem Patienten dazu ›benutzen‹, schädliche Gewohnheiten durch meine Therapie für den Körper tolerierbar zu machen.« Sie will den Patienten, der mitdenkt und mitarbeitet, und bietet ihm dafür »Aufklärung, Hilfe und Mitgefühl«. Könnte das ein Weg aus der Misere sein?

Also sich als Ärztin und Arzt verweigern, wenn die Menschen aus Bequemlichkeit diese Mitarbeit verweigern? Wenn sie selbst keine Verantwortung übernehmen wollen, wenn sie die Verantwortung auf die Autorität – den Fachkundigen – schieben? Vielleicht wie jener englische Zahnarzt Sharif Khan, der die Behandlung zweier Geschwister ablehnte und sie von seiner Patientenliste strich, weil die Kinder sich hartnäckig weigerten, auf Süßigkeiten zu verzichten – trotz der Ruinen in ihrem Mund? Es war immerhin eine Zeitungsmeldung wert.

Wenn der Patient kommt »Sie sind meine letzte Rettung«, antwortet die Internistin, auf Naturheilkunde spezialisiert: »Das bin ich nicht, das sind Sie.« In ihrem Sprechzimmer hängt ein Ausspruch von Sokrates.

Wenn jemand Gesundheit sucht, frage erst, ob er bereit sei, künftighin die Ursache der Krankheit zu meiden – erst dann darfst du ihm helfen.

Das Patientenbild:

- Schubladenmedizin produziert den entsprechenden Patienten: Er ist passiv, faul, feige, verantwortungslos, nicht bereit, Verantwortung zu übernehmen.
- Die Ganzheitsmedizin will den aktiven, mitdenkenden, mitarbeitenden und für sich selbst verantwortlichen Patienten.

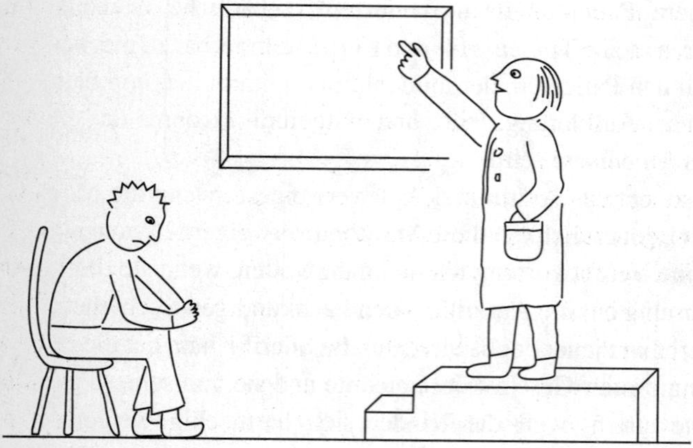

Abbildung 4

4 Ursachen für die Ausbreitung von Pilzerkrankungen

Pilze sind eine Frage von Hygiene und Sterilität

Pilze gibt es praktisch überall, wir kommen laufend mit ihnen in Berührung. Wir fassen Gegenstände, Pflanzen und Tiere an, die von Pilzen befallen sind. Wir atmen Pilze, ihre Sporen und Stoffwechselprodukte ein; wir schlucken sie hinunter. Insofern besteht immer und überall die Möglichkeit für Mykosen. Müller/Loeffler sprechen davon, daß die Möglichkeit, sich eine Candidainfektion oder Aspergillusinfektion zuzuziehen, »mehrmals täglich« besteht. Sie sagen auch: »Im Rahmen dieser ständigen Kontakte kann auch ein sonst Gesunder irgendwann einmal eine Mykose acquirieren, doch wahrscheinlich verläuft sie dann eher unauffällig, subklinisch, und trägt zur Entwicklung seiner Immunreaktion bei.«

Das aber führt uns wieder zu dem Dreh- und Angelpunkt: Nicht der Pilz und seine Sporen, sondern – denken Sie an Louis Pasteur und Claude Bernard! – das Terrain, das physiologische Milieu, ist entscheidend. Je nachdem, wie dieses innere Milieu, das Terrain, beschaffen ist, können Pilze oder ihre Sporen uns etwas anhaben. Das trifft im übrigen auch für angriffslustige Bakterien und Viren zu.

Pilzerkrankungen hat es immer schon gegeben. Man kann sie zurückverfolgen bis in die Antike. Schon damals wußten die Heilkundigen sehr viel über Pilze und ihre Wirkungen. Das hat uns das dritte Kammerspiel für Schimmelpilze gezeigt. Denken wir an solche alten Zeiten, erklären wir uns diese Erkrankungen

einfach mit mangelnder Hygiene. Dabei vergessen wir leicht, daß die Griechen und Römer eine ausgefuchste Körperpflege durch Bäder und Leibesübungen kannten und es schon zentrale Wasserversorgungsanlagen gab. Neben der Diätetik war die Hygiene eine tragende Säule des antiken Gesundheitswesens. Selbst in Babylon hatte man so etwas wie einen Abort, und die römische Cloaca maxima wurde geradezu sprichwörtlich.
Dann muß es daran liegen, daß die Menschen in der Antike noch nichts von Viren und Bakterien gehört hatten. Richtig, die Erkenntnisse darüber sind vergleichsweise neu, stammen im wesentlichen aus dem 19. Jahrhundert, womit wir wieder bei Pasteur gelandet sind. Von Bakterien und Viren her gesehen lebten die Menschen damals eben noch nicht in so guten hygienischen Verhältnissen wie wir heute. Denn:
Pilze oder nicht – das ist auch eine Frage der Hygiene.
Jetzt werden Sie mir entgegenhalten: Die Zeiten sind doch vorbei, wo Könige es schon als Anmaßung empfanden, wenn sie sich einmal im Jahr waschen sollten, wo Frauen für ein Jahr in ein Kleid eingenäht wurden, wo man mit Perücken die ungewaschenen Haare verdeckte und Parfüm vor allem dafür benutzte, den eigenen Schweißgeruch zu überdecken.
Sie werden mir auch entgegenhalten: Ich dusche mich täglich. Wasche meine Haare zwei- oder dreimal die Woche oder sogar auch täglich. Ich wechsele täglich meine Unterwäsche. Bei uns ist es sauber, da kann man vom Boden essen. Es wird staubgesaugt, gewischt, mit Meister Sterilitas, dem großen muskelbepackten Helfer der Hausfrau, werden Bad und Küche nicht sauber-, sondern reingehalten. Unsere Waschmaschine läuft ständig. Bei uns kann es an der Hygiene oder Sterilität nicht liegen.
Richtig, heute leben wir in einer sehr hygienischen, man könnte fast sagen: sterilen Zeit. Jede Waschmittelreklame im Fernsehen hämmert es uns ein: die Wäsche müssen wir Frauen unter jungfräulichen Aspekten behandeln: Sauberkeit genügt nicht, es muß

Reinheit sein! Nicht nur der Fleck muß weg, auch das Weiß muß so weiß sein, daß es nicht mehr weißer geht. Die Frau, die das nicht schafft, versagt in ihrer Lebensaufgabe als Frau, die darin besteht, für ihre Lieben, Freund, Mann, Kinder, die notwendige sterile Atmosphäre zu schaffen.
Stellen wir also die Frage: Wie kommt es, daß wir heute in so verheerendem Maße Pilzerkrankungen haben? Was ist der Grund dafür, daß bei immer mehr Menschen solche gravierenden Veränderungen ihres Körpermilieus bzw. -terrains auftreten?
Die Antwort lautet:
Pilze oder nicht – das ist auch eine Frage der Hygiene.
Es ergibt sich diese seltsame Umkehrung: *Gerade weil wir alles auf Hygiene und Sterilität anlegen, kommt es zu dieser Anhäufung von Pilzinfektionen.*
Denn diese Sterilität – gleichgültig wo wir sie ins Auge fassen – kann nur durch einen zusätzlichen Einsatz von Chemie erreicht werden. Fragen Sie sich nie, was wohl in dem Waschmittel drin ist, das die Flecken aus dem Kinderkleid wie ein Magnet zieht? Oder die Handtücher so kuschelig macht? Was in der Zahnpasta ist, die Ihre Zähne noch weißer machen soll? Kommen Ihnen nicht auch Bedenken, was wohl die Windel oder Binde so hygienisch saugfähig macht? Und diese seltsame Nebenerscheinung, daß ein einfaches baumwollenes T-Shirt trotz zahlreicher Wäschen nicht kaputtzukriegen ist, stimmt Sie das nie mißtrauisch? Was macht es so haltbar? Oder den Pullover, den Sie zusätzlich noch mit Mottenstrips schützen? Wird Ihnen nicht auch manchmal unheimlich bei dem Gedanken, welche außer den pathogenen Bakterien wohl das Antibiotikum aus Ihrem Darm wegputzt? Stellen Sie sich nie die Frage: Putzt es ihn auch klinisch rein? Und wie gesund ist das?
Glauben Sie wirklich, das Insektenvertilgungsmittel, das Sie auf Ihre Apfelbäume sprühen oder das der Bauer auf sein Weizenfeld spritzt, geht an den Äpfeln und den Weizenkörnern vorbei?

Berührt sie nicht und dringt nicht in sie ein? Oder das Unkrautvertilgungsmittel, das Sie, wie der Bauer, unter Ihre Apfelbäume, zwischen Ihre Salat- und Erdbeerpflanzen gießen, wird nicht – in Wasser gelöst – von den Wurzeln aufgesogen und mit den Mineralstoffen in die Früchte und Körner getrieben?
Chemie macht es möglich. Zusätzlicher Einsatz von Chemie schafft ein steriles Terrain, ob im Krankenhaus oder im Darm, ob auf der Haut oder in Feld und Garten. Dieses sterile Terrain aber ermöglicht Pilzen erst das Wachstum.
Die Antwort auf die Frage nach den Ursachen der Pilzerkrankungen lautet im Sinne der schon beschriebenen Multikausalität: Viele Faktoren wirken zusammen.

Wir halten fest:
Pilze, Pilzsporen und die Stoffwechselprodukte der Pilze fassen wir an (Kontamination) und atmen wir ein. Pilze sind eine Frage der Hygiene. **Aber:** Sterilität ist nur durch erhöhten Einsatz von Chemie zu erreichen; erst ein steriles Terrain ermöglicht, daß Pilze wachsen.

Haut und Schleimhaut: Barrieren oder Terrain für Pilze?

Die Kontamination zwischen Pilz und Mensch ergibt sich zunächst einmal sozusagen von außen: auf der Haut und auf der Schleimhaut, die Dirk Kuhlmann als »quasi nach innen gestülpte« Körperoberfläche bezeichnet. Bei einem gesunden Menschen treffen Pilze dort auf ein für sie nicht günstiges Milieu. Denn das Hautepithel – Zellverbände, die schützen und über Drüsen Sekrete abgeben – ist genauso auf Abwehr eingestellt wie das Schleimhautepithel.
Wenn Sie Körperorgane aufzählen sollen, denken Sie dann an die

Haut? Dabei ist sie unser größtes Organ, zumindest was die Fläche betrifft, zwischen 1,5 bis 2 m^2 groß. Entsprechend viel wiegt sie, zwischen 15 bis 20 Kilo. Unsere Haut ist das Kontaktorgan, über das sich eine stete Wechselbeziehung zwischen Körpergeschehen und Umwelt vollzieht. Zunächst bietet sie uns aktiven und passiven Schutz gegen mechanische, chemische und physikalische Einwirkungen. Daneben hat sie sehr viele Aufgaben wahrzunehmen, die Absonderung von Schlackenstoffen mit dem Schweiß, den Ausgleich von Temperaturschwankungen, Atmung, oder als Tast- und Sinnesorgan zu fungieren. Kommt unsere Haut mit Pilzen in Berührung, ist dieses Terrain für Pilze nicht nur vom physiologischen Milieu, das die Haut bietet, sondern auch von den Bedingungen bestimmt, die die Umgebung der Haut liefert, vom Klima.

Gesunde Haut bietet genügend Abwehrkräfte. Ihr mehrschichtiges Epithel enthält Immunzellen, die kleinere, und solche, die größere Partikel, ob Fremdkörper oder Krankheitserreger, vernichten können, indem sie sie sich einverleiben. Zu diesen Freßzellen gehören die mobilen Mikrophagen (Granulozyten), die aus dem Blut ausgewandert sind und vor allem Infektionen abwehren. Dazu gehören auch die weitgehend seßhaften Makrophagen (Monozyten und die Zellen des RES, des Mesenchyms [Muttergewebes]), die allein wegen ihres Volumens auch größere Partikel auffressen können. Gleichfalls dienen die aus dem Blut stammenden B-Lymphozyten (Blutlymphozyten) oder die in der Thymusdrüse herangereiften T-Lymphozyten als Träger von Antikörpern der Abwehr. Der pH-Wert gesunder Haut liegt für Frauen bei 5,5, für Männer bei 5,0. Damit sie alle ihre Aufgaben auch leisten kann, benötigt die Haut das Coenzym Q10, das für die Atmung und Energiegewinnung wichtig ist (siehe Kapitel 9). Auf angegriffener oder kranker Haut dagegen, wenn die Immunzellen nicht mehr richtig arbeiten, finden Pilze in geschwächten und abgestorbenen Gewebezellen der Haut ein reiches Nährstoffangebot. Wir muten unserer Haut viel zu: das tägliche Duschen, die Seife oder das Duschgel, die Hautlotion und Hautkreme, das Deodorant und Parfüm. Die Inhaltsstoffe dieser Hygiene- und Schönheitsmittelchen, um sie haltbar oder geschmeidig zu machen, gehören oft genug in den Bereich der Umweltgifte. Wir geben uns der Illusion hin, daß wir uns verschönern können, ohne uns durch Haarfärbemittel, ausgiebige Bäder in der Sonne oder auf der Sonnenbank und kosmetische Operationen zu schaden. Rückstände der Waschmittel, die so aggressiv gegen jeden Fleck vorgehen, tragen wir mit Hose und Hemd am eigenen Leib. Naiv zu glauben, daß sie die Haut nicht ständig reizen oder allergisch reagieren lassen. Sie gehen unter die Haut! Ganz zu schweigen davon, daß diese Weißmacheraggressoren sich später im Grund- und Trinkwasser wiederfinden! Darüber sprechen wir noch. Behauptet jemand, Haare am Frauenbein müssen rasiert oder epiliert werden, kaufen wir eben den handlichen Apparat. Wir denken nicht daran, daß auch die Haare am Frauenbein eine Schutzfunktion haben und das Abrasieren, noch schlimmer das Epilieren, das Hautmilieu beeinflußt. Frauen und jetzt auch vermehrt Männer schöpfen das ganze Reservoir der Kosmetikbranche aus, die steigende Wachstumsraten verzeichnet. Leider tun das die Pilze auch.

Pilzkolonien können da entstehen, wo Wärme und Feuchtigkeit der Umgebung das Klima bestimmen. Feuchtwarmes Klima entsteht, wenn wir schwitzen, in Hautfalten, aber auch zwischen den Zehen. Durch die Feuchtigkeit wird die Haut an diesen Stellen aufgeweicht, verändert sich also. Oft wird das noch begünstigt durch Kleidung, die pilzfreundlich hauteng konstruiert ist. Das gilt auch für synthetische Gewebe, die die Feuchtigkeit nicht transportieren und keinen Wärmeausgleich zulassen: die Feinstrumpfhosen, der Body oder das hauchdünne Etwas von Unterhöschen aus Synthetik. Die Windel mit der Plastikfolie oder Gummistiefel und Arbeitsschuhe.

Wenn von schulmedizinischer Seite als Vorbeugung das Desinfizieren mit dem Umweltgift Formalin empfohlen wird, kann man eigentlich angesichts der Tatsache, daß Formalin (Formaldehyd) das Immunsystem vieler Menschen schwer belastet, nur den Kopf schütteln. Wir müssen uns auch überlegen, ob wir am Ende nicht besser fahren mit einem T-Shirt, das nach etlichen Wäschen kaputt und dafür nicht formaldehydgetränkt ist. Auch ein feuchtwarmes Klima in einem südlichen Land oder ein feuchtwarmer Sommer in unseren Breiten können die entsprechenden Bedingungen für ein pilzgerechtes Milieu schaffen. Die fünfte Patientengeschichte ist gerade dafür ein gutes Beispiel.
Das gleiche läßt sich zur Schleimhaut sagen, die sich im Mund- und Rachenraum, in den Bronchien, in Magen und Darm findet wie in den Harngängen, der Harnblase und bei Frauen in der Scheide. Intakte Schleimhaut in einem gesunden Körper stellt für Pilze eine unüberwindliche Barriere dar. Deshalb ist Vorsicht geboten mit allem, was diesen Schutz beeinträchtigen könnte: zuckersüße Nahrung, die den pH-Wert des Hautmilieus zur Säure hin verschiebt, Chemie, die die Schleimhaut reizen und angreifen könnte. Denn eine gesunde Schleimhaut wehrt die Pilze ab. Ihr Epithel enthält wie das der Haut dieselben notwendigen Immunzellen, die Schädlinge wie Pilze abwehren können, also Mikro- und Makrophagen sowie B- und T-Leukozyten. Außerdem hält die aus Bakterien bestehende Darmflora jeden Eindringling in Schach. Auf intakter Schleimhaut können sich keine Pilzkolonien bilden. Auf ihr können Pilzsporen nicht keimen.
Ob die Schleimhaut gesund ist, hängt auch wesentlich davon ab, ob genügend schleimhautschützendes Immunglobulin A ([s] IgA) in dem Sekret, das die Schleimhaut überzieht, vorhanden ist. Grundsätzlich gilt die Gleichung: (s) IgA-Mangel = Pilze. Die erste IgA-Versorgung bekommen Menschen mit der Muttermilch. Wie wichtig diese erste Versorgung mit (s) IgA ist, kann man nicht oft genug betonen.

Dann übernehmen die Plasmazellen der Mukosa, der durch Drüsensekrete feucht gehaltenen Schicht der Schleimhaut, die Produktion. Allerdings erreicht der IgA-Level sehr schnell seinen Höhepunkt (mit zwölf Jahren); mit zunehmendem Alter sinkt er wieder ab. Ähnlich bildet sich auch die Thymusdrüse von der Pubertät an zurück, was wiederum auf die T-Lymphozyten Einfluß hat.

Ist allerdings die Schleimhaut nicht gesund, kann es zu einer Pilzinfektion kommen, einer **Endomykose** (siehe Kapitel 2, Abschnitt *Pilze können pathogen werden*). Das kann passieren, wenn das Immunsystem vorgeschädigt ist, nicht genug Immunglobulin oder nicht genügend intakte Immunzellen produziert oder diese nicht mehr richtig funktionieren. Auf solche das Immunsystem schwächenden und damit die Pilzbesiedlung begünstigenden Faktoren werden wir noch näher eingehen.

Invasive Behandlungsmethoden der Schulmedizin können solche Pilzinfektionen hervorrufen. Aber auch bestimmte Krankheiten wie die Stoffwechselstörungen Diabetes (Zuckerkrankheit) oder Prädiabetes (Unterzucker) begünstigen solche Pilzansiedlungen.

Erst wenn Pilze die Barriere Schleimhaut überwunden haben, können sie in die Organe des Menschen, ins – biologisch-medizinisch gesehen – Körperinnere gelangen. Die Mediziner sprechen dann von einer **systemischen Mykose** (siehe Kapitel 2, Abschnitt *Pilze können pathogen werden*). Pilzzellen oder die Keimschläuche von Pilzen dringen durch das Schleimhautepithel und gelangen so ins Blut und in die Lymphe (hellgelbe, eiweißhaltige Körperflüssigkeit in einem eigenen Gefäßsystem und in den Gewebespalten!). Über Blut- und Lymphbahnen können Pilzzellen und Pilzsporen zu jedem beliebigen Organ gelangen: zu Herz und Gehirn, zu Milz, Leber und Lunge, zu den Nieren oder zu den Geschlechtsorganen. Das betroffene Organ kann durchaus weit weg von der Infektionsstelle liegen. Erinnern Sie sich, daß Pilze – selbst passiv – mit dem Wasser über weite

Strecken davongetragen werden. Das gilt auch für Pilze in Blut oder Lymphe des menschlichen Körpers!
Können also Pilze auf diese Weise die Sperre, die Haut und Schleimhaut beim gesunden Menschen bieten, durchbrechen, ist das ein Zeichen dafür, daß das Immunsystem des betreffenden Menschen geschwächt ist, daß die Immunzellen nicht mehr in der Lage sind, der Eindringlinge Herr zu werden.
Anders als Herz und Lunge, auch anders als die Haut, ist das Immunsystem ein komplexes Organ. Es ist nicht ein einziges Organ, an einer bestimmten Stelle des Körpers gelegen. Sie müssen es sich eher als ein Netzwerk untereinander verbundener Zellen und Organe vorstellen, die im ganzen Körper verstreut sind. Diese Zellen sind je nach Aufgabe und Funktion unterschiedlich und hochspezialisiert. Das Immunsystem wird von den Hypothalamus- und Hypophysenhormonen (Hypothalamus: Teil des Zwischenhirns; Sitz der emotionalen Funktionen und Schaltzentrale für das vegetative Nervensystem; Hypophyse: Hirnanhangdrüse am Boden des Zwischenhirns) kontrolliert, weshalb unser Geist darauf Einfluß nehmen und im Sinne bestimmter Modulation darauf einwirken kann.
Eine Mykose schädigt unser Immunsystem. Sie kann die M-Zellen der Peyer Plaques (Lymphfollikel), die in und unter der Schleimhaut des unteren Dünndarms als ovale und bis zu zwei cm breite und mehrere cm lange Platten beetartig hervortreten und einen wichtigen Teil unseres Immunsystems ausmachen, angreifen. Aufgabe der M-Zellen ist es, Allergene zu sichten. Sie sind sehr empfindlich und werden sehr schnell geschädigt und damit in ihrer Tätigkeit eingeschränkt. Als Folge dieser Immunschädigung breitet der Pilz sich aus, untergräbt das menschliche Immunsystem weiter und belastet den Körper zusätzlich mit den von ihm produzierten Mykotoxinen. Allergien treten dann vermehrt auf, oder vorhandene Allergien verschlimmern sich. Zunächst geschieht das vielfach unbemerkt, das heißt, es wird weder

vom pilzbesiedelten Patienten noch von seinem Therapeuten wahrgenommen.
Wenn Pilze im menschlichen Körper am Werk sind, ergibt sich daraus leider – wie Sie schon gelesen haben – kein einheitliches Krankheitsbild. Die Beschwerden können sehr unterschiedlich sein. Auch ähneln die Symptome oft denen anderer Erkrankungen. Das ist einer der Gründe, warum Diagnose und Therapie von Pilzerkrankungen so schwer sind. Alle Krankheitsbilder sind möglich, von Allergien bis zu Magen- oder Darmbeschwerden, von Nasennebenhöhlenentzündungen bis zu Impotenz oder Sterilität, von Migräne bis zu Depression. Das einzige, was diese durch Pilze verursachten Erkrankungen gemeinsam haben, ist der häufig chronische Verlauf.

Wir halten fest:
Gesunde Haut und gesunde Schleimhaut ist kein Pilzmilieu. Gesunde Schleimhaut hat genügend sekretorisches Immunglobulin A ([s] IgA) und wehrt Pilze ab.
Verschonen wir unsere Haut und Schleimhaut mit:

- aggressiven Hygienemitteln;
- aggressiven Kosmetika;
- aggressiven Waschmitteln;
- unnötigen kosmetischen Maßnahmen;
- luftundurchlässiger Kleidung;
- durch Chemie haltbar gemachter Kleidung.

Sorgen wir vor allem für eine möglichst giftfreie Umwelt!

Schutthalde Leber: Nebenwirkungen

Das Thema Nebenwirkungen ist schon in Kapitel 2 angesprochen worden. Da ging es um die Nebenwirkungen von Medikamenten, die Sie bei Pilzinfektionen verschrieben bekommen. Nebenwirkungen von Medikamenten allgemein sind jetzt unser Thema. Denn diese unerwünschten Wirkungen stehen in enger Beziehung zu Pilzerkrankungen. Wir können davon ausgehen, daß es bei den meisten allopathischen Medikamenten diese zwei Seiten einer Medaille gibt: Sie sind im Krankheitsfall hilfreich, manchmal sogar lebensrettend. Aber sie haben – wie Antimykotika – Nebenwirkungen.

Gleichgültig, ob Sie die Antibabypille schlucken, zu einer Kopfschmerztablette greifen oder ein Zytostatikum gegen Krebs einnehmen, ob Sie Resochin als Malariaprophylaxe einnehmen, weil Sie Ihren Urlaub in exotischen Breiten verbringen möchten, ob Sie wegen einer Blinddarmoperation eine Narkose benötigen oder für die Röntgenaufnahme der Nieren ein Kontrastmittel – nicht umsonst heißt es in der Fernsehreklame: Zu Risiken und Nebenwirkungen lesen Sie den Beipackzettel und fragen Sie den Arzt oder Apotheker. Einmal Hand aufs Herz: Wer liest denn schon den Beipackzettel oder fragt den Fachmann?

Jedes Medikament, das wir einnehmen, und jedes Narkosemittel oder Kontrastmittel, das uns gegeben wird, hinterläßt im Körper Spuren, in den Organen und im Mesenchym, dem Muttergewebe des Bindegewebes, sowie der daraus sich entwickelnden Stützgewebe, des Fettgewebes und des Blutes, m. a. W.: aller Zellen. Schulmedizinisch sind diese Spuren oft nicht feststellbar. Erst wenn sich durch diese Medikamentenreste ein sogenanntes klinisches Bild ergibt, kann der allopathisch arbeitende Mediziner tätig werden. Das macht die Statistik deutlich: Schäden an der Leber werden von der Arzneimittelkommission der deutschen Ärzteschaft mit 5 Prozent angegeben und liegen nach Hautausschlägen, schweren Überempfindlichkeiten, Magen-Darm-Beschwerden und Schockreaktionen erst an zwölfter Stelle (*Pschyrembel* 1986). Die ganzheitlich arbeitenden Mediziner dagegen erfassen mit ihrem diagnostischen Instrumentarium diese Medikamentenspuren schon viel früher und sprechen deshalb von der »Medikamentenleber«.

Die größte Drüse des menschlichen Körpers, die Leber, ist vor allem für den Zwischenstoffwechsel zuständig. Sie baut Stoffe im menschlichen Körper ab oder um, damit der Körper sie aufnehmen oder ausscheiden kann. Die Leber ist das reinste Labor. Ein Beispiel mag das verdeutlichen: Die menschlichen Körperzellen – Sie wissen es bereits – benötigen Q10. Der Name Q10 – ein anderer dafür ist Ubichinon – leitet sich von Quinones ab, dem englischen Namen für Chinon. Die Zahl 10 bezieht sich auf die Struktur dieses Stoffes, genauer die Länge seiner Seitenketten (Isoprenyl/Kohlenwasserstoff-Seitenketten). Es gibt weniger hochentwickelte Lebewesen als den Menschen, die entsprechend kürzere Seitenketten haben, zum Beispiel haben Hefen Q6 und Q7, Pilze dagegen Q7, Q8, Q9 und Q10.

Mit einer Mahlzeit aus Steak, Gemüse und Bier führen Sie sich Q10 aus dem Rinderfleisch, Q9 aus dem Gemüse und Q6 aus dem Bier (wegen der Bierhefe) zu. In der Leber werden nun die verschiedenen Qs so umgewandelt, daß schließlich nur noch Q10 vorhanden ist.

Zu den Aufgaben der Leber gehört, daß sie die bei der Umwandlung entstehenden Stoffwechselprodukte, die uns krank machen könnten, ebenso wie schädliche Stoffe, die wir aufnehmen, entgiftet und ausscheidet, die guten Stoffe dagegen an den Körper weitergibt.

Eine kranke Leber kann ihre Aufgaben nicht wahrnehmen. Erkrankungen, die wir durchmachen, hinterlassen ihre Spuren, Virusinfektionen wie Hepatitis zum Beispiel oder das Pfeiffersche Drüsenfieber, das mit Lebervergrößerungen oder sogar Gelb-

sucht einhergehen kann. Ähnlich kann die Malaria Leber- und Milzschwellungen oder Gelbsucht nach sich ziehen.
Nun wird die Leber ständig durch toxische Stoffe, die wir zu uns nehmen, belastet: Wir trinken Alkohol, darin sind wir Deutschen Europameister; unser Pro-Kopf-Verbrauch lag 1994 bei 12,1 Liter reinem Alkohol. Wir trinken zum Spaß, und wir sind uns dessen bewußt. Dafür muß die Leber schwer arbeiten: Mit dem Enzym Alkoholdehydrogenase baut sie diesen Alkohol ab. Bei einer Pilzinfektion belastet nun aber Alkohol die Leber in besonderem Maße. Denn Pilze produzieren bestimmte Gase und Äthylalkohol, den wir auch Fusel nennen. Er kann durch das genannte Enzym nicht abgebaut werden. Deshalb kann es bei Pilzerkrankungen vorkommen, daß jemand wie betrunken erscheint, ohne Bier oder Wein zu sich genommen zu haben.
Wir nehmen auch unbewußt viele die Leber toxisch belastende Stoffe zu uns: mit der Nahrung Insektenvertilgungs- und Unkrautvertilgungsmittel, Lösungsmittel und Farbstoffe. Umweltgifte aller Art also, die im Lebertest schulmedizinisch oft nicht erfaßt werden können.
Zu Leberbelastungen (und zu Belastungen des Mesenchyms) kommt es durch Narkosemittel wie Äther oder Halothan, durch Antibiotika, Antimykotika, Cortison und andere Immunsuppressiva (Mittel, die Reaktionen des Immunsystems unterdrücken oder abschwächen), Psychopharmaka und Antibabypille, Tuberkulostatika (Mittel, die bei TBC verwendet werden), Zystostatika (Mittel, die bei Krebs eingesetzt werden). Helga Sarkysianz nennt auch die Medikamente Resochin und Fansidar, die bei der Malariaprophylaxe Anwendung finden. Sie weist darauf hin, daß die Einnahme von Tuberkulostatika mit einer Schimmelpilzbelastung durch Aspergillus einhergehen kann.
Es hat sicher etwas Gutes, daß unsere Körperzellen so etwas wie ein Gedächtnis besitzen. Sind sie mit einer Information gefüttert worden, können sie sich noch nach Jahren daran erinnern. Leider

können sie nicht zwischen »gesunden« und »krankmachenden« Informationen unterscheiden. Das Teuflische ist, daß die Zellen auch die Information, die sie durch das Medikament bekamen, nicht vergessen. Pathogene Spuren von Kopfschmerztabletten zum Beispiel kann man noch Jahre später mit der Methode der Elektroakupunktur finden, die in Kapitel 7 vorgestellt wird.
Auch die Leberzellen und das Mesenchym speichern die Informationen, die sie erhalten, und da sie für Toxine zuständig sind, bewahren sie auch toxische Informationen, falsche und pathogene Informationen. Und das ist der Grund, warum Sie vielleicht noch fünf Jahre nach der Einnahme von Kopfschmerzmitteln unter den Nachwirkungen – Nebenwirkungen – zu leiden haben. Haben Sie nun über Jahre Medikamente, notwendige und überflüssige, eingenommen, ist es kein Wunder, daß die große Drüse bei dieser ständigen Belastung auf Dauer nicht mehr so gut arbeitet und unterscheidet.
Verständlich wird, daß die Einnahme von bestimmten Medikamenten – neben der Leberbelastung – gerade eine Pilzbesiedlung nach sich zieht. Bei Antibiotika und Cortison läßt sich das besonders gut darstellen. Gemeinsam ist beiden Mitteln, daß sie auf Pilzbasis hergestellt sind, das allein führt durch Kulminierung zu unerwünschten Nebenwirkungen.
Antibiotika sollen krankmachende Bakterien bekämpfen, das heißt töten. Leider können sie nicht zwischen den für den Menschen notwendigen Bakterien, die wir als eine bunte Vielfalt im Darm sitzen haben, und den krankmachenden Bakterien unterscheiden. Sie töten alle. Die vielen Bakterien in unserem Darm (Bakterium coli, Bacterium lactis aerogene, Fäulnisbakterien) haben wichtige Aufgaben. Sie sollen dafür sorgen, daß die Nahrung, die wir zu uns nehmen, in bestimmter Weise aufbereitet wird, so daß die Nährstoffe aufgenommen und die vom Körper nicht verwertbaren Stoffe ausgeschieden werden können. Dabei entstehende giftige Stoffwechselprodukte entgiftet die Leber.

Auch das Ausscheiden von Schwermetallen – Eisen, Kupfer, Quecksilber, Blei, Kadmium – geschieht über den Dickdarm. Das alles kann er allerdings nur leisten, wenn ein Gleichgewicht zwischen den Bakterien besteht, die zudem andere Mikroben wie Pilze in Schach halten. Denn diese Bakterien stimulieren die Bildung des sekretorischen IgA, also jenes Schleimhautschutzes, den wir dringend brauchen, damit Pilze sich nicht ansiedeln können. Sie kennen ja nun die Gleichung: (s) IgA-Mangel = Pilze. Wird nun ein Teil dieser notwendigen Bakterien durch Antibiotika getötet, kommt es zu einem Ungleichgewicht. Zum einen kann der Darm dann nicht mehr seine Aufgaben – zu denen ja auch das Ausscheiden der Schwermetalle gehört – so wahrnehmen, wie er sollte. Die Schwermetalle lagern sich dann in den Organen ab, zusätzlich zu den Medikamentenschlacken in der Leber und in den Nieren. Zum anderen kommt es durch diese Terrainveränderung zu einer Ansiedlung oder Ausbreitung von Pilzen. Sind nicht genügend Bakterien vorhanden, haben die Pilze keine Gegner und machen sich breit, sie sind opportunistisch und ergreifen jede Gelegenheit, die wir ihnen mit der Einnahme von Antibiotika und damit der Schaffung eines günstigen Terrains geben.

»Eine Halsentzündung? Kein Problem, ich gebe Ihnen etwas.« – »Nasennebenhöhlenentzündung? Hier, nehmen Sie dies.« Antibiotika sind über Jahrzehnte viel zu häufig und zu leichtfertig verschrieben und eingenommen worden. Auch heute noch werden Antibiotika, selbst bei Kindern, zu oft verschrieben, selbst wenn der Erkrankung mit anderen Mitteln besser und immunsystemfreundlicher beizukommen wäre. Deshalb müssen wir uns jetzt vermehrt mit Pilzen herumschlagen. Dieser leichtfertige Umgang hat aber noch einen anderen Effekt. Vielleicht haben Sie in der einen oder anderen Zeitschrift 1994 davon gelesen. Jedenfalls berichteten sowohl 1994 die *Hör Zu* als auch der *Spiegel* folgendes:

Es gibt viele Bakterienstämme – Streptokokken, Staphylokokken, Pneumokokken, Enterokokken, Gonokokken, Clostridien, Salmonellen. Etliche sind im Laufe der Zeit so resistent gegen die meisten Antibiotika geworden, daß nur noch ein oder zwei Antibiotika überhaupt helfen. Sie sind multiresistent, wie es so schön heißt. In Amerika soll es inzwischen Enterokokkenstämme geben, gegen die kein Antibiotikum mehr hilft. Da ist die Rede davon, daß Streptokokken extrem aggressiv reagieren und man nicht weiß warum. Die mindestens ebenso aggressiven Staphylokokken, die uns tödliche Wundinfektionen oder Blutvergiftungen bescheren, sind ebenfalls schon multiresistent. Ein einziges Antibiotikum hilft noch – sagt die *Hör Zu*. Der *Spiegel* nennt es in seinem Bericht *Dann gnade uns Gott* beim Namen: Vancomycin. Es hat gravierende Nebenwirkungen.
Antibiotika sind im Kampf gegen die Bakterien darauf getrimmt, den genetischen Code der Bakterien an einer bestimmten Stelle zu unterbrechen. Bei dieser antibiotischen Medikamentenflut, die ja die Bakterien nicht nur im menschlichen Körper trifft, sondern auch in Krankenhäusern und durch unsere Ausscheidungen auch in der freien Natur, geht es für die Bakterien ums Überleben. Und da sind sie wie Pilze äußerst findig und geben ihre Informationen, wie man Antibiotika austrickst, weiter. »Denn Sex mit Artfremden ist unter Bakterien üblich«, weiß der *Spiegel*. Nicht nur die Objekte schlagen zurück, sondern auch die Bakterien: Ihre Waffe ist die Veränderung ihres genetischen Codes. Die Folge: Sie sind resistent.
Die Gefahr neuer Epidemien zeichnet sich ab. Fest steht jedenfalls, daß es bald für schwere Erkrankungen wie Lungenentzündung, Tuberkulose, Wundinfektionen oder Pest und Cholera, Scharlach oder Diphtherie keine wirksamen allopathischen Mittel mehr geben wird. Gelernt haben wir offensichtlich nichts. Denn die einzige Antwort, die die Pharmafirmen darauf haben, so die *Hör Zu*: »Sie entwickeln bereits eine Antibiotikagenera-

tion, die nach völlig neuartigen Wirkprinzipien Keime killt.« Auf deren Nebenwirkungen dürfen wir gespannt sein.

Um Sie aber nicht mit dieser Aussicht allein zu lassen und zu sehr zu ängstige, sage ich, es gibt einen anderen Weg. Vielleicht besinnt sich angesichts einer solch katastrophalen Entwicklung die Schulmedizin endlich auf jene therapeutischen Möglichkeiten, die durch Antibiotika verdrängt wurden: Die homöopathischen Mittel gehören dazu wie das Öl des australischen Teebaums, dessen Einsatz nicht mehr erforscht wurde, nachdem die Antibiotika den medizinischen Markt und unsere Gesundheit beherrschten.

Durch Corticoide – und andere Immunsuppressiva – werden bestimmte Reaktionen unseres Immunsystems unterdrückt oder abgeschwächt. Das Ziel ist, eine unerwünschte Reaktion des Immunsystems auszuschalten, etwa bei einer Transplantation das Abstoßen des körperfremden Organs. Zum Beispiel haben Lymphozyten die Fähigkeit, auf bestimmte Antigene eine Immunantwort zu geben. Durch Cortison könnte man nun verhindern, daß das geschieht. Aber leider ist die Wirkung solcher immunsuppressiv wirkenden Medikamente unspezifisch, das heißt, auch sie haben kein Unterscheidungsvermögen. Sie wirken nicht nur – wie gewünscht – auf bestimmte Zellen, in unserem Beispiel auf die Lymphozyten, sondern auch auf alle anderen Zellen des Immunsystems. Auch hier haben wir unter anderem ein Darmproblem! Denn in und unter der Schleimhaut des Wurmfortsatzes und unteren Dünndarms liegen – als Bestandteil unseres Immunsystems – dicht gehäuft kleinste Lymphknoten (Lymphfollikel), in letzterem als Peyer Plaques.

»Aber ich muß doch meine Tabletten nehmen«, werden Sie mir jetzt entgegenhalten. Sie sind verunsichert und betrachten die braunen Kapseln oder roten Pillen in Ihrer Hand, die Ihnen der Arzt verordnet hat, mißtrauisch. Doch das ist nicht nötig. Wiederholen wir noch einmal: Allopathische Medikamente sind notwendig und manchmal lebensrettend. Doch wir müssen ihre Nebenwirkungen nicht einfach hinnehmen und uns mit ihnen abfinden. Da, wo die Möglichkeit gegeben ist, iatrogene (durch ärztliche Behandlung hervorgerufene) Krankheiten zu vermeiden, müssen wir diese Chance für eine bessere Gesundheit aller ergreifen – gewinnbringend. Wir sollten die Forderung erheben, daß jede Ärztin und jeder Arzt im Anschluß an eine Behandlung mit allopathischen Medikamenten die Pillenschlacken aus dem Körper ausleitet. Es gibt eine Methode dafür, die Elektroakupunktur, und sie sollte selbstverständlicher Abschluß jeder Behandlung sein. Helga Sarkysianz weist darauf hin, daß man »regelmäßig« nach einer Therapie mit schweren Medikamenten wie Antibiotika, Corticoiden oder Zytostatika (Krebsmitteln) eine solche Ausleitung vornehmen sollte: »Es würde für die Patienten ein Gewinn sein.«

Kulminierung ist auch für die Leber eine Gefahr! Medikamente allein würden als Belastung sicher schon ausreichen, um dieser wichtigen Drüse ihre Aufgaben zu erschweren. Dazu kommen Schwermetalle und andere Umweltgifte ebenso wie Schädigungen durch Viruserkrankungen. Alles zusammen wirkt an einer Veränderung des Terrains mit, das durch diese Veränderungen pilzgünstig wird.

Das mindeste, was Sie für Ihre Leber tun sollten, wenn schon Medikamente nötig sind: Nehmen Sie Nux vomica! Es entlastet die Leber. Und der Ausbreitung von Pilzen, wenn Sie Antibiotika nehmen müssen, können Sie mit Vitamin C ein bißchen gegensteuern, aber eben nur ein bißchen.

Auch Ihrem Darm sollten Sie nach einer Therapie mit Antibiotika oder Cortison etwas Gutes tun: Sanieren Sie ihn! Was man darunter versteht und wie man das macht, erfahren Sie in Kapitel 9.

Pilzerkrankung oder nicht, ist stets eine Frage des Terrains. Von daher kann man Markus nur beipflichten. Er stellt in seinem Buch

Chronische Müdigkeit natürlich behandeln wegen der Aggressivität etlicher Präparate die Gleichung auf: Medikamente = Umweltgift. Eine sehr zutreffende Bezeichnung, wenn man bedenkt, daß wir diese Stoffe – Antibiotika zum Beispiel, wie oben erwähnt – zum Teil ausscheiden und an die Umwelt abgeben. 1994 hat der *Spiegel* einen großen Bericht zu diesem Thema gebracht. Darin ging es vor allem um Medikamente mit Hormonen, die dazu führen, daß Sterilität und Mißbildungen in der Tierwelt immens zunehmen. Über Grundwasser und Trinkwasser nehmen wir alle Medikamente wieder in uns auf und können sicher davon ausgehen: Was bei Tieren Sterilität bewirkt, läßt auch den Menschen nicht außen vor. Damit sind wir wieder beim Thema: Die Objekte schlagen zurück!

Wir halten fest:
Unsere Leber und unser Mesenchym (Muttergewebe) können durch:

- Medikamente,
- Schwermetalle,
- andere Umweltgifte,
- Viruserkrankungen

geschädigt werden. Die Häufung (Kulminierung) der pathogenen Faktoren begünstigt Pilzinfektionen.
Antibiotika töten nicht nur die pathogenen Bakterien, sondern auch die notwendigen gesunden Darmbakterien und bringen so die Bakterienvielfalt aus dem Gleichgewicht.
Corticoide und Immunsuppressiva wirken auf unsere Immunzellen ein. Sie schwächen deren Reaktionen ab oder verhindern sie ganz.

Nach einer Behandlung mit Antibiotika, Corticoiden oder Immunsuppressiva sollten Sie Ihren Darm sanieren.

Latent vorhanden: Bakterien und Viren

Ganz allgemein kann man sagen: Pilzerkrankungen entstehen, wenn unsere Immunabwehr geschwächt ist. Dazu kommt es aus unterschiedlichen Gründen.
So kann psychischer Streß eine Pilzinfektion auslösen. Daß zwischen Körper und Psyche ein Zusammenhang besteht, wissen wir alle, und daß in einer psychischen Extremsituation körperliche Beschwerden verstärkt zutage treten, hat jeder schon einmal am eigenen Leib verspürt. Die enge Verflochtenheit von Körper und Psyche machen alle Patientengeschichten in diesem Buch deutlich. Da haben wir den Fall, daß der Tod des Ehepartners oder die schwierige Vater-Tochter-Konstellation zum Ausbruch der Erkrankung führen. Dann zeigt die Patientengeschichte Annettes (Seite 246ff.), daß Pilzerkrankungen Depressionen hervorrufen können. Mit anderen Worten: Der Körper kann die Psyche beeinflussen oder andersherum die Psyche den Körper, beides ist möglich; Einbahnstraßen gibt es nicht.

Wir halten fest:
Unter psychischem Streß können Pilzinfektionen auftreten. Durch Pilzinfektionen kann es zu psychischem Streß kommen.

Pilzerkrankungen begleiten bestimmte Krankheiten. Helga Sarkysianz zum Beispiel betont: »Es gibt keinen Morbus Crohn (Entzündung der Dünndarmwand; d. V.), keine chronische Kollitis (Schleimhautentzündung des Dickdarms; d. V.), keine chronische Proktitis (Mastdarmentzündung; d. V.) und keine Hämorrhoiden ohne Pilze.«
Zu den »Grunderkrankungen«, wie er sie nennt, rechnet Kuhlmann: Aids, Allergien, Anämie (Blutarmut), Asthma bronchiale, Diabetes mellitus (Zuckerkrankheit), Dickdarmentzündung (Colitis ulcerosa), Infektionskrankheiten, Lebererkrankungen, Ma-

gen-Darm-Geschwüre, maligne Tumoren (Krebs), Morbus Crohn, Rheuma.
Was wir uns jetzt ein bißchen näher ansehen müssen, sind die Infektionskrankheiten.
Richtig, schon eine Grippe kann Auslöser für eine Pilzinfektion sein. Doch damit nicht genug. Wir machen im Laufe unseres Lebens eine Reihe von Infektionen durch: Kinderkrankheiten zum Beispiel, dann Virusinfektionen ebenso wie Infektionen, die durch Bakterien hervorgerufen werden. Manche Viren, die wir einmal gehabt haben, werden wir unser Leben lang nicht mehr los. Herpes gehört dazu. Viele Menschen leiden darunter, daß die Herpesinfektion immer wieder einmal – meist im unpassendsten Moment, sprich unter psychischem Streß – wieder aufbricht und sich etwa als Bläschenansammlung am Mund zeigt. Was viele nicht wissen, daß sich Herpes auch in anderen Symptomen zeigen kann, wie bei Hedemarie in einem Schulter-Arm-Syndrom (fünfte Patientengeschichte), daß er sich an vielen anderen Stellen im Körper manifestieren kann, wie zum Beispiel im Dünndarm.
Allgemein kann man sagen: Zellen haben ein Gedächtnis! Ähnlich wie ein Einbrecher Fingerabdrücke zurückläßt, können Erkrankungen ihre Spuren im Körper hinterlassen. Spuren dieser Art hinterlassen aber auch Schutzimpfungen in der Kinderzeit oder »Lust«-Impfungen wegen einer Urlaubsreise. Diese Spuren sind krankmachende Schwingungen, über die Sie auf Seite 191f. Genaueres erfahren.
Andererseits verlaufen nicht alle Infektionskrankheiten klinisch, wie die Schulmediziner das nennen, das heißt, mit einem deutlich erkennbaren Symptombild, das auf eine bestimmte Erkrankung schließen läßt. Manchmal sind latent vorhandene Viren oder Bakterien mit den Methoden der Schulmedizin noch nicht erfaßbar oder aber nur in aufwendigen Verfahren feststellbar. Trotzdem können solche latent vorhandenen Viren und Bakterien uns krank machen. Auch hier addieren sich die krankmachenden

Faktoren und führen zu jenen unbestimmten Krankheitsbildern, die so schwer zu diagnostizieren sind.
Die ganzheitliche und naturheilkundliche Methode der Elektroakupunktur, die in Kapitel 7 beschrieben wird, kann die Belastung des Körpers durch solche latent vorhandenen Viren und Bakterien messen.
Auf jeden Fall sollte jemand, der an einer Pilzinfektion leidet, sich darauf hin untersuchen lassen, ob eine Belastung durch Herpesviren der verschiedenen Gruppen, durch Epstein-Barr- (siehe achte Patientengeschichte), Coxsackieviren, durch Toxoplasma gondii (Toxoplasmoseerkrankung), Varizellen, Zytomegalieviren vorliegt. Auch die tuberkulinische Belastung muß überprüft werden. Vielfach verlaufen Tuberkulosen unterschwellig. Bei einem durch tuberkulinische Belastung geschwächten Immunsystem liegt offenbar auch eine Affinität zu Candida- und Schimmelpilzinfektion vor.
Mit Tuberculinum in homöopathischer Aufbereitung muß man vorsichtig umgehen. Das sollten nach Möglichkeit nur fachlich kompetente Therapeuten verordnen. Denn es besteht die Gefahr einer Erstverschlimmerung. Helga Sarkysianz verweist dazu auf Voll: nie unter D6 einsetzen und nur mit Begleittherapie von Stannum metallicum, Umckaloabo (Pelargonium reniforme) und Silicea.

Wir halten fest:

Latent vorhandene Viren und Bakterien können das Immunsystem schwächen.
Bei Pilzinfektionen sollte man eine Belastung durch Tuberculinum, Herpesviren, Coxsackieviren, Epstein-Barr-Viren, Toxoplasma gondii, Varizellen, Zytomegalieviren u. a. überprüfen lassen.

Das Jahrhundertwort: Allergie

Jedes Jahr wird es uns mitgeteilt, das Unwort des Jahres. Ein Unwort des Jahrhunderts im Bereich von Gesundheit und Krankheit steht längst fest: Allergie.

Allergien nehmen in rasantem Tempo zu. Heuschnupfen, tränende Augen allerorten. Doch längst reagieren wir nicht nur auf die Pollen von Gräsern oder Bäumen allergisch. Es gibt fast nichts, gegen das Menschen keine Allergien entwickeln können. Doch bestimmte Allergien scheinen sich inzwischen, wenn auch häufig nicht als solche erkannt, allgemein weit zu verbreiten: Pollenallergien, Nahrungsmittelallergien und Umweltgiftallergien.

Allergische Reaktionen zeigen sich nicht nur im Niesen, in geröteten Lidrändern oder laufender Nase. Sie zeigen sich praktisch überall am und im Körper, jedes Organ kann davon betroffen werden. Der eine ißt Schokolade und hat anschließend Herzrhythmusstörungen. Der andere bekommt durch Schokolade Kopfschmerzen. Gerade weil Allergien – vor allem Nahrungsmittel- und Umweltgiftallergien – uns oft nicht bewußt sind, werden sie leicht chronisch, weil wir unbedacht immer wieder dasselbe Allergen (den die allergische Reaktion auslösenden Stoff) zu uns nehmen. Chronische Allergien aber belasten unser Immunsystem in ganz erheblichem Maße und leisten damit einer Pilzbesiedlung Vorschub.

Nicht erkannte Allergien können für uns Menschen zur wahren Tortur werden. Zum einen machen uns die Beschwerden, deren Ursache wir nicht kennen, zu schaffen. Zum anderen müssen wir uns unter Mitmenschen bewegen, die einfach nur von der Konstitution her robuster sind. Oder deren allergische Reaktionen sich noch nicht als Beschwerden gezeigt haben. Meist bringen diese Gesunden für die Empfindlichen unter uns wenig Verständnis auf. Was den Allergiker trösten mag, sei nicht die Tatsache, daß er inzwischen viele, viele Mitleidende hat. Vielleicht kann

ihn trösten, daß er bessere sensorische Fähigkeiten hat. Eine Art »Frühwarnsystem«, wie Helga Sarkysianz das nennt. Sie stellt dem sensiblen Allergiker den »Scheingesunden« gegenüber, der aufgrund dieses fehlenden Frühwarnsystems anscheinend immer gesund ist und dann plötzlich schwer erkrankt.
Schauen wir uns den Heuschnupfen genauer an!

Stellen Sie sich dazu einmal für einen kurzen Augenblick vor, Sie seien ein winzig kleiner Birkenpollen, so leicht, daß der Wind Sie davontragen kann. Wenn Sie noch so wären, wie die Natur Sie ursprünglich vorgesehen und geschaffen hat, wären Sie harmlos für Menschen und erzeugten kaum Allergien. Doch Sie sind nicht naturbelassen. Sie sind schwer bewaffnet, mit Schwermetallen bewehrt. Alle Stoffe, die der von Menschen verursachte saure Regen über die Birke mit ihren zu Staub- und Stempelkätzchen vereinigten Blüten ausgegossen hat, haben Sie in sich aufgenommen. Zu den chemischen Stoffen kommen Strahlungen jeder Art. Das greift Sie an! Und macht Sie aggressiv. Mikroben jeder Art hängen sich an Ihnen fest, Bakterien, Viren oder Schimmelpilze. Kein Wunder also, daß Sie nun gemeingefährlich sind: eine geschärfte, schwebende Bombe, wenn auch winzig. Sie richten Unheil an, wenn Sie einem Menschen in die Nase geraten oder eingeatmet werden. Sie explodieren, und der Mensch reagiert allergisch.
Sie sind das Objekt, das zurückschlägt – so sieht es aus.
Nicht die Birken oder Gräser sind an den zunehmenden Allergien schuld, sondern wir Menschen. Wir nehmen hin, daß immer mehr und immer neues Gift die Umwelt weiter zerstört, obwohl wir längst die Folgen dieses aggressiven Umgangs mit der Natur am eigenen Leib zu spüren bekommen. Die sensiblen Allergiker als feine Sensoren sollten uns im Sinne eines »Frühwarnsystems« warnen. Die Frage ist, ob wir die Sirene hören wollen.
Schauen wir uns Nahrungsmittelallergien an!
Vieles von dem, was wir essen, sind natürliche Produkte. Sie

werden angebaut, wachsen heran und werden geerntet: das Korn für unser Brot, das Gemüse, das Obst. Doch diese Produkte der Landwirtschaft sind nicht naturbelassen. Was für den winzig kleinen Birkenpollen gilt, trifft auch für die landwirtschaftlichen Produkte zu: Sie sind angereichert mit Schwermetallen und Chemikalien aus der Luft, auch sie trifft der saure Regen, dazu mit Pestiziden, Herbiziden, Fungiziden, die eine reiche Ernte garantieren. Doch es ist ein Reichtum, den wir teuer mit unserer Gesundheit bezahlen.

Wenn dieses Sammelsurium das einzige an Umweltgift wäre, was wir zu uns nähmen, reichte es vermutlich schon, um uns auf Dauer zu belasten. Doch es kommt ja vieles hinzu: Produkte von Tieren, die denselben Belastungen ausgesetzt sind und das ebenso belastete Futter fressen. Darüber hinaus werden Tiere zusätzlich, der besseren Mast wegen, mit Hormonen und Antibiotika traktiert. Im Kotelett und in der Hähnchenkeule, im leckeren Käse und im gesunden Glas Milch lassen wir uns all das gut schmekken.

Nun gibt es noch eine Menge Dinge, die aus anderen Gründen Nahrungsmittelallergien provozieren. Wir sind Augenmenschen und legen gerade beim Essen auf Farbe wert. Farbe ist appetitlich und zieht vor allem Käufer an! Ob in giftgrüner Limonade oder der dauerhaft roten Wurst – in vielen Nahrungsmitteln und Konsumgütern sitzen chemische Farbstoffe, die schönen sollen. Chemie macht auch möglich, daß nichts verdirbt. Gerade auf die in der Nahrung versteckten und nicht deklarierten Stoffe reagieren die Menschen zunehmend allergisch.

Zumindest sollten wir die genaue Deklaration dieser Stoffe fordern. Doch genau da hapert es. Der Allergiker- und Asthmatikerbund in Mönchengladbach schätzt die Zahl der Nahrungsmittelallergiker auf sechs Millionen. Eine Lobby in Bonn oder Berlin haben diese bisher nicht. Auch unser Gesundheitsminister scheint sich nicht für eine Reform der Deklarationspflicht einzusetzen.

Was nützt es Ihnen, wenn Sie gegen Eier allergisch sind und einen Campari trinken, der mit Eiweiß geklärt wird. Was nützt es dem Kuhmilchallergiker – vor allem viele Kinder sind betroffen, wenn kuhmilchfreier Kuchen mit Margarine zubereitet wird, die Kuhmilch enthält. Die zwei Patientengeschichten, die von Kindern berichten, die gegen Kuhmilch allergisch sind und in dem Buch *Lebendige Psychosomatik* (siehe *Bücher*) abgedruckt sind, zeigen, welche verheerenden Folgen entstehen können. Kinder sollten wir schützen. Muß für Schokolade mit dem Slogan »aus dem gesunden Viertelliter Milch« geworben werden? Die Verführung für Kinder und uninformierte Eltern ist groß. Alles in allem muß zu wenig deklariert werden, darüber hinaus sind die gegebenen Deklarationen zu unpräzise und zu allgemein.
Sie merken es schon: Auch hier läuft die Sache auf Kulminierung hinaus. Belastungen durch Pollen, die wir einatmen, durch dieselben Chemikalien in pflanzlicher und tierischer Nahrung, dann durch zusätzliche Chemikalien in Nahrungsmitteln – da kommt ein Steinchen zum anderen und liegt uns hinterher schwer im Magen oder auf der Leber oder in der Niere. Das Immunsystem wird geschwächt, und Pilze finden ihr Terrain.
In Kapitel 4, Abschnitt *In aller Welt: Umweltgifte,* werden wir noch einmal auf Allergien zurückkommen.

Wir halten fest:
Allergische Reaktionen auf Pollen, Nahrungsmittel und ihre Inhaltsstoffe wie Umweltgifte können sich in allen Organen des menschlichen Körpers zeigen.
Chronische Allergien schwächen das Immunsystem.
Die Häufung der Allergene (der die Allergie auslösenden Stoffe) macht krank und begünstigt Pilzinfektionen.

Pilze gehen auf wie Hefeteig: süßes Essen

Unsere Leber als Schutthalde, Bakterien und Viren, die latent vorhanden sind, unser Körper als Giftmülldeponie – was können wir schon dagegen tun? Die Normalbürgerin, der Normalbürger, Sie und ich, wir haben oft das Gefühl, daß wir machtlos und ausgeliefert sind. Bis zu einem gewissen Grad stimmt das.

Machen wir uns nichts vor: Ohnmachtsgefühle sind sehr bequem. Wir geben anderen die Schuld und überlassen ihnen die Verantwortung. Wir sind aus dem Schneider. Denn wir könnten ja etwas tun: weniger Auto fahren, uns informieren, gegen Gift im Produktionsprozeß protestieren, von Politikern Gesetze und Bestimmungen fordern, die Giftreduzierung und damit Gesundheit für alle im Auge haben, selbst politisch tätig werden. Wir können das Problem aber auch am anderen Ende packen und zu lösen versuchen: Über Ideen und Ansätze dieser Art lesen Sie einiges in Kapitel 10.

Um Pilzinfektionen zu verhindern und unser Immunsystem zu stärken, müssen wir unsere Ernährungsgewohnheiten ändern, die wesentlich dazu beitragen, das Pilzterrain zu bereiten. Denn Sie kennen das vom Backen her: Ein Hefeteig, der schön aufgehen soll, benötigt Zucker. Um nun den Pilzen von vornherein in unserem Körper weder Raum noch Nahrung zu geben, sollten wir unsere Nahrung darauf einstellen.

Mehr oder weniger versteckt kommt es in allen Patientengeschichten zum Ausdruck: Das süße Leben trägt wesentlich zu einer Pilzbesiedlung bei. Die Patientengeschichten machen das besonders deutlich, wenn von »Schokoladendiät«, »reinster Schokoladenkugel« und »einzigem Schokoladenklumpen« die Rede ist.

Da sind die Süßigkeiten, Bonbons, Pralinen und Schokolade, Kuchen und Plätzchen, im heißen Sommer das Eis. Da sind Marmelade und Honig, der Nachtisch, Cola oder Limonade. Da sind Bier, Wein und Sekt. Feste gibt es genug, und sie müssen gefeiert werden: Weihnachten und Ostern, der Geburtstag, der Namenstag, das Jubiläum, die Silberhochzeit. Und dann schlagen wir wahre Kuchenschlachten. Die meisten Menschen mögen es süß. Schauen Sie sich bloß die Kuchenrezepte an! Oder Rezepte für Marmelade – da halten sich Fruchtanteil und Zuckeranteil die Waage.

Was für eine Gelegenheit für Pilze, diese Opportunisten! Einfachzucker, wie er in allen genannten Süßigkeiten vorkommt, ist ein Kohlenhydrat, das Pilze sehr leicht verdauen können. Er ist ihr Lebenselixier.

Doch es sind ja nicht nur die Süßigkeiten, die wir bewußt zu uns nehmen. Wissen Sie, daß in der Salami, die Sie sich aufs Brot legen, oder in dem Schinken Zucker ist? Daß das Dosengemüse Zucker enthält? Alles in allem nehmen wir eine Menge versteckten Zucker zu uns.

Leicht aufschließbar sind für Pilze neben dem Einfachzucker noch andere Kohlenhydrate. Auszugsmehl und alles, was man daraus herstellt wie Brot, Kuchen, Plätzchen, Nudeln, dazu lange gekochtes Gemüse und Kartoffeln.

Also weg mit den Bonbons! Her mit dem Obst! Solange Sie keine Pilzinfektion haben, ist das in Ordnung. Obst ist gesund. Aber Obst ist meist auch süß, und der in ihm enthaltene Fruchtzucker den Pilzen durchaus willkommen! Sie müssen damit also zurückhaltend sein, wenn Sie bei sich eine Pilzinfektion vermuten oder mit Sicherheit annehmen können. Es gibt sogar unter den Gemüsen welche, deren Zuckergehalt besonders hoch ist. Denken Sie an Zuckererbsen! Süße Möhren! Oder Mais!

Wunderbar zum Beispiel, wenn Sie sich entschlossen haben, ein homöopathisches Mittel einzunehmen. Doch in Form von Globuli, kleinen Kügelchen, sollten Sie es, falls Sie an einer Pilzerkrankung leiden, nicht einnehmen: Die Globuli sind auf Zuckerbasis hergestellt. Nehmen Sie besser die Tabletten. Denn die

homöopathischen Tropfen enthalten Alkohol. Das ist auch nicht ungefährlich, wenn auch aus anderen Gründen.
Ein Gläschen in Ehren kann Ihnen zwar niemand verwehren. Aber Sie sollten sich bewußt sein, daß die Ausbreitung der Pilze in Ihrem Körper nicht nur durch Zucker, sprich Kohlenhydrate aller Art, gefördert wird. Vieles von dem, was wir zu uns nehmen, ist auf der Basis von Hefen hergestellt. Anderem hat man Hefe zugesetzt.
Wir wissen meist: Bier, Wein und Sekt könnte es ohne Hefe nicht geben. Aber Hefe nehmen Sie auch zu sich, wenn Sie Alkoholfreies trinken. Hefe finden Sie in Most und Apfelwein, in Säften, in Essig, in milchsauer Vergorenem, also auch dem gesunden »Brottrunk« aus dem Bioladen.
Damit sind wir bei den versteckten Hefen, die es ebenso wie die versteckten Zucker gibt. Da wollen Sie etwas Gutes für Ihre Gesundheit tun und nehmen Vitamine und Mineralstoffe aus dem Reformhaus zu sich. An sich wunderbar, wenn da nicht die Hefen wären. Bei einer Pilzinfektion ist bei solchen Präparaten dann Vorsicht geboten. Mag sein, daß das Werbeblatt kundtut: »Hefe ist nicht gleich Hefe.« Die Tatsache, daß diese Hefezellen Enzyme, B- und andere Vitamine, Aminosäuren, Spurenelemente und Mineralstoffe enthalten, ist nicht zu leugnen. Dennoch wissen Sie inzwischen, auch »gesunde« Hefen können pathogen werden (siehe Kapitel 2, Abschnitt *Organmykosen: Pilze dringen in die Tiefe)*. Allgemein gilt gleichfalls: Alles kein Problem, solange es deklariert ist, also frank und frei auf der Packung steht und Sie bewußt wählen und entscheiden können.
Neben Hefezusätzen, die nicht nötig wären, reichern sich manche Nahrungsmittel natürlicherweise mit Hefen an. Selbst auf die Gefahr hin, daß Sie gleich die Wut packt: Sauerrahm oder Käse, Ketchup oder Tofu gehören dazu. Alles Eingemachte!
Selbst ist der Mann oder die Frau! Kochen Sie nur noch die Menge, die von Ihnen oder Ihrer Familie aufgegessen wird.

Schluß mit dem Vorkochen! Denn Essen, das Sie aufwärmen wollen, reichert sich selbst im Kühlschrank mit Hefen an.
Haben Sie jetzt den Eindruck, daß alles verboten ist? Daß Sie kaum noch etwas essen dürfen?
Nun, wenn Sie gesund sind, können Sie alles essen. Wenn Sie Ihrem Immunsystem etwas Gutes tun wollen, sollten Sie vielleicht überprüfen, welche Mengen an Kohlenhydraten (vor allem Zucker) und Hefen Sie täglich bzw. wöchentlich zu sich nehmen. Die Checkliste hilft Ihnen dabei!
Auch hier spielt die Kulminierung eine wichtige Rolle. Wir leben in einem Zeitalter der Addition. Die Dinge addieren sich, und die Häufung aller Dinge macht uns krank.

Ausgewogenheit, das Prinzip eines harmonischen Fließgleichgewichts, sollte auch für unsere Ernährung eine Rolle spielen. So spielen ein ausgeglichener Säure-Basen-Haushalt und Mineralstoffhaushalt für unsere Gesundheit eine große Rolle.
So schwer zu verstehen ist es eigentlich nicht: Werden durch die Nahrungsmittel, die wir zu uns nehmen, zuviel Säuren (Fleisch usw.) und zuwenig Basen (Gemüse) gebildet, die diese Säuren neutralisieren können, kommt es zur Übersäuerung: Der Mensch wird krank.
Natürlich können Sie dem durch Bewegung an frischer Luft vorbeugen. Denn dadurch fördern Sie die Durchblutung und atmen Sie Kohlensäure in genügendem Maße aus. Das allein genügt jedoch nicht. Sie müssen vor allem bei dem, was Sie essen, darauf achten, daß Sie genügend basenüberschüssige Nahrungsmittel zu sich nehmen und damit die säureüberschüssigen Nahrungsmittel ausgleichen. Schauen Sie sich die Liste an! Was Ihnen das Leben so versüßt, gehört leider auch in die Rubrik: säureüberschüssig. Sie werden auf der Liste manches finden, was Pilze zum Wachsen bringt.

Säureüberschüssige Nahrungsmittel:	**Basenüberschüssige Nahrungsmittel:**
Fisch, Fleisch, Eier	Kartoffeln (i. d. Schale)
Käse	Gemüse, Salat
Getreideprodukte, bes.	Grützen, Flocken aller Art
Weißbrot	Käse auf Quarkbasis
Mehlspeisen, Teigwaren	Butter
Zucker, Süßigkeiten	kaltgeschlagenes Öl
Hülsenfrüchte	andere Pflanzenöle
Speck, Fett	Wildkräuter, Obst, Früchte
Bohnenkaffee, schwarzer Tee	(bis auf Preiselbeeren)
Nüsse	kaltgeschlagener Honig
	Kräutertee

Nachdem sich nun die Fernsehwerbung immer stärker der Mineralstoffe und Vitamine angenommen hat, weiß jeder, wie wichtig sie sind. Nicht immer sind es gerade die dort empfohlenen Vitamine, Mineralstoffe, Spurenelemente und Aminosäuren, die Ihr Körper braucht. Am besten ist es natürlich, wenn unsere Ernährung alles enthielte, was nötig ist, um das Immunsystem zu stärken. Sie wissen, was passieren kann, wenn man in einer Gegend lebt, die dem Körper nicht genügend Jod liefert. Dann kommt es vermehrt zu Kropfbildung – einer Jodmangelerkrankung.

Doch wir können inzwischen wohl nicht mehr davon ausgehen, daß unsere Nahrung alles bietet: Die Art des Anbaus und der Verarbeitung unserer Nahrungsmittel führt dazu, daß darin nicht mehr in ausreichendem Maße Mineralstoffe und Spurenelemente vorhanden sind, die unser Körper braucht. Manche Regionen sind von Natur aus arm an bestimmten Stoffen, in anderen haben Düngemittel die Böden ausgelaugt. Pestizide und Herbizide tun ein übriges wie auch die Schwermetalle der Industrie. Darüber hinaus sorgt die vor allem industrielle Verarbeitung der Lebensmittel dafür, daß weitere wichtige Vitamine und Mineralstoffe verlorengehen. Da kommen wir manchmal nicht umhin, unsere Nahrung durch Vitamin- und Mineralstoffpräparate zu ergänzen. Kuhlmann hebt Vitamin A, E und C und die Spurenelemente Selen, Germanium und Molybdän als besonders wichtig hervor. An anderer Stelle empfiehlt er zusätzlich Zink und das zu den Aminosäuren gehörige Methionin, das Schwefel und Methylgruppen liefert und für Entgiftungsreaktionen wichtig ist: »Immer!! Täglich!! Jeder!!« Sehen Sie dazu auch Kapitel 9!

Es sind vor allem die freien Radikalen, die uns zu schaffen machen: stark reaktionsfähige Atomgruppen. Sie entstehen in einem komplizierten chemischen Vorgang, der mit Oxidation zu tun hat, also der Vereinigung einer chemischen Einheit mit Sauerstoff bzw. dem Entzug von Wasserstoff (siehe Kapitel 1, Abschnitt *Stoffwechsel von Pilzen*). Dabei kommt es zu Verbindungen, die Peroxide heißen und eigentlich vom Körper sofort abgebaut werden müssen, weil aus ihnen Radikale entstehen, die einen Angriff auf Zellstrukturen vornehmen. Ein anderer Name für diese Radikalen ist Oxidantien. Um sie außer Kraft zu setzen, bedarf es sogenannter Anti-Oxidantien, also Radikalenfänger.

Selen ist ein Radikalenfänger erster Güte. Aber Vorsicht, wenn Sie bereits eine Pilzinfektion haben: kein Selenpräparat auf Hefebasis nehmen. Vitamin E kann als Radikalenfänger durch Q10, ein Coenzym, das dem Transport und der Sauerstoffversorgung dient, wieder regeneriert werden. Germanium, ein Halbleiter, der in der Krebsbekämpfung eine Rolle spielt, ist in Knoblauch zu finden, der Knolle, die bei Pilzerkrankungen überraschende Erfolge bringen kann, weil sie darüber hinaus antibiotisch und antimykotisch wirkt. Zu den Radikalenfängern gehört auch Zink. Fest steht, daß ein pilzinfizierter Darm Vitamine und Mineralstoffe aufgrund der Milieuänderung nicht mehr ausreichend resorbieren (lat. = aufnehmen) kann; deshalb ist eine zusätzliche Einnahme angezeigt. Helga Sarkysianz verweist darauf, daß vor allem die Resorption von Zink und Vitamin B_6 durch eine Darmmykose gestört wird. Zink dient vielerlei: der Ausscheidung von Schwermetallen, dem Vitamin-A-Stoffwechsel und der Funktion der Immunzellen (Makrophagen, Granulozyten). Fehlt Zink, kommt es zu einem Vitamin-E-Mangel. Deshalb sollten Sie, wenn Sie eine Darmmykose haben, auf jeden Fall zusätzlich Zink und Vitamin B_6 zu sich nehmen. Achtung: nicht aus Hefe gewonnenes Vitamin B_6 und ohne gefärbte Drageehülle; Zink in homöopathischer oder allopathischer Form.

Wichtige Vitamine und Mineralstoffe:
- Vitamine: A, E, C;
- Spurenelemente: Selen, Germanium, Molybdän, Zink; nehmen Sie Zink und Selen getrennt, also das eine morgens, das andere abends;
- Aminosäuren: Methionin;
- Radikalenfänger: Selen, Germanium, Vitamin E; bei Darmmykosen: Zink, Vitamin B_6.

Wir halten fest:
Süßes in jeder Form füttert Pilze:
Süßigkeiten;
süße Speisen;
süßes Obst;
süßes Gemüse;
Zucker in Alkohol;
versteckter Zucker in Nahrungsmitteln;
versteckter Zucker in Medikamenten.
Bei einer Pilzinfektion sind apathogene (keine Krankheit hervorrufende) Hefen in Nahrungsmitteln gefährlich: **Gefahr einer Kreuzallergie**!
Sind Säure-Basen-Haushalt und Vitamin- und Mineralstoffhaushalt im Gleichgewicht, haben Pilze kaum eine Chance.

In aller Welt: Umweltgifte

»Umweltgift« ist ein weiter Begriff. Schadstoffe in der Luft, im Wasser und im Boden werden darunter ebenso subsumiert wie Schadstoffe in unserem engeren Umfeld, Stadt, Haus, Garten und Wohnung. Umweltgifte rücken uns dicht auf den Leib, finden sich in Kleidung und Wäsche. Und in der Kosmetik. Wenn Markus auch Medikamente – und das zu Recht – als Umweltgifte bezeichnet, wird offenbar, daß wir eine Menge sehr unterschiedlicher Substanzen als Umweltgifte zu begreifen haben.

Alle Umweltgifte sind vom Menschen gemacht: Folgen der Industrialisierung, Wissenschaft, Technik, aber auch des Gewinnstrebens und Leichtsinns. Wir können niemand anderen als uns selbst, unsere Lebensführung und unsere Vorstellungen von einem guten Leben verantwortlich machen. Diesen Prozeß aufzuhalten, ist für den einzelnen fast unmöglich. Doch sind wir alle aufgefordert, im Bereich der »hausgemachten« Umweltgifte anzusetzen und Überlegungen anzustellen, die zu Veränderungen führen könnten.

Als erstes gilt zu überlegen, ob und wo sich in unseren Wohnungen, an unseren Arbeitsstätten giftige Stoffe finden. Wir müssen uns Gedanken machen über unseren Beruf und unsere Ausbildung, unser Hobby, unseren Ferienjob. Annette, die in der siebten Patientengeschichte zu Wort kommt, wird uns beispielhaft den berufsbedingten Umgang mit schädlichen Stoffen vorführen. Als gelernte Lederverkäuferin war sie Lederfarbe und Gerbstoffen ausgesetzt. Sie machte sich nicht zur rechten Zeit Gedanken darüber und schützte sich auch nicht dementsprechend.

Wir sind mobil. Auto und Flugzeug sind aus unserer Welt nicht mehr wegzudenken. Mobilität ist etwas Feines, auch Völkerverbindendes. Wir sind auf Dauerhaftigkeit aus. Ein Haus aus den 60er oder 70er Jahren müßte heute auf die Sondermülldeponie,

wegen des Asbests, des Formaldehyds. Die Frage, die Jan in der vierten Patientengeschichte ansprach, ob wir wirklich auf 150 Jahre hin bauen müssen, läßt sich erweitern. Was geschieht mit dem Teppichboden, der durch Fungizide haltbar gemacht wird? In welche Abfalltonne stecke ich den roten Baumwollpullover, dessen Baumwollfaser voller Entlaubungsmitteln ist, der dann mit Hilfe von Chemikalien weicher gemacht wurde, der anschließend mit kadmiumhaltigen Farben gefärbt und schließlich durch Formaldehyd haltbar gemacht wurde? Ganz zu schweigen davon, was meine Haut dazu sagt. Was ist mit dem Bettlaken, das mit Formaldehyd präpariert ist? Wir sind Sauberfrauen und Saubermänner. Wir putzen unsere Wohnungen, vom Bad bis zur Küche, rein, wie die Werbung suggeriert, mit Mitteln, die nicht nur aggressiv mit dem Schmutz umgehen, sondern auch mit unserer Umwelt und uns, die wir sie einatmen, anfassen, auf dem Körper tragen. Das Gebot ist: klinisch sauber. Daß ausgerechnet diese klinische Sauberkeit Pilzen das Terrain bereitet, davon haben Sie schon im Kapitel 4, Abschnitt *Pilze sind eine Frage von Hygiene und Sterilität*, gelesen. Körperpflege und Wäschewaschen, die auf Sauberkeits- und Schönheitswahn basieren, machen uns zu Opfern.
Alle Umweltgifte machen uns krank. Wieder sind es die Empfindlichen unter uns, diejenigen mit einem Frühwarnsystem, die die Bedrohung als erste am eigenen Körper spüren. Reagieren Sie allergisch auf die Seife, das Deodorant, das Duschgel, Seifenpulver, Spülmittel? Freuen Sie sich, daß Ihre Haut noch mit Ihnen kommuniziert und Ihnen sagt: Ich will das nicht. Sprühen Sie im Sommer Insektenspray, um sich gegen Fliegen und Mücken zu schützen? Werden Ihre Schleimhäute gereizt? Röten sich Ihre Augen? Fangen Sie an zu husten und fühlen sich benommen? Seien Sie stolz; Sie sind ein Sensor in Sachen Umweltgift. Die Dickfelligen unter uns nehmen nichts wahr, obwohl der gesundheitliche Schaden durch das im Insektenspray enthaltene Nerven-

gift aus der Wirkstoffgruppe der Pyrethroide für sie derselbe ist; sie werden ihn später kennenlernen. Ihr Nachbar streicht seinen Zaun mit Holzschutzmitteln, Ihnen steigt der Geruch in die Nase, und Ihre Ohrspeicheldrüse schwillt an, wie bei Hedemarie in der fünften Patientengeschichte, die Sie im Anschluß an diesen Abschnitt lesen werden – all das ist kein Zusammenzählen von Äpfeln und Birnen, das ist tatsächlich das Problem von Ursache und Wirkung. Wenn wie kürzlich in Lausanne zwei Kesselwagen mit 80 000 Litern Epichlorhydrin umkippen, einer hochgiftigen Substanz, die man zur Herstellung des Klebstoffs Araldit verwendet, heißt es in entsprechenden Zeitungsberichten wie in der *Westdeutschen Allgemeinen Zeitung*: »Verletzt wurde niemand, jedoch klagten einige über Augenbrennen und gereizte Schleimhäute.« Lausanne ist gerade noch einer Katastrophe entgangen. Denn die ätzende Chemikalie ist hochentzündlich und bildet Chlorwasserstoffgase, die wiederum hochtoxisch sind. Gehören Sie zu den Menschen, die mit dem Klebstoff umgehen? Riecht er vielleicht, wenn auch kaum spürbar, süßlich und chloroformähnlich wie das Epichlorhydrin? Wenn Sie das riechen, ist es zu spät: Dann ist Ihre Gesundheit schon mit großer Wahrscheinlichkeit geschädigt.

Unmöglich im Rahmen dieses Buches über alle Umweltgifte zu sprechen: über Kohlenwasserstoff, Kohlendioxyd, Ozon, Pestizide, Herbizide, Fungizide, über Pentachlorphenol, seit 1990 in der BRD verboten, oder Tetrachlorphenol, das erlaubt ist, nur ein Chloratom weniger, dafür ein höheres Dioxinbildungspotential hat, über Pyrethroide und alle anderen chemischen Wirkstoffgruppen, über Chlor, Formaldehyd, schweflige Säuren, Lindan, Phosphorsäureester, Toluol. Begnügen wir uns mit diesen Beispielen.

Mit Umweltgiften dieser Art muß sich der menschliche Körper auseinandersetzen. Dazu kommen – Sie haben schon im Abschnitt *Das Jahrhundertwort: Allergie* einiges darüber gelesen –

die Schwermetalle, die bei vielfältigen industriellen Produktionen wie dem Färben von Stoffen und bei Nutzung und Veredlung von Metall anfallen: Kadmium etwa, bei dem Kinder allein schon durch die tägliche Nahrung den Richtwert ausschöpfen, der von der Weltgesundheitsorganisation festgelegt ist, Blei, Kupfer aus der Wasserleitung oder bei Frauen aus der Verhütungsspirale, Quecksilber, das uns das Amalgam der Zahnplomben reichlich beschert, Palladium, das oft aus Kostengründen den Goldlegierungen beigemischt wird, um das Gold zu strecken (sozusagen), Chrom, das Sie mit dem Gemüse aus dem Kochtopf aufnehmen. Schwermetalle lagern sich in den Organen, vor allem aber in unserem wichtigen Ausscheidungsorgan, den Nieren, ab. Das beeinträchtigt ihre Leistungsfähigkeit erheblich. Außerdem, und das ist wieder unser Thema, erhöht jede Schwermetallbelastung die Gefahr einer Terrainbereitung für eine Candidainfektion. Darauf weist Markus hin. Helga Sarkysianz stellt fest: »Überdurchschnittlich häufig lassen sich bei Mykosekranken Schwermetallbelastungen nachweisen.«

Aber auch Kunststoffe belasten, wie das Teflon aus der Pfanne. Oder Kunststoffe für Zahnmaterial. Bei Hedemarie zum Beispiel reagiert die Ohrspeicheldrüse auf Kunststoff, der mit Licht gehärtet wird.

Das allein reicht immer noch nicht. In zunehmendem Maße werden wir Menschen Strahlungen und elektromagnetischen Feldern ausgesetzt. Wir bekommen sie im Flugzeug in großen Höhen mit, beim Bergsteigen oder Sonnenbaden am Atlantik. Aber wir nutzen Strahlungen und elektromagnetische Felder auch vielfältig. Denken Sie nur an den medizinischen Bereich. Im Haushalt strahlt ebenfalls vieles: die Mikrowelle und der PC, der Fernseher, das Handy. Die Menge macht's. Es sind nicht nur die Atomkraftwerke, derer wir uns nie wieder entledigen können, die eine Gefahr darstellen. Elektrosmog ist nicht nur ein Schlagwort, er wird mit jedem mobilen Telefon, mit jeder dichteren Vernetzung in unserer kommunikativen und mobilen Gesellschaft größer.

Jedes Umweltgift und alle Schwermetalle belasten den Körper und schädigen das Immunsystem. Wer denkt, es handele sich ja nur um winzige und deshalb zu vernachlässigende Mengen, die für die Gesundheit keine Rolle spielen können, irrt sich gewaltig. Auch hier müssen wir addieren: eine winzige Dosis kommt zur anderen. Kulminierung ist angesagt und damit Erkrankung.

Bitte schlüpfen Sie jetzt für einen kurzen Augenblick wieder in Ihre Rolle als winziger Pollen: Jedes Lebewesen auf dieser Erde, ob Mammutbaum oder Elefant, ob der Winzling in Mikrobengestalt, sie alle sind denselben giftigen Chemikalien, denselben Strahlungen, denselben Schwermetallen ausgesetzt. Und die Winzlinge sind es gerade, die aggressiv werden, sich wehren und zurückschlagen.

Die Wissenschaft liefert uns aber die Möglichkeit, aufgenommene Umweltgifte, einschließlich der Schwermetalle oder Kunststoffe, aus dem Körper wieder auszuleiten: auf natürliche, auf homöopathische Weise. Wie das gemacht wird und wie das funktioniert, erfahren Sie in den Kapiteln 6 und 7. Selbst aufgenommene Umweltgifte wie Ozon und Autoabgase durch den Katalysator lassen sich inzwischen ausleiten.

Auch wenn die Schulmedizin noch sehr zögerlich mit dem Begriff »Umweltkrankheit« umgeht und die Erscheinung als solche kaum wahrhaben will, steht doch fest: Umwelterkrankungen nehmen rasant zu, und Umwelterkrankungen werden zunehmend von Mykosen begleitet.

Die fünfte Patientengeschichte

PUm zu verstehen, warum ein Mensch eine Pilzerkrankung bekommt, muß man eigentlich seine Krankengeschichte bis in die Kindheit verfolgen. Bei Hedemarie, 52 Jahre, verheiratet, drei Kinder, von Beruf freischaffende Schriftstellerin, besteht diese Vorgeschichte aus dem, was auf viele Tausende Menschen zutrifft, die während des Zweiten Weltkriegs geboren wurden und ihre Kindheit in der Nachkriegszeit verbrachten: als Baby nicht gestillt worden waren, als Kleinkind die üblichen Kinderkrankheiten wie Windpocken, Keuchhusten, Masern und Scharlach, Tuberkulose- und Kinderlähmungsimpfung durchlebt hatten. Hedemarie war kein süßes Kind: eher Butterbrot als Süßigkeiten, nur zu Ostern Fondanteier – da konnte sie nicht widerstehen.

Vielleicht muß ich etwas zur Vorgeschichte sagen: Bis auf eine chronische Nebenhöhlengeschichte, die die Ärzte schon in den 60er Jahren, als ich vierundzwanzig war, als psychosomatisch diagnostizierten, und etwas Heuschnupfen (Birke, Erle, Hasel) war ich eigentlich recht gesund.
1977 zogen mein Mann und ich in unser Haus ein. Es war natürlich ein Neubau, und zum damaligen Zeitpunkt wußte ich noch nicht, daß bestimmte Baumaterialien einfach schädlich sein können. Ich kann mich zum Beispiel erinnern, daß mein Mann und ich die eisernen Holme der Treppe mit Mennige (rotem Bleioxid) gestrichen haben und uns beiden dabei fürchterlich schlecht geworden ist.
Gleichzeitig mit dem Einzug haben wir geheiratet, und ich muß vielleicht dazu sagen, daß mein Mann Pfeifenraucher gewesen ist – Pfeiferauchen war ihm zur liebgewordenen Gewohnheit geworden. Und ich habe ihm auch immer gern besonders schöne Pfeifen geschenkt. Natürlich haben wir an unserem Haus und

drum herum auch Materialien verwendet, die Haltbarkeit versprachen. Zum Beispiel haben wir die Gartenzäune mit Xyladekor gestrichen, die Treppenholme mit Bleirostschutz versehen. Innerhalb von zwei Jahren erkrankte ich dann an Gürtelrose und einer Lungenentzündung, die mit Antibiotika behandelt wurde. Drei Jahre später erkrankte ich auf einer Reise durch Irland, und zwar bekam ich eine dicke Ohrspeicheldrüse rechts. Das heißt, sie schwoll wahnsinnig an und tat entsetzlich weh. Ich kann mich noch genau erinnern, es war bei einem Fünf-Uhr-Tee, der wirklich sehr lecker angerichtet war, mit warmen und kalten Speisen, wundervoll starkem Tee, und ich bekam von all den tollen Sachen keinen Bissen hinunter. Wir haben die Reise vorzeitig abgebrochen. Ich habe zu Hause einen Hals-Nasen-Ohren-Arzt aufgesucht, der mir erklärte, daß die Ohrspeicheldrüse entzündet sei und irgendwann mal entfernt werden müsse. Ja, zu dem Zeitpunkt habe ich gedacht, obwohl es eine schwierige Operation ist, die, wenn sie schiefgeht, einen im Gesicht entstellen kann: »Das willst du schnell hinter dich bringen.« Ich habe die Operation machen lassen. Aber während ich noch im Krankenhaus lag, fing die linke Ohrspeicheldrüse an, dick zu werden. Daraufhin habe ich mir gesagt: »So geht das ja nicht weiter. Wenn die nun auch noch raus muß, dann wirst du so langsam demontiert.« Ich war zu dem Zeitpunkt vierzig Jahre alt, und das schien mir eigentlich für eine endgültige Demontage zu früh.

Eine sehr nette Kollegin hat mich dann auf einen Arzt in Schieder, bei Paderborn, aufmerksam gemacht, der mit Elektroakupunktur behandelte. Dr. Daniel war ein Arzt für Elektroakupunktur aus der ersten Generation. Ich bin dann 1983 fünf Wochen in Schieder gewesen. Dr. Daniel hat sehr viele Sachen ausgetestet, unter anderem erfuhr ich, daß eine sehr starke Belastung durch Tuberculinum, Amalgam und Tabacum vorlag, sowie durch Coxsackie- und Herpesviren, aber vor allem auch durch Umweltgifte wie Xyladekor und Metasystox (Mesys). Schon in Schieder wurde meine Ohrspeicheldrüse wieder dünner, und ich durfte annehmen, daß ich mir die rechte Ohrspeicheldrüse nicht hätte wegnehmen lassen müssen. Nach dem Aufenthalt in Schieder ließ ich mir damals sämtliches Amalgam aus den Zähnen entfernen, was den Körper mit Sicherheit schon entlastet hat, vor allem weil ich bei einem Zahnarzt war, der die Giftstoffe des Amalgams mit EAV auch aus dem Körper ausgeleitet hat. Ich bin von da an jährlich einmal nach Schieder zum EAV-Test gefahren. (Wenn man die Rezepte über die Jahre verfolgt, fällt auf, daß in Abständen immer wieder Tuberculinum und an Viren Herpes, Coxsackie und Epstein Barr auftauchten.) Und zum Glück hat mein Mann, nachdem immer wieder eine Tabacum-Belastung festgestellt wurde, das Pfeiferauchen, wenn auch unter »Schmerzen«, aufgegeben. Inzwischen hat er es selbst nicht mehr gern, wenn jemand raucht. Meine Ohrspeicheldrüse reagierte aber fortan jedesmal, wenn ich mit irgendwelchen besonderen Umweltstoffen in Berührung kam. Also, wenn der Nachbar den Zaun mit Xyladekor gestrichen hat, bin ich nur noch gerannt, bekam aber trotzdem eine dicke Backe, die mit EAV ausgetestet werden mußte.

Am schlimmsten war es 1984. Da hat mein Mann unsere Gartenmöbel mit dem harmlos klingenden »Decksöl« gestrichen. Am selben Tag bekam ich Kopfschmerzen. Und drei Tage – bei mir hat Umweltgift immer eine Inkubationszeit von drei Tagen – wurde die Backe wahnsinnig dick und tat sehr weh. Ein Zahnarzt in Aachen hat dann mit EAV Decksöl ausgetestet. Wir mußten das Decksöl sogar potenzieren lassen, um die Schwellung beseitigen zu können. Nachdem die Entzündung vor vier Jahren nach außen gedrungen ist und richtig geeitert hat, habe ich Ruhe an der Ohrspeicheldrüse. Ich habe sie deshalb auch nicht, wie schulmedizinisch angeraten, operieren lassen. Das letztemal hatte ich Beschwerden – sehr milde, zum Glück, aber die Panik ist sofort wieder da –, als ich jetzt Anfang des Jahres ein neugebautes Kino in unserer Stadt besuchte. Eine Filmlänge hat offenbar gereicht,

daß die Fungizide, mit denen man die Teppichböden behandelt hatte, meine Ohrspeicheldrüse erreichten. Drei Tage später rührte sich meine Backe. Mit EAV war das schnell behoben.
Dann gab es das Jahr, in dem ich die Candida bekam. Es war eigentlich, von meiner Gesundheit her gesehen, kein normales Jahr. Ich bekam im Mai sehr hohes Fieber, offenbar eine Virusinfektion, wie der Hausarzt sagte. Er gab mir ein Antibiotikum, und als das nicht anschlug, ein zweites. Zu dem Zeitpunkt, muß ich sagen, habe ich wegen leichter Menopausenbeschwerden Pillen vom Frauenarzt bekommen und auch leider geschluckt. Das waren Hormonpillen. Ich muß dazu sagen, daß ich nicht aufgeklärt worden bin; daß es sich um Hormonpillen handelte, wurde mir nicht gesagt. Aber ich muß mir selbst den Vorwurf machen: Ich hätte fragen sollen. Man ist manchmal auch dämlich.
Nach dem zweiten Antibiotikum ging das Fieber jedenfalls weg, und ich wurde wieder gesund. Ich glaube allerdings aus heutiger Sicht, daß das Fieber wahrscheinlich auch so verschwunden wäre, ohne das zweite Antibiotikum.
Wir fuhren dann im Sommer nach Ligurien. Wir hatten dort ein Ferienhaus gemietet. Es war ein besonders heißer und feuchter Sommer, und ich bekam, nachdem wir ungefähr zehn Tage da waren, Halsschmerzen. Als ich mir meinen Mund ansah, hatte ich im Mund weiße Stipsen, und zwar nicht nur am Gaumen, sondern auch seitlich in den Backentaschen und am Kiefer. Das Schlimme dabei war, daß ich kaum noch essen konnte. Dieser Zustand war also ausgesprochen schmerzhaft, und die Stipsen verbreiteten sich immer weiter. Das heißt also, diese weißen Inseln, die wurden immer größer, und schließlich war's soweit, daß ich im Grunde genommen gar nicht mehr richtig schlucken und essen konnte. Das ging nur mit einem Aspirin eine halbe Stunde vor der Mahlzeit. Ich ging dort zu einer Hals-Nasen-Ohren-Ärztin. Sie untersuchte mich und verschrieb mir ein Antibiotikum. Ich nahm

das dann drei Tage, aber es wurde überhaupt nicht besser. Ich hatte schon durchaus das Wissen, daß man Antibiotika nicht ohne weiteres nehmen soll, schließlich hatte ich ja im Mai genug davon geschluckt. Ich setzte sie deshalb nach drei Tagen ab; wir fuhren nach Hause.

An diese Rückfahrt erinnere ich mich noch sehr gut. Es war einfach fürchterlich. Ich hatte diese Schmerzen und einen völlig weißen Mund. Unterwegs – das sind ja über dreizehn Stunden, die man von Ligurien zu uns braucht – wollten wir auch mal Rast machen und etwas essen. Essen ging überhaupt nicht mehr, nur noch mit zwei Aspirin; eine halbe Stunde dauerte es, bis der Schmerz wenigstens soweit abgeklungen war, daß ich etwas kauen und schlucken konnte. Aber selbst dann war es ziemlich qualvoll.

In Deutschland bin ich zu einem Hals-Nasen-Ohren-Arzt gegangen, der mir erklärt hat, daß das eine Candidainfektion ist, er verschrieb mir Nystatin. Das habe ich dann auch genommen. Das hat etwas gewirkt. Ich bin aber gleichzeitig zu einem Zahnarzt gegangen, dessen Frau Heilpraktikerin ist. Sie hat das Nystatin mit Kinesiologie (einem Armtest, siehe Kapitel 9; d. V.) ausgetestet. Ich konnte es also ruhig nehmen. Sie hat mir darüber hinaus eine Anweisung für eine recht strikte Pilzdiät gegeben, an die ich mich zwei Monate lang gehalten habe. Ich habe Brot sehr eingeschränkt, Nudeln sehr eingeschränkt. Zucker habe ich zu dem damaligen Zeitpunkt ohnehin nur sehr wenig zu mir genommen. Während der Diät habe ich kein süßes Obst und keinen Honig mehr gegessen, kein Bier getrunken, Hefeteig weggelassen. Ich habe insgesamt die Kohlenhydrate eingeschränkt, und alles zusammen hat dann tatsächlich gewirkt.

Insgesamt, kann man sagen, hat diese Behandlung doch bis Dezember gedauert, so daß ich sagen kann, daß ich im Jahr darauf candidafrei war.

Trotzdem bin ich offensichtlich für Pilze anfällig geblieben. Ich mache nun schon so lange immer wieder EAV, und doch sind bei den letzten zwei Testungen Aspergillen gefunden worden, Aspergillus flavus. Allerdings, das muß ich sagen, der Krankheitsverlauf ist jetzt wesentlich weniger dramatisch. Ich schränke nach Möglichkeit Süßes ein, ich reduziere noch stärker. Ab und zu trinke ich eine Tasse Tee, die ich dann mit einer winzigen Spur Honig süße. Aber das ist wirklich alles. Durch die Akupunkturtestung und Behandlung geht zwar der Aspergillus nicht sofort ganz weg; aber ich bekomme die Ampulle inzwischen in einer höheren Potenz, was soviel heißt, daß es besser geworden ist. Auffällig ist, daß ich, wenn ich eine Virusinfektion bekommen, eigentlich immer wieder Herpes bekomme. Ich bemerke den Herpes außen an der Nasenspitze, und innen wird meine Nase ganz wund, blutet und bekommt Krusten. Und ich merke ihn eben auch innen neben dem rechten Schulterblatt, genau da, wo der Dünndarmmeridian entlangläuft. Der Schmerz ist ziemlich schlimm, und den Arm kann ich dann auch nicht mehr heben. Oft testen mein Mann und ich dann selbst mit Kinesiologie (Armtest) Herpes in einer D4 aus. Ich bekomme die Ampulle, und spätestens nach zwei Spritzen ist die Sache besser, einschließlich Nasenspitze. Nach Ansicht meines EAV-Arztes hat sich bei mir der Herpes im Dünndarm manifestiert.

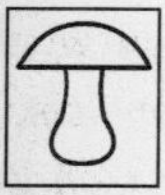

Gehen wir davon aus, daß für ein von Kindheit an intaktes Immunsystem Stillen die beste Voraussetzung ist, wird deutlich, daß Hedemarie hier bereits ein Defizit mitbekam. Die schnell einsetzende Brustentzündung der Mutter verhinderte das Stillen und damit eine genügende Bildung des (s) IgA. Außer üblichen Kinderkrankheiten läßt zunächst nichts auf Störungen des Immunsystems schließen. Immerhin muß man in Betracht ziehen, daß im Krieg durchgemachte Ängste – Bombenangriffe auf Berlin, Luftschutzkeller, 1945 Flucht aus Berlin – ein Immunsystem nicht stärken. Da sich bei Hedemarie die

Eckzähne nicht richtig entwickelten, mußte sie eine Klammer tragen. Sie erinnert sich – auf Nachfrage – an Kalziumspritzen, die sie als Kind bekommen hat. Unter ganzheitlichen Aspekten deuten Eckzähne, die sich nicht richtig entwickeln, auf eine Störung im Bereich Leber-Galle. Kalzium ist für die Immunreaktionen notwendig. Es verhindert zum Beispiel, daß unser Körper Schwermetalle aufnimmt. Beides, die Zahnfehlstellung wie der Kalziummangel, läßt den vorsichtigen Schluß zu, daß Hedemarie nicht gerade das war, was man ein kerngesundes Kind nennt.

Anzunehmen ist, daß ihr Immunsystem unbemerkt von einer Tuberkulinbelastung geschwächt wurde, als sie 14 war.

Die in der Testung auftretende Tuberkulinum-Belastung ist darauf zurückzuführen, daß Hedemaries Mutter an Tuberkulose erkrankte und das Kind sich möglicherweise angesteckt hat. Zudem sind zum damaligen Zeitpunkt die Tuberkuloseimpfungen ziemlich stark gewesen. Als Kind, das nach der Flucht weitgehend auf dem Lande lebte, hat sie unter Umständen Milch von Kühen getrunken, die Kuhtuberkulose hatten, was damals sehr verbreitet war.

Ähnlich wie bei Lena in der sechsten Patientengeschichte kann man auch davon ausgehen, daß das studentische Leben mit unregelmäßigem Essen, Rauchen, auch Biertrinken dazu beigetragen hat, das Immunsystem zu schwächen. Die bei der 24jährigen einsetzenden Nasennebenhöhlenentzündungen, für die die Ärzte keine Ursache finden, lassen möglicherweise den Schluß zu, daß dies durchaus von Pilzen verursachte Entzündungen gewesen sein können. Auf jeden Fall deuten sowohl Nebenhöhlenentzündungen wie der wenig später auftretende Heuschnupfen darauf hin, daß im Bereich Lunge-Dickdarm eine massive Störung vorliegt. Offenbar ist dieser Bereich Hedemaries »schwache Stelle«. Besonders die allergischen Reaktionen sind ein weiteres Anzeichen dafür, daß hier das Frühwarnsystem einer Allergikerin in

Kraft tritt. Dunkel entsinnt sich Hedemarie auch an Scheidenmykosen zu dieser Zeit. Bei den Pollen hat Hedemarie Glück: Es ist nur die Baumblüte, die ihr zu schaffen macht, eine recht begrenzte Zeit im Jahr. Positiv wirkt sich sicher auch aus, daß sie zu dem Zeitpunkt keine Antibabypille nimmt.

Ein Frühwarnsystem kann nur seine Aufgabe erfüllen, wenn man weiß, daß es sich um ein solches handelt. Hedemarie wußte es nicht. Dem massiven Ansturm von Umweltgiften in dem neuen Haus ist ihr Immunsystem dann nicht mehr gewachsen. Zwei schwere Erkrankungen machen das deutlich: zum einen die Lungenentzündung, die mit ihrer Antibiotikum-Therapie eine möglicherweise latent vorhandene Mykose weiter begünstigte. Zum anderen die Gürtelrose, die auf eine latente Virusinfektion durch Herpes-zoster-Viren (Gürtelroseviren), aber auch auf Herpesviren überhaupt deutet. Die auch heute noch immer wieder auftretenden Schulterbeschwerden, die nur mit Herpes simplex D4 wegzubekommen sind, bestätigen das. Von daher illustriert diese Patientengeschichte auch die in dem Abschnitt *Latent vorhanden: Bakterien und Viren* beschriebene Konstellation.

Lungenentzündung und Gürtelrose blieben nicht allein. Dann manifestierte sich ihre Umwelterkrankung in der Ohrspeicheldrüse, die zum Bereich Milz-Pankreas-Magen gehört. Hedemarie kennt die Symptome inzwischen sehr genau: Wenn sie mit einem Umweltgift in Berührung kommt, hat sie drei Tage später – sie spricht von Inkubationszeit – die Beschwerden. Im Sinne des homöopathischen Gedankengangs, daß Krankheiten von innen nach außen kommen müssen, ist festzustellen, daß die Ohrspeicheldrüsenentzündung weitgehend inaktiv bleibt, seit sie sich in einer nach außen eitrig durch die Haut brechenden Entzündung gezeigt hat. Von daher betrachtet sich Hedemarie weitgehend als geheilt. Irreparabel bleiben die Ängste vor Umweltgiften, die durch die mehrjährige Erkrankung der Drüse entstanden sind. Unbeschreibbar nennt Hedemarie das Gefühl, das sie überkommt, wenn sie jemanden einen Zaun streichen oder mit der Giftspritze im Garten sieht.

Der Verlauf der Candidainfektion ist beinahe klassisch zu nennen. Die Voraussetzungen: ein ohnehin durch mehrere Faktoren geschwächtes Immunsystem, zweifache Antibiotika-Behandlung, ein warm-feuchtes Urlaubsland. Insgesamt also beste Voraussetzungen, daß Candida-Pilze sich ausbreiten können. Sie siedeln sich auf der Schleimhaut des Ernährungs- und Verdauungstraktes an. Sie treten besonders massiv im Mund- und Rachenraum auf. Das liegt daran, daß dort offensichtlich ein Mangel an sekretorischem IgA herrscht, der Folge der Schwächung ist. Außerdem ist durch die Operation der rechten Ohrspeicheldrüse der Speichelfluß im Mund eingeschränkt. Hedemarie klagt über öfter auftretende Mundtrockenheit. Daß die Diagnose und Therapie der italienischen HNO-Ärztin in die falsche Richtung laufen, ist schlimm. In diesem Fall ist Hedemaries eigenmächtiges Absetzen des Antibiotikums nach drei Tagen richtig. Erst die Nystatin-Behandlung und eine konsequente Antipilz-Diät führen zur Beschwerdefreiheit. Da Hedemarie mindestens einmal im Jahr eine EAV-Testung durchführen läßt und bereit ist, selbst dazu beizutragen, die Pilze in den Griff zu bekommen, wird sie vermutlich den Schimmelpilz besiegen.

Die fünfte Patientengeschichte sagt uns folgendes:

Die Schwächung des Immunsystems in der Kinderzeit nehmen wir oft nicht als solche wahr.

Latent vorhandene Bakterien und Viren schwächen das Immunsystem und begünstigen eine Pilzinfektion.

Bei Erkrankungen, deren Ursache nicht genau bestimmt werden kann, immer an Umweltgifte denken!

Nicht immer manifestieren sich schädigende Einflüsse durch Umweltgifte so eindeutig in einer bestimmten Erkrankung. Es kann auch zu diffusen Symptomen kommen.

5 Ganzheit und Gleichgewicht

Ganzheitlich betrachtet: der Organismus

Alle alternativen Therapiemethoden, die Sie nun kennenlernen, haben eins gemeinsam: Sie gehören in das Umfeld der Ganzheitsmedizin. Damit Sie wissen, was Sie sich darunter vorstellen müssen, sollen Sie zunächst mit den Grundgedanken der Ganzheitsmedizin vertraut gemacht werden. In dem Buch *Lebendige Psychosomatik* finden Sie sehr ausführliche Passagen zu diesem Thema (siehe Kapitel 1, S. 20ff., S. 33ff.).
Anders als die Schulmedizin geht die Ganzheitsmedizin davon aus, daß ein lebender Organismus im Sinne der Neuen Physik ein offenes System ist.

- Ein Organismus ist keine Maschine, sondern er wächst.
  Durch den dynamischen Vorgang des Wachsens ergeben sich seine organischen Strukturen. Nichts veranschaulicht das besser als das Wachsen des Embryos und Fetus im Mutterleib.
- Ein Organismus besteht aus aktiver Materie.
  Vereinfacht kann man sagen: Die Elementarteilchen (Masseteilchen), aus denen wir bestehen, sind kein fester, starrer Stoff, sondern gebündelte Energien, dynamische Strukturen, die ein bestimmtes Muster bilden, die Struktur. Materie ist also immer aktiv.
- Ein Organismus ist ein energetisch offenes System.
  Kleinere Systeme können zu einem größeren System verbunden sein. In einem biologischen (= lebendes) System sind die Teile untereinander und mit dem Ganzen vernetzt.
- Ein Organismus steht in ökologischer Beziehung zur Umwelt.

Als energetisch offenes System ist der Organismus auch mit seiner Umwelt vernetzt. Konkret auf den Menschen bezogen heißt das: Es gibt vielfältige Verknüpfungen des Menschen mit seinem sozialen Umfeld, mit der Gesellschaft, mit der Kultur, mit Natur und Kosmos, in zeitlicher Dimension mit seinen Vorfahren.

- Ein Organismus zielt auf rhythmisch-dynamische Harmonie. Geordnet und reguliert wird das Miteinander der einzelnen Teile eines Systems durch rhythmisch-dynamische Vorgänge. Bei ungestörtem Miteinander ist ein rhythmisch-dynamisches Gleichgewicht gegeben. Stellen Sie sich das als eine Wellenbewegung vor: Wellenkamm und Wellental sind die sich ergänzenden und ausgleichenden Bewegungen in einem dynamischen Verlauf.
- Ein Organismus hat die Fähigkeit zur Selbstorganisation. Kommt es zu einer Störung, reagiert der Organismus spontan und flexibel. Er gestaltet seine dynamischen Strukturen anders, variiert sie und paßt sie der durch die Störung gegebenen veränderten Situation an. Wie diese Anpassung aussieht, ist nur mit einer gewissen Wahrscheinlichkeit voraussagbar. Denn kleinere Störungen können sich in ihrer Wirkung multiplizieren und Rückkoppelungseffekte haben, in dem Sinne, wie es in der Chaostheorie heißt: Die Flügelschläge eines Schmetterlings können einen Taifun auslösen. Daß das so ist, liegt daran, daß auch lebendige Systeme den Gesetzmäßigkeiten des deterministischen Chaos unterliegen.

Entsprechend definiert der Zentralverband der Ärzte für Naturheilverfahren Naturheilverfahren:

Naturheilverfahren als Teil der Gesamtmedizin verwenden ganzheitliche diagnostische und therapeutische Methoden in Prävention, Therapie und Rehabilitation.

Naturheilverfahren verwenden bevorzugt genuine Naturfaktoren mit dem Ziel einer Anregung und Unterstützung der dem Organismus eigenen Ordnungs- und Heilkräfte.
Sie basieren auf der klassischen, hippokratischen Medizin, die eine Motivierung des Patienten zur Mitarbeit an seiner Lebensgestaltung fordert. Sie dienen dem öffentlichen Gesundheitswesen.

Dementsprechend wird der Mensch als ökologisches Wesen betrachtet:

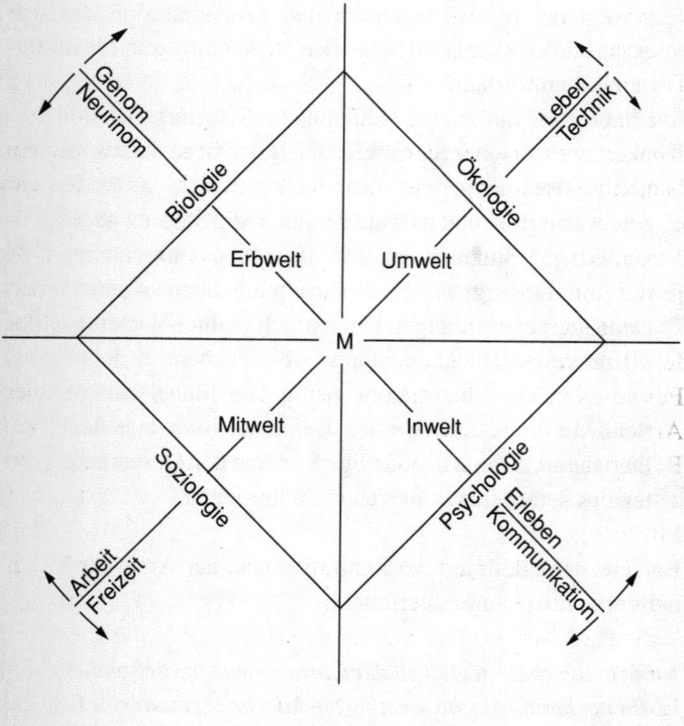

Abbildung 5

Wir halten fest:

- Ein Organismus ist keine Maschine, sondern er wächst.
- Ein Organismus besteht aus aktiver Materie.
- Ein Organismus ist ein energetisch offenes System.
- Ein Organismus steht in ökologischer Beziehung zur Umwelt.
- Ein Organismus zielt auf rhythmisch-dynamische Harmonie.
- Ein Organismus hat die Fähigkeit zur Selbstorganisation.

Monomorphismus oder Polymorphismus?

Es wäre schön, wenn die Lebensvorgänge so einfach wären, wie manche Forscher früherer Jahrhunderte sie sich gedacht haben: Die vielfältigen Erscheinungen der Natur eingeteilt, katalogisiert, mit Namen versehen und in Schubfächern abgelegt.

Konkret auf Pilze bezogen, hieße das: Es gibt sehr viele Mikroben, sehr viele Mikroorganismen. Sie lassen sich – so hat Pasteur es gefordert – in unveränderliche Arten und Klassen einteilen, in Viren, Bakterien und Pilze. Jeder dieser drei Arten lassen sich jeweils unterschiedliche Organismen zuordnen, und jeder dieser Organismen produziert eine spezifische nur von ihm hervorgerufene Krankheit.

Für uns wäre es damit leichter; wir brauchten uns nur mit einer Art der Mikroben zu befassen, den Pilzen. Früher nannte man Bakterien (grch. bakteria = Stock, Stab) Spaltpilze, was den Laien sehr verunsicherte: Was ist eine Bakterie denn nun, Bakterie oder Pilz?

Bakterien sind eine große Gruppe pflanzlicher einzelliger Lebewesen, die als Erreger von Stoffwechselvorgängen und Krankheiten bedeutsam sind. Sie haben keinen Chromosomenkern, sondern sogenannte Kernäquivalente. Sie leben vor allem in der Erde. Im Erdboden werden von ihnen alle organischen Stoffe mineralisiert und so den Pflanzen als Nährstoffe wieder zur

Verfügung gestellt, u. a. leben Bakterien in ihren apathogenen Formen auf Haut, Schleimhäuten und im Magen-Darm-Kanal ihres Wirtes, u. a. ein weitaus vielfältigeres Völkchen als das der Pilze!

Viren sind nicht nur so klein, daß man sie nur mit dem Elektronenmikroskop sehen kann, sondern sind auch Mikroorganismen, die auf lebende Wirtszellen angewiesen sind und keinen eigenen Stoffwechsel haben. Es sind winzige Eiweißgebilde, Partikel, die, wie die Pilze, einen Chromosomenkern besitzen. Wenn wir nun in einem Biologiebuch das Wort Bakteriophagen (grch. phagein = essen) finden und lesen, daß man darunter Viren versteht, virusartige Elemente, die in Bakterien eindringen und diese zur Auflösung bringen, wobei sie sich selbst vermehren, und daß Bakterien gegen diese Phagen auch resistent werden, ist die Verwirrung komplett. Mittlerweile kennt man »Viren«, die nicht nur die Wirtszelle nicht zerstören, sondern sie sogar zur Wucherung stimulieren.

Ungewollt sind wir auch auf das Feld der Morphologie (Wissenschaft von der Gestalt und dem Bau des Menschen, der Tiere und Pflanzen; grch. morphe = die Gestalt) vorgestoßen, auf dem sich Naturwissenschaftler und Mediziner streiten. Zumindest hinsichtlich der Morphologie der Mikroben herrschen unterschiedliche Lehrmeinungen: Die einen halten sich an Pasteur. Sie sehen in Viren, Bakterien und Pilzen Organismen mit eigenständiger Gestalt und teilen sie in Arten und Gattungen ein, die unveränderlich sind. Man spricht hier von Eingestalt (Monomorphismus).

Die anderen sehen, gestützt auf die Forschungen des französischen Chemikers und Biologen Antoine Bechamp (1816–1908), morphologische Zusammenhänge zwischen Viren, Bakterien und Pilzen. Das heißt sehr vereinfacht, Viren, Bakterien und Pilze sind nur – je nach Entwicklungsstand – die unterschiedliche Gestalt, in der die Mikroorganismenart erscheint, entweder als kleinstes Eiweißpartikel, Virus, Bakterie oder Pilz. Diese Forscher und Mediziner nehmen Vielgestalt (Polymorphismus) an. Zu ihnen gehören vor allem die Therapeuten, die mit der Sanumtherapie arbeiten. Im Kapitel 8 werden Sie darüber eingehender informiert.

Monomorphismus oder Polymorphismus – das ist die Frage. Einiges spricht für Vielgestalt. In der Natur kommt sie in vielfältigen Formen vor. Einfache Beispiele mögen genügen. Schon im frühkindlichen Stadium lernt jeder Mensch die erste Art des Polymorphismus kennen, wenn er erfährt, daß Menschen mit unterschiedlichen Geschlechtsorganen ausgestattet sind, daß Frauen Brüste und Männer einen Penis haben. Das Kind lernt auch Huhn und Hahn an Kamm und Gefieder zu unterscheiden. Gerade bei Vögeln gibt es sehr deutliche sexuelle Gestaltunterschiede. Der Bienenfreund weiß, daß es auch Vielgestalt nach Kasten gibt: Die Biene gibt es in Gestalt von Bienenkönigin, männlicher Drohne und Arbeiterin, wobei letztere unentwickelte Eierstöcke und für das Einsammeln von Blütenstaub ausgerüstete Hinterbeine hat. Alle drei unterscheiden sich zudem nach Größe und Kauwerkzeugen. Ähnlich bei Ameise oder Termite, die geflügelt als Königin oder Männchen vorkommen oder ungeflügelt als Arbeiterin.

So eindeutig, wie der französische Chemiker und Biologe Louis Pasteur (1822–1895) es gesagt hat, ist die Unterscheidung nicht zu treffen. Die Forschung ist weitergegangen. So fanden englische Forscher an den Thrombozyten pflanzliche Enzyme. Auch gelang es Forschern, aus lebenden Eiweißpartikeln, die sie aus Steinkohle isoliert hatten, Bakterien zu züchten.

Anfang dieses Jahrhunderts hat der Berliner Zoologe Günther Enderlein (siehe *Bücher*) für Mikroben, denen er im wesentlichen pflanzliche Natur zuschreibt, einen Entwicklungskreislauf (Zyklogenie; grch. kyklos = Kreis) festgestellt. Die Entwicklung geht über einfache, winzige Formen, die Primitivstadien, zu immer komplizierteren und größeren Formen, die Ausdruck für eine höhere Entwicklungsstufe sind. Während der Mensch mit den Mikroben, solange sie in relativ einfacher Gestalt auftreten, in einer gesunden Symbiose lebt, wirken Mikroben der höheren Entwicklungsstufe als Parasiten krankheitserregend (pathogen). Die Vielfalt der Gestalt – der Formen – weist auf Polymorphismus bei Mikroben hin. Darüber werden Sie in Kapitel 8 noch Genaueres hören.

Für Polymorphismus spricht auch, wie das Miteinander der einzelnen Mikrobenformen geregelt ist. In dem von Enderlein entdeckten mikrobischen Entwicklungskreislauf gibt es sowohl ein Aufwärts hin zu einer Höherentwicklung wie auch ein Abwärts zurück zu den Primitivstadien. Nach ihm gehen zum Beispiel die oben erwähnten Bakterien durch Bakteriophagen nicht zugrunde (siehe Seite 180), sondern sie wandeln nur ihre Gestalt. Mit dieser Aufwärts- und Abwärtsentwicklung regelt sich auch ein Zuviel oder Zuwenig an Nachkommenschaft und damit das Miteinander der einzelnen Gestaltformen untereinander.

Wie bedeutsam das Milieu für Lebensvorgänge ist, wissen Sie inzwischen: Auch für den von Enderlein festgestellten Entwicklungszyklus der Mikroben spielt das Milieu eine entscheidende Rolle.

Wir halten fest:

Ob Mikroben (Mikroorganismen) in einer oder in unterschiedlicher Gestalt auftreten, darüber sind sich die Wissenschaftler nicht einig. Die Frage gehört in das Gebiet der Morphologie.

Die Anhänger der Monomorphismus-Theorie sagen: Viren, Bakterien und (niedere) Pilze sind drei voneinander unabhängige, in ihrer Gestalt zu unterscheidende Arten von Mikroben. Die Anhänger der Polymorphismus-Theorie sagen: Mikroben wandeln ihre Gestalt. Sie können in der Gestalt von Viren, Bakterien und Pilzen auftreten.

Das Zusammenleben der Organismen: reguliertes Gleichgewicht

Ganzheitsmedizin geht davon aus, daß der menschliche Organismus sich in bestimmtem Maße selbst reguliert. Es gibt nicht, anders als der englische Naturforscher und Begründer der Selektionstheorie Charles Darwin (1809–1882) das darlegte, den hemmungslosen Willen zum Überleben. Ein Grundprinzip der Natur ist das Gleichgewicht, das harmonische Miteinander der Lebewesen.

Wenn das Milieu stimmt, breiten Pilze sich schrankenlos aus. Im Sinne Darwins müßten wir also feststellen: Zwischen Pilz und Mensch findet zur Zeit der »Kampf ums Dasein« statt. Im vorigen Jahrhundert kam Darwin zu der Erkenntnis, daß es zu diesem Kampf ums Dasein kommen müßte, weil die Lebewesen zu viele Nachkommen produzieren, die sich untereinander den Lebensraum streitig machen. Um diesen Kampf zu gewinnen, müssen die Lebewesen Eigenschaften und Fähigkeiten den gegebenen Verhältnissen anpassen, sich entsprechend verändern. Können sie es nicht, sterben sie aufgrund unzulänglicher Fähigkeiten und Eigenschaften aus.

Sind jedoch Lebewesen/Organismen im Sinne der Neuen Physik offene energetische Systeme, muß man Darwin widersprechen. Ein Grundgedanke der Systemlehre ist ja gerade, daß das Miteinander der Organismen (Systeme) auf Harmonie angelegt ist. Im Miteinander der Arten geht es nicht um hemmungsloses Ausbreiten der eigenen Art, sondern um ein durch Selbstorganisation und Selbstregulation zu erreichendes harmonisches Gleichgewicht miteinander.

Enderlein kam aufgrund seiner Beobachtungen zu dem Schluß: Die einzelnen Arten regeln ihr Zusammenleben mit anderen Arten selbstorganisierend zielgerichtet auf harmonisches Miteinander hin. Das heißt, es geht ums Gleichgewicht zwischen den

Arten, um Harmonie. Anders als Darwin folgerte, geht es nicht nur darum, sich schrankenlos auf Kosten anderer zu vermehren. Der »Kampf ums Dasein«, der zu einer Überproduktion von Nachkommenschaft und zur Auslese führt, findet nicht statt. Die Natur ist zunächst bestrebt, durch Selbstregulation Harmonie zwischen den einzelnen lebenden Organismen zu erreichen.
In Systemen mit gestörtem Gleichgewicht kann jedoch von einem bestimmten Zeitpunkt an der Kampf ums Dasein beginnen. Wenn der Gesichtspunkt der Harmonie zugunsten einer Überlebensstrategie zurücktritt, werden rücksichtslos alle Chancen für die eigene Art ausgenutzt, auch auf Kosten des anderen Organismus oder Lebewesens.
Schrankenlose Ausbreitung deutet demnach auf gestörte Harmonie, ein Ungleichgewicht und Milieuveränderungen. Wir müssen fragen: Wo liegen die Ursachen dafür? Wodurch kommt es zu dem gestörten Gleichgewicht? Die Antworten geben uns die alternativen Heilmethoden.

Wir halten fest:
Das Miteinander der Organismen ist auf harmonisches Gleichgewicht ausgerichtet – als Lebensprinzip.
Erst wenn dieses Gleichgewicht gestört wird, entwickeln die Organismen Fähigkeiten zum Überleben, schlagen als Objekte zurück.

Psyche und Soma: der Mensch eine Ganzheit

Jede Krankheit kann Auswirkungen auf die Psyche haben, und umgekehrt kann die Psyche auf den Körper einwirken und ihn krank machen. In dem Buch *Lebendige Psychosomatik* (siehe *Literatur*) wird diese Wechselwirkung eingehend beschrieben: Es ist eine gegenseitige Beeinflussung des Körpers durch die

Psyche und der Psyche durch den Körper gegeben. Obwohl es Autoren gibt, die alle Erkrankungen allein aus psychischen Ursachen ableiten, muß ich hier betonen: Einbahnstraßen gibt es in offenen Systemen nicht. Es gibt sehr wohl eine Einwirkung der Umwelt auf Körper und Psyche des Menschen.

Trotzdem ist der Mensch selbstverantwortlich. Das heißt, er ist »höheren Mächten« nicht hilflos ausgeliefert. Er kann durch seine Lebensführung einiges dazu beitragen, körperlichen oder psychischen Streß zu lindern. Und er kann sich dafür einsetzen, daß seine Umwelt nicht zum Streßfaktor wird.

Gerade bei Erkrankungen, die vielfältige Ursachen haben können, wie Pilzinfektionen, Allergien oder etwa das Chronische Müdigkeitssyndrom, spielt psychischer Streß eine wichtige Rolle. Oft zeigen sich die Krankheitssymptome gerade in einer Streßsituation oder kommen dann besonders heftig zum Ausbruch. Daß dieser Streß oft auch »hausgemacht« ist, wir einfach zu wenig darauf achten, daß auf Streß Entspannung folgen sollte, wissen wir im Grunde genommen alle.

6 Homöopathie: gesund durch Potenzen

Allos heißt: das andere

Die Begeisterung über Louis Pasteurs Entdeckungen und die Euphorie seiner Nachfolger müssen uns eigentlich nicht wundern. Wenn Jahr für Jahr Seuchen drohen, das Kindbettfieber viele Frauen dahinrafft, Kinder vorzeitig zu Waisen, Männer vorzeitig zu Witwern macht, dann muß man Krankheit als Feind auffassen, den es zu bekämpfen gilt. Wenn für die Ernährung dringend benötigte Kulturpflanzen und Haustiere immer wieder von Krankheiten befallen werden (Milzbrand, Hühnercholera, Schweinerotlauf, Tollwut), dann will man auch diesen Feind bekämpfen. Was man da braucht, ist eine Waffe. Eine martialische, aber verständliche Auffassung.

Da entdeckt jemand, daß eine bestimmte Krankheit durch einen bestimmten Erreger hervorgerufen wird, also eine Infektionskrankheit ist. Dieser jemand entdeckt aber auch, daß diese Erreger durch Gegenmittel, Impfungen und sterile Maßnahmen unschädlich gemacht werden können. Auf einmal scheinen viele Probleme, die man bis dahin in der Gesundheitsfürsorge hatte, gelöst. Endlich kann man Seuchen wie Cholera, Typhus, Pest, Diphtherie oder Ruhr in den Griff bekommen, kann das Kindbettfieber bekämpft werden.

Impfungen, sterile Maßnahmen zur Vorbeugung und die Gegenmittel im aktuellen Krankheitsfall werden zu entscheidenden Waffen in diesem allopathischen Kampf, der vorwiegend von der Schulmedizin aufgenommen wird. Allos kommt aus dem Griechischen und heißt: das andere. Unter Allopathie versteht man ein Heilverfahren, das Krankheiten mit entgegengesetzt wirkenden Mitteln zu behandeln sucht; alle medizinischen Maßnahmen gehen vom Prinzip des Gegensatzes aus: Sie werden gegen etwas eingesetzt. Die Namen vieler allopathischen Medikamente machen das deutlich: Anti-Rheumatika, Anti-Epileptika, Anti-Depressiva, Anti-Biotika und Anti-Mykotika.

Bevor der Arzt mit allopathischen Mitteln eingreifen kann, muß er abwarten, bis sich ein klinisches Krankheitsbild als Zeichen für eine schon größere Dysregulation zeigt. Leiden Sie unter einer Entzündung, die durch Bakterien verursacht ist, wird der allopathisch arbeitende Arzt Ihnen ein Antibiotikum verschreiben, einen Wirkstoff, der Bakterien vernichtet. Unberücksichtigt bleiben dabei die Nebenwirkungen auf das Terrain, das Milieu. Die Erkrankung wird durch das entgegengesetzte Mittel bekämpft, was aber meist Neben- und Nachwirkungen hat, die oft zu ganz erheblichen gesundheitlichen Problemen führen können: Antibiotika töten die Bakterien, die die Krankheit verursacht haben, ab, aber auch jene, die für das harmonische Gleichgewicht des Milieus notwendig sind. Der Darm ist dafür wie Sie schon gelesen haben – ein gutes Beispiel. Zudem bleibt bei dem Einsatz von Antibiotika unberücksichtigt, daß die Bakterien den Körper nur infizieren können, wenn sie dort ein für sie günstiges Milieu vorfinden. Das Vorhandensein von Bakterien ist symptomatisch für ein geschädigtes Terrain – und diese werden so bekämpft, daß das Terrain weiter geschädigt wird, obwohl die Sanierung der richtige Weg wäre.

Experten, so gab die Sprecherin für Verbraucherfragen der SPD-Bundestagsfraktion Lilo Blunck im Mai 94 bekannt, registrieren jährlich »120 000 schwere, lebensbedrohliche Erkrankungen durch Arzneimittel«; dazu kommen noch ungefähr »8800 arzneimittelbedingte Todesfälle«. Das sind Zahlen, die uns erschrecken müssen, und angesichts dieser genannten Zahlen muß es erlaubt sein, in der schulmedizinischen Mißachtung des Ter-

rains, des Körpermilieus, einen Grund für diese Mißstände zu suchen.
So werden in der Allopathie nur die Symptome, nicht die Ursache, durch gegensätzliche Maßnahmen ausgeschaltet. Besonders Schmerzmittel veranschaulichen das. Jeder von uns hat es schon x-mal erlebt: Haben wir Kopfschmerzen, greifen wir zur Kopfschmerztablette. Kurze Zeit später sind wir schmerzfrei. Bei erneuten Kopfschmerzen greifen wir wieder zur Tablette – mit demselben Ergebnis. Die Ursachen des Kopfschmerzes allerdings sind nicht beseitigt, sondern werden nach Einschätzung des Privatdozenten H. Göbel (Kiel) in 20 Prozent aller Fälle durch zu viele Schmerzmittel hervorgerufen. Unter den 20 am meisten verkauften Medikamenten in Deutschland – so die *Münchener Medizinische Wochenschrift 15/94* – sind acht Schmerzmittel.
Auch die allopathische Therapie von Pilzerkrankungen läuft nach diesem Muster ab: Hat man einmal als Ursache Schimmelpilze erkannt, wird, wie Sie in den Patientengeschichten gelesen haben, der Kampf mit Hilfe der Gegenmittel (Cortison) aufgenommen. Die Symptome werden therapiert. Solange aber nichts daran getan wird, das Milieu zu verbessern, kommt es immer wieder zu neuen Symptomen.
Man kann also sagen: Die Allopathie besiegt, sie heilt nicht.

Die Schulmedizin und ihre allopathische Heilmethode:

- Die Schulmedizin behandelt allopathisch (grch. allos = das andere);
- Allopathie heißt: Die Krankheit nach dem Prinzip des Gegensatzes bekämpfen (Anti-Medikamente);
- Allopathie kann erst bei einem klinischen Krankheitsbild eingesetzt werden;
- allopathische Medikamente haben zum Teil erhebliche Nach- und Nebenwirkungen;
- Allopathie behandelt die Symptome, nicht die Ursachen.

Homöopathisch: je ähnlicher, desto besser

Die Anfänge der Homöopathie als Heilmethode stammen aus dem 18. Jahrhundert. Der deutsche Arzt Christian Friedrich Samuel Hahnemann (1755–1843) hat 1790 begonnen, die Wirkung von Medikamenten auf Menschen zu erforschen. Er war nicht nur Arzt, sondern auch ein systematischer und versierter Pharmazeut, Psychiater und Hygieniker. Das Ergebnis seiner Forschungen ergab: Gesunde Menschen werden durch Arzneimittel krank. Nimmt ein gesunder Mensch ein Arzneimittel ein, kommt es zu Beschwerden, die für dieses Mittel typisch und jenen Beschwerden sehr ähnlich sind, mit denen der kranke Mensch zum Arzt kommt, dem dieses Medikament verschrieben wird. Der Begriff Allopathie stammt von Hahnemann, wie die neue Lehre, die Homöopathie.

Im 19. Jahrhundert erlebte die Homöopathie einen geradezu kometenhaften Aufstieg. In diesen von Seuchen geplagten Zeiten war eine Heilmethode, die nicht nur zu lindern, sondern auch zu heilen vermochte, den Menschen mehr als nur willkommen. Zu ihren Anhängern und Befürwortern gehörten so bekannte Namen wie Annette von Droste-Hülshoff und Charles Dickens. Die gängige Schulmedizin vernachlässigte die neue Therapieform leider sehr; die Entdeckung der Mikroben schickte die Medizin auf einen anderen Weg. Als alternative Heilmethode hat die Homöopathie sich dennoch etabliert, vor allem aufgrund ihres Therapieansatzes, der die Ganzheit in den Mittelpunkt stellt, und ist heute, denken wir an die Umweltgifte, Vorreiterin in der Behandlung von umweltbedingten Erkrankungen.

Anders als die Allopathie geht die Homöopathie vom Prinzip der Ähnlichkeit aus. Was das bedeutet, ist mit einem Beispiel am leichtesten gesagt: Nehmen wir an, Sie verschlucken aus Versehen Belladonna. Ihre Haut wird rot und trocken, Ihr Puls jagt, und Sie werden gegen Licht empfindlich. Werden Sie krank und

zeigen Sie dieselben Symptome, werden Sie das homöopathisierte Belladonna einnehmen.
Es geht also darum, die pflanzliche oder tierische Substanz zu finden, die, in größeren Mengen genommen, ähnliche Erscheinungen wie die Erkrankung hervorruft. Durch sie soll der Organismus in die Lage versetzt werden, selbstregulierend zu arbeiten. Deshalb spricht man auch davon, daß Homöopathie die Selbstheilungskräfte des Organismus anregt. Das heißt: Durch diese Medikamente wird das Milieu so verändert, daß der Energiefluß in den Zellen und zwischen den Zellen wieder ungehindert vonstatten gehen kann. Bei Entzündungen wird Energie abgebaut, bei Degeneration Energie zugeführt. Das energetische Gleichgewicht, das immer dynamisch zu verstehen ist, wird wiederhergestellt.
Was hat es nun mit dieser Dynamik auf sich?
Die Information zwischen den Zellen in unserem Körper erfolgt durch winzigste elektromagnetische Schwingungen, die über das Mesenchym (Muttergewebe aller Gewebe, Zellen) von Zelle zu Zelle weiterlaufen. Gesunde Zellen haben eine bestimmte Frequenz, das heißt eine bestimmte Anzahl von Schwingungen in einem bestimmten Zeitraum. Es ist einfach sich vorzustellen, daß der Informationsfluß von Zelle zu Zelle am besten klappt, wenn nichts diese Frequenz stört. Sie kennen das vom Radio. Haben Sie die Frequenz Ihres Lieblingssenders richtig eingestellt, kann kein anderer Sender störend dazwischenfunken und Ihr Hörvergnügen durch Rauschen oder Piepen trüben. Der Informationsfluß ist gewährleistet.
Nun haben leider nicht alle Elementarteilchen der Materie dieselbe gesunde Frequenz. Es gibt eine Unzahl von Variationen: Jeder Stoff (als gebündelte Energie oder dynamische Struktur) – so können wir vereinfacht sagen – hat seine ganz spezifische elektromagnetische Frequenz. Und es gibt Stoffe, deren Frequenz sich störend auf die zelleigene Frequenz auswirkt. Ein Grippevi-

rus oder ein Tetanusbazillus (Tetanus = Wundstarrkrampf) können ebenso wie Pilze und ihre Sporen als Störsender im Informationsfluß der Körperzellen wirken, aber auch Umweltgifte oder Schwermetalle wie Blei oder Quecksilber. Diese Störfrequenz wirkt auf die Schwingungen der Körperzellen ein, so daß diese sich in bestimmter Weise verändern, etwa schneller (hohe Frequenz) oder langsamer (tiefe Frequenz) werden. Man kann auch sagen, sie werden moduliert und sind nun mit dieser »falschen« Frequenz in den Informationsfluß der Zellen untereinander eingeschaltet.
Man kann folgende Gleichungen aufstellen:

- zu hohe Frequenz = Krankheit
- zu niedrige Frequenz = Krankheit

Verändert sich durch störende Einflüsse die Frequenz der Körperzellen, kommt es auch zu einer Veränderung der Farben der Aura, wie Sie in Ellen Grasse: *Chakren- und Auradiagnose* nachlesen können. Erklärbar werden so auch die von Enderlein entdeckten Quantensprünge des Endobionten, über die Sie in Kapitel 8 mehr erfahren.
Denken Sie daran, daß der menschliche Organismus ein aus Teilsystemen zusammengesetztes System ist! Kein Wunder also, daß es infolge einer Frequenzstörung zu Fehlleistungen bei der Selbstregulation des Systems kommt. Dabei gilt, was sich mit dem Bild von Wellenkamm und Wellental veranschaulichen läßt: Leichte Abweichungen nach oben und unten können die Körperzellen ausgleichen; bei gravierenderen Abweichungen wird der Informationsfluß blockiert, oder er kommt zum Erliegen.
Zum Glück gibt es da, wo es um Schwingungen geht, eine Erscheinung, die man Überlagerung (Interferenz) nennt: Wenn zwei oder mehrere Wellen dasselbe Raumgebiet durchlaufen, können sich diese überlagern. Je nach Beschaffenheit der einzel-

nen Wellen entstehen durch diese Überlagerung unterschiedliche Ergebnisse: Die Wellen können sich verstärken oder abschwächen, sie können sich zeitlich ausdehnen oder verkürzen. Sie können sich gegenseitig aufheben, so daß keine Welle mehr vorhanden ist.

Auf das Phänomen der Überlagerung werden wir noch zu sprechen kommen, wenn wir uns das Auftreten von Pilzerkrankungen zusammen mit anderen Belastungen des Körpers, sei es durch Infektionen, Umweltgifte oder durch toxische Belastungen des Tuberculinums, im Rahmen der Elektroakupunktur genauer ansehen.

Dieses Überlagerungsphänomen macht sich die Homöopathie zunutze: Durch ein bestimmtes Herstellungsverfahren – das Potenzieren – wird die Frequenz der Ursubstanz spiegelbildlich umgekehrt. Im Körper kommt es nun durch diese umgekehrten gleichen Schwingungen zu Überlagerungen, die die »falsche« Information wieder löschen. Damit ist die Frequenz der körpereigenen Zellen wieder ungestört. Die Homöopathie spricht in diesem Zusammenhang von Wirkungsumkehr.

Wir halten fest:

Informationen erfolgen im Körper von Zelle zu Zelle über elektromagnetische Schwingungen mit bestimmter Frequenz. Krankheit weist auf gestörte Frequenzen (zu hohe oder zu niedrige) hin, oder umgekehrt, gestörte Frequenzen weisen auf Krankheiten hin. Die Homöopathie macht sich die Erscheinung der Überlagerung (Interferenz) zunutze: Das heißt, daß Schwingungen durch andere Schwingungen überlagert werden können.

Wie funktioniert das denn? Homöopathie und Isopathie

Nun werden in der Homöopathie unterschiedliche Substanzen benutzt: Pflanzen, Mineralien, Metalle, tierische Produkte, chemische Stoffe.

Dieses Ausgangsmaterial (Ursubstanz) wird in einem Verfahren, das man Potenzierung nennt, besonders zubereitet. Man verdünnt und verschüttelt die Ursubstanz schrittweise, bis man die energetische Information hat, die für eine bestimmte Erkrankung notwendig ist. Üblicherweise geht man dabei in Dezimalschritten vor: Die Ursubstanz wird mit 9 Teilen des Verdünnungsstoffes – das können Alkohol oder Zucker sein – verrieben oder verschüttelt.

Für den zweiten Schritt wird die erste Potenz D1 als Ursubstanz benutzt und entsprechend wieder mit solchen 9 Teilen verrieben oder verschüttelt. Die bei diesem Schritt gewonnene Potenz D2 wird Ursubstanz für die D3 und so weiter.

- Tiefpotenzen: D3 – D4 – D5 – D6
- Mittlere Potenzen: D8 – D10 – D12 – D15
- Hochpotenzen: D30 – D60 – D100 – D200 – D400 – D1000

Leiden Sie nun an einer Candida-Erkrankung, verunsichert es Sie vielleicht, wenn Sie den Hefepilzen in Ihrem Körper noch Candida albicans in einer bestimmten Potenz hinzufügen. Es braucht Sie nicht zu beunruhigen.

Jedes homöopathisch zubereitete Medikament enthält durch die Eigenschaften seiner Ausgangssubstanz und die homöopathische Aufbereitung eine bestimmte Information. Wird eine Substanz auf diese Weise potenziert, verliert sie ihre toxische Wirkung. Selbst schwere Gifte wie etwa Atropin oder Zyanid sind – homöopathisch aufbereitet – nicht mehr giftig. Wenn man sie potenziert, erfolgt irgendwo zwischen D4 und D30 eine Umkehr, je nach Mittel unterschiedlich. Das heißt, der Stoff, der vorher giftig ist, dreht sich dann um, ist nicht mehr giftig. In seiner potenzierten Form können Sie ihn benutzen, um den giftigen Stoff im Körper zu lösen und dann auszuleiten. Dazu ein Beispiel: Haben Sie als Zigarettenraucher Symptome einer Vergiftung durch Zyanid wie Gedächtnisschwund, können Sie das homöopathisierte Zyanid einnehmen und auf diese Weise das Gift aus dem Körper loswerden. Das gilt auch für Pilze oder ihre toxischen Stoffwechselprodukte, etwa Aflatoxin.

Dieses Verfahren, eine krankheitserregende Substanz in potenzierter Form zu verabreichen, damit der Körper gesunden kann, nennt man Isopathie (grch.). Anders als bei den homöopathisierten Medikamenten ist nicht das Prinzip der Ähnlichkeit, sondern das Prinzip der Gleichheit maßgebend: Gleiches wird mit Gleichem geheilt. Die Isopathie ist ein historisches Heilverfahren. Nicht aus allen oben genannten Substanzen werden homöopathische eingesetzt. Einige davon werden isopathisch benutzt. Die beiden Schaubilder machen Ihnen den Unterschied zwischen angewandter Homöopathie und angewandter Isopathie deutlich.

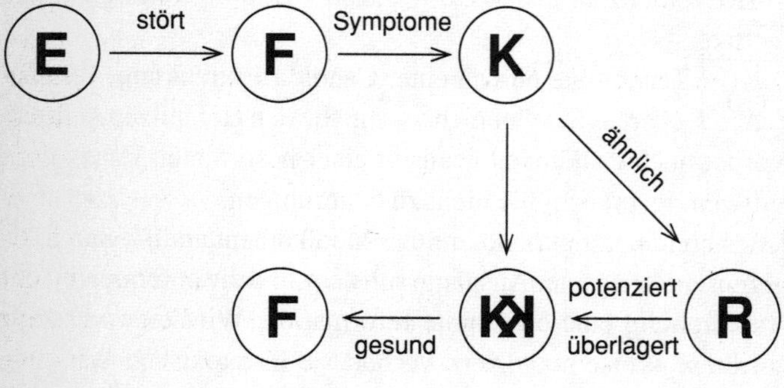

Abbildung 6

Homöopathie: Nehmen wir an, etwas (E) stört die Frequenz der Körperzellen (F) und moduliert sie so, daß sich bestimmte Symptome äußern (Frequenz K = Krankheit). Beim gesunden Menschen zeigt die Ursubstanz (z. B. Ringelblume/Calendula) dieselben Symptome (Frequenz K). Durch Potenzieren der Ursubstanz R wird ihre Frequenz K spiegelbildlich umgedreht (= homöopathisches Medikament). Nimmt der Mensch das Medikament ein, kommt es aufgrund der Ähnlichkeit der K-Frequenzen zu einer Überlagerung (Interferenz), wodurch der gestörte Informationsfluß zwischen den Zellen und die gesunde Frequenz der Körperzellen (F) wiederhergestellt werden.

Merke: Das krankheitsauslösende E und das heilende R sind in ihren Symptomen ähnlich.

Ein Beispiel aus der Praxis: Stellen Sie sich vor, Sie können abends nicht einschlafen. Ihre Gedanken kommen nicht zur Ruhe. Sie sind aufgeregt und agitiert, als hätten Sie gerade mehrere Tassen Kaffee getrunken. Dabei sind Sie sich keiner Schuld bewußt. Sie trinken grundsätzlich keinen Kaffee. Da die Symptome aber bei einem Kaffeetrinker auftauchen könnten, nehmen Sie Coffea in einer D12. Und siehe da, es dauert nur kurze Zeit, und Sie schlafen ein.
Die Ähnlichkeit der Symptome nutzend, wirkt Coffea – homöopathisch.

Isopathie: Nehmen wir an, etwas (E) stört die Frequenz der Körperzellen (F) und moduliert sie so, daß sich bestimmte Symptome äußern (Frequenz K = Krankheit). Durch Potenzieren der Ursubstanz E wird seine Frequenz K spiegelbildlich umgedreht (= homöopathische Nosode). Nimmt der Mensch die Nosode ein, kommt es durch die umgekehrte K-Frequenz zur Überlagerung der K-Frequenz im Körper und damit zur Wirkungsumkehr,

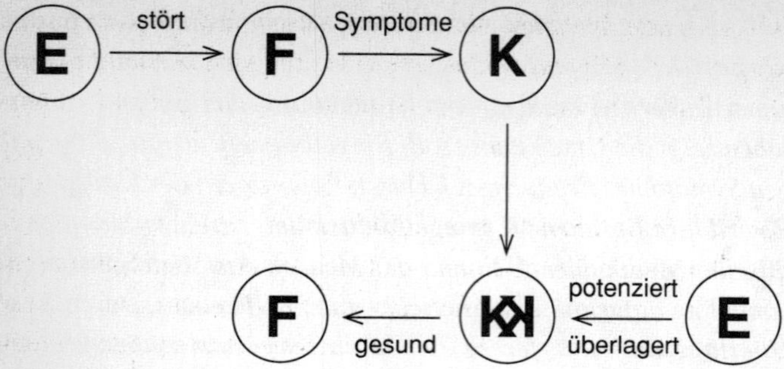

Abbildung 7

wodurch der gestörte Informationsfluß zwischen den Zellen und die gesunde Frequenz der Körperzellen (F) wiederhergestellt werden.

Merke: Das krankheitsauslösende E und das heilende E sind identisch.

Ein Beispiel aus der Praxis: Obwohl ich weiß, daß Kaffee für mich ein allergisch wirkendes Stimulierungsmittel ist, kann ich manchmal nicht anders: Ich trinke eine Tasse Espresso. Wenn ich das mehrere Tage hintereinander mache, kommt unweigerlich der Abend, an dem ich nicht einschlafen kann. Ich bin aufgeregt und agitiert; in meinem Kopf toben die Gedanken. Wenn ich dann Coffea in einer D12 nehme, kann ich nach kurzer Zeit ruhig einschlafen. Der Schadstoff Coffea, der die Unruhe ausgelöst hat, wirkt nun durch seine spiegelbildlich umgekehrte Frequenz – isopathisch.
Homöopathie und Isopathie gemeinsam ist, daß das Arzneimittel mit seiner Frequenz eine bestimmte Information an die Körper-

zellen weitergibt und so nicht nur die falsche Information löscht, sondern dem Körper hilft, die gesunde Frequenz wiederzufinden. Deshalb spricht man von der Stimulierung der Selbstheilungskräfte.

Die Homöopathie und ihre Methoden:
Homöopathie heilt mit homöopathisch-potenzierten Substanzen nach dem Prinzip der Ähnlichkeit (von Frequenzen). Durch diese Potenzierung wird die Frequenz der Substanz spiegelbildlich umgedreht. Sie wirkt nun, indem sie die gestörte Frequenz überlagert (Interferenz).
Isopathie heilt mit homöopathisch-potenzierten Substanzen nach dem Prinzip der Gleichheit.

Homöopathische Diagnose und Therapie

Homöopathische Medikamente sind nebenwirkungsfrei. Trotzdem heißt das natürlich nicht, daß wir sie schlucken können, wie wir lustig sind. Auch sie sollten nur bei entsprechend richtiger Diagnose genommen werden. Diagnose und Therapie der Homöopathie unterscheiden sich wesentlich von der schulmedizinischen Diagnose und Therapie. Sie müssen sich auf Überraschungen gefaßt machen wie Lena, die seit 20 Jahren an Pilzinfektionen schwer erkrankt ist, vergeblich schulmedizinisch therapiert wird, Hilfe bei der Homöopathie sucht und dann mit nur einem einzigen homöopathischen Mittel auf dem Weg der Gesundung ist. Sie lesen Lenas Geschichte am Schluß dieses Kapitels.
Um einen kranken Menschen zu heilen, müssen die Symptome, die die homöopathische Arznei hervorrufen wird, mit dem individuellen Krankheitsbild des Patienten übereinstimmen. Grundsätzlich kann man sagen: Ob diese Symptome durch Viren, Bakterien oder – wie in Lenas Fall – durch Pilze ausgelöst wor-

den sind, ist unerheblich. Sie bekommen das Medikament, das mit möglichst vielen Ihrer Symptome übereinstimmt. Trotzdem ist die Homöopathie keine Symptomtherapie. Erkrankungen werden als Zeichen für gestörte Lebensenergie gesehen, die ihre Ursache in einer Störung des harmonischen Gleichgewichts von Körper, Psyche und Geist hat.

Die Ursachen dafür werden einmal in der körperlichen, aber auch psychisch-geistigen Disposition gesehen, die wir über unsere Vorfahren mitbekommen haben. Die Familienkonstellation spielt ebenso eine Rolle wie Belastungen durch die Umwelt im weitesten Sinne. Erkrankungen sind demnach nicht Ursachen, sondern Folgen einer Dysregulation. Entsprechend will die homöopathische Therapie allgemein und umfassend das Terrain verbessern: Es geht darum, den Informationsfluß zwischen den Zellen und in den Zellen zu verbessern, die falschen Informationen zu löschen. Es geht um energetische Heilwirkung. Durch die Frequenz der homöopathisierten Arzneimittel wird der blockierte energetische Fluß wieder zum Fließen gebracht, das körperliche, psychische und geistige Terrain verbessert.

Eine gute homöopathische Diagnose hängt sehr vom Können, von der Erfahrung des Therapeuten und der Mitarbeit und Bereitschaft des Patienten ab. Die Anamnese spielt in der Homöopathie eine besondere Rolle. Sie kann drei, vier Stunden dauern. Es gilt ja aus über tausend Medikamenten das individuelle für diesen individuellen Patienten herauszufinden. Das braucht vor allem Zeit. Denn nur in ausführlichen Gesprächen kann die spezifische Sachlage herausgefunden werden.

Das allgemeine Krankheitsbild kann bei vielen Patienten übereinstimmen, die individuellen Krankheitsbilder jedoch können erheblich voneinander abweichen. Die Ärztin/der Arzt müssen sich Zeit nehmen, um diese individuellen Züge der Erkrankung herauszufinden. Dann erst wird die Wahl unter den Arzneien getroffen. Homöopathische Mittel sind auf den einzelnen abgestimmt. So kann es vorkommen, daß Menschen mit demselben klinischen Krankheitsbild unterschiedliche homöopathische Medikamente bekommen.

Homöopathie und Patient

Der Patient ist in der Homöopathie zur Mitarbeit aufgefordert. Er soll zum einen seine Symptome möglichst genau beschreiben, ihre Deutung aber dem Therapeuten überlassen. Er sollte auch während der Therapie alles vermeiden, was den Heilungsprozeß stören könnte. Außerdem muß er sich darauf einstellen, daß sich die Symptome zunächst verstärken. Kurz: Homöopathie fordert den aktiven Patienten.

Wichtige Informationen

Welche Therapeuten mit klassischer Homöopathie arbeiten, erfahren Sie unter folgenden Adressen:

Hahnemann Gesellschaft
Organisation klassisch homöopathisch arbeitender Ärzte
Dr. Lück
Luegallee 7
40545 Düsseldorf
Tel.: 02 11/58 99 12

Homöopathie-Forum
Organisation klassisch homöopathisch arbeitender
Heilpraktiker e.V.
Grubmühler Feldstr. 14a
82131 Gauting
Tel.: 0 89/8 50 03 56 oder 8 50 98 30

Clemens v. Boenninghausen Gesellschaft
für Homöopathik
Busekistr. 20
23562 Lübeck
Tel.: 04 51/59 33 76

Bis zu einem gewissen Grad ist es natürlich auch möglich, sich mit einer guten Anleitung selbst zu therapieren. Viele Homöopathen sehen gerade darin eine Möglichkeit der Selbsterfahrung wie Marianne Meijer und Leo Huijsen: »Das Vorgehen nach homöopathischen Prinzipien gibt dem Menschen die Möglichkeit, seine Fähigkeiten des Fühlens, Wahrnehmens, Beobachtens von Veränderungen und Vergleichen zu entwickeln, und er lernt, klarer die Zusammenhänge zwischen seiner Vergangenheit und Gegenwart herzustellen.«
Eine sehr gute Einführung in die Homöopathie bietet das Buch von:

Georgos Vithoulkas: *Medizin der Zukunft – Homöopathie.* Georg Wenderoth Verlag, 10. Auflage Kassel 1992.

Folgende drei Bücher möchte ich Ihnen auch empfehlen, Sie erhalten dort weitere Informationen zur Homöopathie und Anleitungen für homöopathische Behandlung diverser Erkrankungen:

Beth MacEoin: *Homöopathie-Brevier. Ein praktischer Führer zur Behandlung von akuten Erkrankungen und Verletzungen.* Knaur, München 1994.
Ravi Roy/Carola Roy: *Selbstheilung durch Homöopathie.* Knaur, München 1992.

Speziell abgestimmt auf den weiblichen Körper sind die Ratschläge in dem Buch von:

Marianne Meijer/Leo Huijsen: *Homöopathie für Frauen.* Knaur, München 1993.

Leider gehen alle drei Bücher auf Mykosen nicht ein.

Wer sich in die Hände eines homöopathischen Therapeuten begibt, wird darüber hinaus erfahren, daß es potenzierte Schadstoffe, Organpräparate, Begleitmittel und Konstitutionsmittel gibt.

Im Überblick sieht das so aus:

- Homöopathische Medikamente: aus pflanzlichen, tierischen oder mineralischen Ursubstanzen;
- Nosoden: aus potenzierten sterilisierten Erregern oder erkranktem Körpergewebe (Speichel) oder Impfstoffen;
- potenzierte Schadstoffe: aus potenzierten chemischen Noxen (Schadstoffen), Umweltgiften oder Schwermetallen oder bestrahltem Wasser;
- Begleitmittel: homöopathische Mittel für die erkrankten Systeme, etwa Organpräparate;
- Konstitutionsmittel: homöopathische Mittel, die möglichst genau auf das energetische Gesamtpotential von Soma und Psyche eines Menschen, seine Konstitution, abgestimmt sind.

Für die Behandlung von Pilzerkrankungen liefert die Firma Staufen Pharma das breiteste Spektrum: Nosoden für die unterschiedlichsten Pilzarten; darüber hinaus auch Mischnosoden, in denen verschiedene Pilzarten zusammengestellt sind (zu Sanumpräparaten siehe Kapitel 8). Schade, daß die Firma uns den Zugang erschwert, weil sie die Nosoden einmal mit dem Krankheitsbild (Trichophytie) und einmal mit dem Erreger eines Krankheitsbildes (Trichophyton mentagrophytes) benennt.
Die folgende Tabelle gibt Ihnen eine Übersicht über die Staufenprodukte; vergleichen Sie dazu auch die Aufstellung der men-

schenpathogenen Pilze in Kapitel 2, Abschnitt *Zusammenfassung und Diskussion.*

Folgende Nosoden können bei Pilzerkrankungen helfen:

- bei Dermatophyten die Nosoden: Trichophytie, Trichophyton mentagrophytes;
  die Firma Heel bietet zwei Nosoden für Nagelmykosen an: Nagelmykose und Nageltrichophytie; beide gibt es als Injeel und forte;
- bei Hefepilzen die Nosoden: Monilia (Candida) albicans, Candida parapsilosis, Cryptococcus neoformans, Sporothrix schenckii, Malassezia furfur, Torulopsis glabrata;
- bei Schimmelpilzen die Nosoden: Aspergillus niger, Aspergillus fumigatus, Mucor mucedo, Mucor racemosus, Geotrichum candidum.

Alle Nosoden gibt es potenziert in Tiefpotenzen von D3, D4 oder D5 bis hin zu Hochpotenzen von D100, D200, D400 und Monilia albicans sogar als D1000.

Wie schwerwiegend die Pilzinfektion ist, können Sie als Laie auch an der Höhe der Potenz erkennen: Je niedriger die verordnete Potenz ist, desto stärker ist die Infizierung. Damit wissen Sie auch: Je niedriger die Pilzpotenz ist, desto dringlicher sind zusätzliche Maßnahmen, die das Milieu verbessern. Bei niedrigen Potenzen sollten Sie daran denken, die Menge von Kohlenhydraten und Eiweiß zu reduzieren. Unter Umständen können Sie durch Veränderung bei Ihrer Kleidung oder die überlegte Wahl des Urlaubsziels etwas zur Verbesserung des Milieus beitragen. Oder Sie machen die Pilzdiät, die in Kapitel 9 vorgeschlagen wird.

Die sechste Patientengeschichte

Die sehr ausführliche Darstellung, die Lena uns hier von ihrer langjährigen Pilzerkrankung gibt, ist – wie die beiden ausführlichen Geschichten von Annette und Sabine – ein gutes Beispiel für den langen Leidensweg, den manche Pilzerkrankten gehen müssen, für das beinahe umtriebige Suchen, zu dem Pilzerkrankungen Menschen oft zwingen, für die Hilflosigkeit der Schulmedizin, die hier oft nicht weiterkann. Vor allem aber ist Lenas Geschichte ein gutes Beispiel für die Arbeitsweise der Homöopathie. Lena ist heute 44 Jahre alt, berufstätig.

Ich blicke jetzt auf meine Krankheit und auf mein Leben aus einer wissenden Perspektive zurück. Das Wissen ist mir eigentlich wirklich erst so in den letzten Monaten in dieser Fülle erschienen. Also, die Krankheit hat ungefähr mit meinem zwanzigsten Lebensjahr begonnen. Ich wußte aber damals nicht, was es war und was los ist. Ich wußte nur, irgendwas stimmt nicht. Das Wesentlichste, das damals so einsetzte, war, daß ich ständig irgendwas mit dem Magen und dem Darm hatte, irgendwelche Koliken. Ich lag manchmal drei Wochen, und es kam unten und oben heraus. Ich magerte zum Skelett ab, und es ging mir elend. Ich ging dauernd zu anderen Ärzten. Im Grunde waren sie alle hilflos. Ich hatte noch eine gute Kondition, so daß ich immer wie ein Stehaufmännchen wieder hochkam, und irgendwann regulierte sich das auch wieder ein. Dann hatte ich ständig Pilzinfektionen. Ich hatte mit neunzehn oder zwanzig die Pille genommen, mit neunzehn. Und damit fing es auch schon an.

Das weiß ich heute aus der Perspektive des Wissenden. Mit neununddreißig erfuhr ich dann durch das Buch von einem Doktor Markus Ich fühle mich krank und weiß nicht warum, *was los war. Er ist der erste Arzt in Deutschland, der überhaupt das Ganze mal durchschaubar gemacht hat, der durch sein Buch*

Menschen, die so wie ich gesucht haben, das Wissen vermittelt hat und ihnen gesagt hat, was sie eigentlich haben. Als ich dieses Buch gelesen habe, wußte ich, was ich hatte. Das hat mir kein Arzt gesagt. Da konnte ich dann im nachhinein rekonstruieren, was alles passiert war. Markus sagt eben – und ich unterstütze seine Theorie, sehe aber natürlich, daß noch viele andere Faktoren mitverantwortlich sind für die Entstehung dieser Krankheit –, daß Antibiotika und die Antibabypille den Stoffwechsel einer Frau so verändern, so chaotisieren, daß sie empfänglich wird für die Pilze, die ja in Minderzahl immer irgendwo im Körper drin sind, nur eben in dem Moment, wo sie überhandnehmen, anfangen, den Körper zu zerstören und vor allem das Immunsystem so angreifen, daß Frauen sich gegen dieses Ungleichgewicht im Körper nicht mehr zur Wehr setzen können. Genau das war bei mir passiert, wobei eben die Pille der erste Knackpunkt war.

Sie können natürlich sagen: Pille und Antibiotika haben viele Frauen genommen. Das glaube ich ja auch. Deshalb weiß ich, es hat bei mir noch mehr gegeben.

Also, der Krankheitsverlauf war zunächst so: Dauernd diese Pilzinfektionen, dann bekam ich Blasenentzündung, Nierenentzündung, Eierstock- und Eileiterentzündung. Ab dem Bauchnabel abwärts hatte ich ständig Entzündungen, und ich wurde von Facharzt zu Facharzt geschickt. Der Urologe schickte mich zum Frauenarzt, der Frauenarzt zum Internisten. Keiner hat mir richtig zuhören wollen, wenn ich sagte: »Ich habe da doch keine Mauern zwischen. Das hängt doch irgendwie zusammen. Da muß doch irgendwas ganzheitlich nicht in Ordnung sein.«

»Psychosomatisch«, war meistens die Antwort. Sie konnten mir nicht helfen, also war ich schuld. Da bin ich sogar zu einem klassischen Homöopathen gegangen. Er sagte auch: »Haben Sie zuviel Geld oder zuviel Zeit? Sie haben überhaupt nichts.« Ich wurde immer nur abgewiesen und mußte aufpassen, daß ich nicht

irgendwann nach Hause ging und dachte: Du hast eine Macke. (Du willst auffallen oder so was.)
Ich lebte also recht oder schlecht vor mich hin, jetzt im nachhinein weiß ich, daß ich anfing, mich zusehends mehr zurückzuziehen und meine Lebendigkeit und meine Fröhlichkeit zu verlieren.
Das Schlimmste war und ist bis heute noch nicht geregelt: Meine Periode blieb aus. Ich habe die Pille abgesetzt, weil ich merkte, die tut mir nicht gut. Da war ich ungefähr fünfundzwanzig. Von da an bekam ich die Periode erst mal noch alle drei, vier Monate, dann überhaupt nicht mehr. Also in neunzehn Jahren habe ich sie vielleicht zwanzigmal gehabt. Die Frauenärzte hatten nichts anderes auf Lager, als mir Hormonschübe zu geben. Ich hatte längst im Gefühl, daß mich die Pille durch ihre Hormonbeigaben durcheinandergebracht hatte. Wenn ich mich jetzt also wieder mit Hormongaben dopte, das ging nicht.
Ich bin weiter auf der Suche geblieben, und mit neununddreißig geriet mir dieses Buch von Markus in die Finger, und ich wußte: Aha, das war es. Da war ich wenigstens schon insoweit saniert, als ich das Gefühl hatte: Ich habe recht gehabt, leider, aber wenigstens bin ich im Kopf noch ganz. Das Buch wurde mir von einer Frau im Bioladen empfohlen. Ich habe eine Therapie bei Doktor Markus in Wiesbaden angefangen, wurde dann resistent gegen diese Antimykotika, die im Grunde genommen auf einer anderen Ebene nichts anderes sind als Antibiotika. Der Mann hat zwar ein großes Wissen, aber seine Methode ist eben auch nicht unbedingt eine, die wie die Homöopathie mit dem Körper arbeitet, sondern auch wieder eine, die irgendwo gegensteuert. Also, ich kam damit nicht klar. Ich bin nicht mehr hingegangen.
Dann bin ich zu einer Heilpraktikerin gekommen, die hat mit dem Morагerät gearbeitet und auch sonst einige geheimnisvolle Dinge getan, die ich nicht durchschaut habe. Mit dem Moragerät hatten wir zuerst ein tolles Erfolgserlebnis. Sie hatte mich erst einmal behandelt, da bekam ich meine Periode. Wir waren völlig

hin und weg. Aber dann stagnierte das nach einiger Zeit. Ich hatte das Gefühl, es gab ein unheimlich großes Aha-Erlebnis, und das war's dann auch.
Man muß Zweifel äußern können, wenn man bei einem Arzt in Behandlung ist. Das hat diese Heilpraktikerin so persönlich genommen, daß sie mir mehr oder weniger gesagt hat: »Also, wenn Sie nicht mehr an mich glauben, dann können Sie gehen.« Ich wollte zwar nicht gehen, aber ich wollte durchaus meine Zweifel äußern. Ich wollte nicht auf ein Wunder warten, da kann ich auch nach Lourdes gehen. Ich wollte mit ihr einen Kontakt haben, bei dem ich wußte, was los ist, und vielleicht auch von ihren Zweifeln was mitkriegen, sozusagen: Ja, laß uns mal schauen. Wir sind ja schließlich alle in dieser Krankheit Suchende, der Patient genauso wie der Arzt.
Dann bin ich an Ursula Kinon geraten. Das ist eine Heilpraktikerin, die ganz viel mit Mykosen in der Praxis zu tun hat. Sie sagte auch schon zu mir: »Das ist nicht nur Körper, das sind auch Seele und Geist. Gucken Sie da hin!« Ich habe gewußt, daß der Körper und die Seele nicht durch Mauern voneinander getrennt sind, daß das ineinanderwirkt. Ursula Kinon sitzt aber in Mainz. Das heißt, der Kontakt war nicht ein stetiger. Ich fuhr da ab und zu hin. Ich merkte, daß mich das unglaublich streßte, die weiten Entfernungen zu überwinden.
Dann geriet ich in Kontakt zu einem Arzt, der diese Herdsanierung, vor allem diese Zahnsanierungstheorie vertritt. Seine Idee ist, wenn ein Organ nicht in Ordnung ist, muß man den Zahn prüfen. Das finde ich durchaus auch richtig, nur muß man das sehr kritisch sehen. Er wollte mir gleich mehrere Zähne ziehen, und ich bin dann aber Gott sei dank kritisch geblieben und hier zu einem Zahnarzt gegangen, der die drei Goldkronen herunternahm und feststellte, daß unter einer noch ein Amalgamrest war. Bei den anderen geflickten Zähnen – da lagen die Zähne so dicht nebeneinander und hatten so unterschiedliche Goldlegierungen,

daß unglaubliche Spannung entstand. Aber ich mußte mir die Zähne nicht ziehen lassen.
Aber auf diese Weise geriet ich an einen Diplomingenieur und Heilpraktiker, Herrn Ochsenreiter in Karlsruhe, der wiederum eine ganz neue Richtung vertrat, die ich unglaublich spannend und glaubwürdig finde. Er hat in seinen Räumen sämtliche Substanzen dieser Erde, derer er habhaft werden kann, in Schwingungen, in Flüssigkeiten versetzt. Das sind nicht nur Nahrungsmittel und Lebensmittel, sondern das sind auch Mineralien, Metalle usw. Er hat mir, bevor ich mir die drei neuen Goldkronen habe machen lassen, verschiedene Goldproben mit nach Hause gegeben, die ich tragen mußte und die er vorher getestet hatte. Da konnte ich spüren, welche bei mir Spannung erzeugten, welche nicht. Ich bin hier bei einem Zahnarzt, der mit ihm zusammenarbeitet, gewesen, der dann Zementfüllungen genommen hat, von denen man wußte, daß da keine anderen Giftstoffe drin sind. Ochsenreiter konnte mir auch sagen, was ich früher an Krankheiten hatte, eine Tuberkulose. »Fünfzig Prozent der Menschen«, sagt er, »wissen das aber gar nicht.« Er konnte Tuberkulinum auch mit Hilfe so eines Schwingungsgerätes wieder ausschwemmen. Ihn fand ich ganz prima. Ich merkte aber, das ist zu weit weg. Ich brauchte einfach jemanden, dessen Nähe ich haben kann, wenn ich ihn brauche. Das war auch nur ein Aspekt, das war mir nicht allumfassend genug, was der jetzt da so bot.
Während meiner Krankheit hatte ich immer ganz schreckliche Gelenkbeschwerden. Mit meinem dreiunddreißigsten, vierunddreißigsten Lebensjahr begann ich arthritische Beschwerden, rheumatische Beschwerden, zu bekommen, die von Ärzten auch nur als psychosomatisch dargestellt wurden. Ich hatte teilweise solche Kniegelenksbeschwerden, daß ich kaum gehen konnte.
Ich lebte schon seit fünfzehn oder achtzehn Jahren sehr aus dem Bioladen. Instinktiv wußte ich, du mußt was tun für dich. Wenn die Ärzte dir nicht helfen, dann muß dein eigener Geist wenig-

stens schauen, daß du im Bereich des Nichtgreifbaren-Wissens etwas tust. Und dann habe ich einfach aufgehört, Fleisch zu essen, weil ich das sowieso nicht mochte. Das fiel mir nicht schwer. Zucker war sehr schwierig. Da habe ich gedacht, lieber Honig als Zucker. Und ich habe sehr viel Rohkost und Gemüse gegessen, was mir auch Spaß gemacht hat. Und ich habe angefangen, in Bioläden einzukaufen, weil ich einfach wußte, daß die anders mit den Dingen umgehen.

Von einer Frau, deren Kind durch Homöopathie von Neurodermitis geheilt wurde, bekam ich die Telefonnummer einer Ärztin. Ich habe diese Ärztin angerufen, die Fühler ausgestreckt. Sie sagte gleich: »Homöopathie heißt: Sie machen überhaupt nichts anderes mehr. Es gibt nur noch mich und meine Therapie, und alles andere ist gestrichen.«

Weil ich aber immer in einem Sterngeflecht von einem Michselbst-Heilen eingebettet war, konnte ich mich davon nicht trennen. Deshalb bin ich in Kur gegangen. Gegen oder für den Pilz gibt es nichts Spezielles. Ich machte eine Lehmkur, bei der man sich in Lehm wälzt und den Körper entgiftet. Das fand ich also ganz gut für mich. Es war aber überhaupt nicht gut für mich. Ich magerte immer mehr ab, wog noch 44 Kilo. Mein Körper hatte einfach nur noch diese Sprache: »Ich kann nicht mehr.« Ich hatte diese Krankheit jetzt vierundzwanzig Jahre, seit meinem zwanzigsten Lebensjahr. Es ging nicht mehr. Ich fiel in mich zusammen, und als ich aus der Kur zurückkam, kam der endgültige Breakdown. Ich konnte die Nahrung nicht mehr verwerten, sie kam oben herein und unten heraus. Ich habe gegessen, eine Stunde später saß ich auf dem Klo. Leber und Galle, alles tat mir unglaublich weh, und ich hatte das Gefühl, ich verende. Wirklich, es war schrecklich!

Ich stürzte vollkommen ab, und dann habe ich mich dieser homöopathischen Ärztin in die Hände begeben.

Sie hat dann erst eine Anamnese gemacht. Sie hat sich vier

Stunden lang hingesetzt und sich, wer weiß was alles, von mir angehört. Fragen gestellt, ob ich rechts herum schlafe oder links herum, so ganz merkwürdige Sachen. Und immer wieder in meiner Vergangenheit gebuddelt. »Hatten Sie mal Warzen?« Das ist für die Homöopathie unglaublich wichtig. Viel über die Familiengeschichte herausgebohrt und ob ich lieber salzig oder lieber süß esse, wie ich esse und all solche Sachen. Viele Dinge auch aus der Gefühlswelt: Bin ich viel traurig? Was macht mich traurig? Wie erlebe ich dann diese Traurigkeit? Dann wollte sie insbesondere auch Sachen wissen, die mit der Haut zu tun haben, Geschwister waren wichtig, meine Einbindung in den Familienverband.

Das ist für mich jetzt die Heilmethode, an die ich glaube. Die Ärztin sagte immer: »Ich muß nur Ihr Mittel finden. Dann ist alles in Ordnung.« Dann habe ich gedacht: Das klingt wie ein Wunder, aber an Wunder glaubst du ja eigentlich nicht. Sie hat dann ein Mittel für mich gefunden, nur dieses eine durfte ich nehmen. Ärzte sagen: »Das ist Kochsalz, mehr ist das nicht.« Genau das ist es: Natrium muriaticum. Da gibt es dann eine bestimmte Gebrauchsanweisung, wie man das nehmen muß: Zuerst jeden dritten oder vierten Tag, vorher nichts essen, eine halbe Stunde nachher nichts. Dann darf es nicht neben einer Steckdose stehen.

Es klingt für jemanden, der nichts damit zu tun hat oder der sich nicht drauf einlassen will, sehr alchimistisch. Ich war auch zuerst sehr skeptisch. Inzwischen bin ich ein Jahr lang krankgeschrieben, und ich merkte im nachhinein, es ging auch gar nicht anders. Ich bin so jemand: Du hast strammzustehen, und wenn du krank bist, dann hast du dazu keine Berechtigung, du gehst möglichst noch halbtot wieder ins Büro. Zuerst hatte ich ein unglaublich schlechtes Gewissen und habe mich überhaupt nicht auf die Straße getraut, am liebsten nur mit Tarnkappe, weil ich dachte: Die Krankheit sieht man dir nicht an, aber du gehst nicht arbeiten.

Meine Krankheit ist einfach so ein Geflecht aus drei verschiedenen großen Kapiteln.
Das erste ist Familiengeschichte. Das sagt die Homöopathie ja auch. Ich lese im Moment ein ganz tolles Buch, das heißt Medizin der Zukunft. *Darin steht etwas, das mir das schlechte Gewissen genommen hat, daß ich an meiner Krankheit selbst, allein und ausschließlich schuld bin und mir die – aus was für Gründen auch immer – zusammengebraut habe. Vithoulkas beschreibt eben, das geht zurück, wenn nicht gar auf Adam und Eva. Man hat eine Familiengeschichte, in der liegen die Vorfahren weit, weit zurück und auch bestimmte Schäden, die ich heute nun austragen muß.*
Was zu der Familiengeschichte dazugehört, ist beispielsweise, daß ich während dieses Heilungsprozesses eine ganz massive Neurodermitis bekommen habe.
Diese Hautgeschichte hatte ich schon, als ich als kleines Mädchen ins Kinderheim verschickt wurde. Der psychische Zusammenhang wurde offensichtlich. Als ich ins Kinderheim geschickt wurde, für sechs Wochen von meinen Eltern getrennt wurde, bekam ich ein irrsinniges Heimweh, und dann hatte ich Ausschlag am ganzen Körper.
Jetzt sind hier noch ein paar Reste davon, aber das war ganz, ganz furchtbar schlimm. Als ich so völlig verunstaltet bei meiner Mutter auftauchte, fragte sie: »Ja, was hast denn du?« »Neurodermitis.« »Ach, hat der Papa doch auch schon immer.«
So erfuhr ich durch Zufall, daß mein Vater schon als kleines Kind diese Krankheit hatte, das habe ich aber vorher nie mit diesem Begriff in Zusammenhang gebracht. Das habe ich immer mit mir getragen und dagegen unbewußt natürlich 40 Jahre gekämpft. Und das schwächt das Immunsystem, und dann hat der Pilz Platz.
Das zweite ist meine ganz persönliche Familiengeschichte, der ich jetzt auch nähergekommen bin. Ich habe auf Anraten meiner Homöopathin eine Therapie angefangen, eine Gesprächsthera-

pie. Das ist aber nicht so eine Analyse, wo man stundenlang nur auf seine Kindheit guckt und darin erstarrt. Die Therapeutin nennt das focussing. Das heißt, man schaut schon zurück. Aber man schaut gleichzeitig auf das, was jetzt im Moment gerade spürbar ist. Das heißt, wenn ich mit meinen Gedanken wieder in irgendeiner Szene mit meinem Vater bin, der für mich eine unheimlich dominante Person gewesen ist und wahrscheinlich in gewisser Weise bleiben wird, und darin verharre, dann schaut sie, wie sie mich da herausholt, beziehungsweise wie hole ich mich da selbst heraus. Das ist eine ganz wunderbare Arbeit. Das ist das Wichtige. Ich schaue nicht immer zurück wie Lots Frau – da kann man nämlich drin erstarren. Sondern ich sehe eben auch auf mich und das Jetzt. Ich habe dadurch gelernt, auf meine Trauer, die ich wie einen Eisklotz mit mir herumgetragen habe und die mich bestimmt erstarren ließ und damit natürlich der Krankheit Raum gab, anders zu reagieren. Dieses Geflecht in meiner Familie, vor allem die Beziehung zu meinem Vater, das alles hat wohl auch ganz viel zu dieser Krankheit beigetragen.

Ich spreche jetzt von den körperlichen Reaktionen, die ich aufgrund dieser homöopathischen Behandlung hatte. Die Homöopathie sagt ja, das, was man im Leben hatte und was die Vorfahren hatten, wird wieder aufgeschwemmt, kommt heraus, und der Körper bringt es nach draußen.

Als die homöopathische Behandlung begann, ließen die arthritischen Beschwerden langsam nach. Allerdings: Erst mal bekam ich noch ganz furchtbare Schübe, daß ich dachte, ich kann die Gelenke nicht mehr bewegen. Dann ließ das nach, und in dem Maße, wie das nachließ, bekam ich Hautprobleme, diese Neurodermitis. Für meine Ärztin war dieser Heilprozeß ganz wunderbar. Sie sagte: »Ja, ja, von innen nach außen. Jetzt ist der Schmerz innen nicht mehr so schlimm, jetzt bekommen Sie eben diese Hautreaktionen.«

Es war furchtbar. Hier im Gesicht um die Ohren herum, da

fehlten zwei, drei Hautschichten. Das war wirklich das rohe Fleisch, das herausschaute, und es juckte wie der Teufel. Ich habe nachts nicht schlafen können, bin hier durch die Wohnung gelaufen, weil ich einfach das nicht ausgehalten habe. Ich dachte auch zwischendurch, das hört überhaupt nie mehr auf. Es hat dann aber irgendwann aufgehört. Jetzt sind da nur noch ganz minimale Reste, die sind harmlos. Aber es hat ein halbes Jahr gedauert.
Es geht einfach darum, daß alles herausgeschwemmt wird, was der Körper über Jahrzehnte hinweg – und sicherlich schon im Kleinkindalter anfangend – gesammelt hat.
Dann habe ich mich wieder übergeben, wie ich das vor zwanzig Jahren tat, auf einmal. Meine Ärztin hat sich immer die Hände gerieben: »Wunderbar, der Heilprozeß verläuft planmäßig.«
Na ja, ich hatte dann auch wieder Juckreiz an der Scheide, und alles, was ich so die letzten vierundzwanzig Jahre erlitten habe, das kam alles schön zurück. Das ist auch jetzt noch nicht vorbei. Aber ich bin nicht mehr wie eine Wundertüte. Die ersten Monate während des Heilprozesses waren davon bestimmt, daß ich morgens immer aufstand: »Was ist denn jetzt los?«
Einmal bin ich morgens aufgestanden und konnte nicht mehr gehen. Da hatte ich Hexenschuß im Rücken, den hatte ich zwanzigmal in meinem Leben gehabt. Nun hatte ich ihn aber so, daß ich nicht mehr gehen konnte. Man kriegt den Hexenschuß nicht wie früher, sondern es kommt mit einer derartigen Kraft, als hätte man fünf auf einmal. Ich weiß noch genau, ich dachte: »Du meine Güte, gleich brauchst du einen Rollstuhl.«
Meine Ärztin hat mir diesen typisch homöopathischen Heilprozeß beschrieben und vor allem immer wieder Menschen zitiert, die sie geheilt hatte. Sie hatte zwar noch nicht so einen Fall mit Mykose wie ich einer bin. Aber sie hatte eben Bechterew-Patienten, die krumm in die Praxis hereingekommen sind und nach zwei Jahren Behandlung gerade herausgingen. Das ist ja auch wichtig, daß man weiß, pro Jahr Krankheit ist mit einem Monat

Heilung zu rechnen. Ich bin noch nicht mal ein Jahr in Behandlung. Ich muß also mindestens noch ein Jahr rechnen, bevor ich mal sagen kann: »Jetzt.«
Sie hat mir eigentlich immer wieder, wenn ich erneut einen Mißtrauensantrag stellte, Mut gemacht. Aber ich konnte ihr gegenüber wenigstens mein Mißtrauen äußern, und das ist, glaube ich, wichtig, daß man das Vertrauen zu seinem Arzt haben kann zu sagen: »Ich bin jetzt an einem Punkt, wo ich nicht mehr dran glauben kann.«
Sie meinte dann nur: »Kenne ich alles. Alle Patienten haben mal zwischendurch hier gesessen und gesagt, nee, da kommt nichts bei raus.« So eine Antwort ist gut. Dann hat man das Gefühl, man kann vertrauen.
Die Ärztin sagte zweierlei: »Irgendwann sind Sie wieder ganz gesund. Aber Sie müssen immer vorsichtig sein.«
Das weiß ich. Meine Ernährung muß ich immer anpassen. Ich werde nie frisch, fromm, fröhlich, frei irgendwas mit Zucker oder Hefe oder all den Produkten essen können, die dem Pilz Futter geben.
Ich habe einen sehr, sehr ehrgeizigen Vater, der mich erzogen hat – sagen wir mal – mit seinem Zeigefinger zwischen meinen Rippen: »Setz die Füße anders hin!« »Schau nicht so schräg!« »Mach ein bißchen schneller!« »Beeil dich!« »Kannst du nicht besser aufpassen!« »Sei doch etwas ruhiger!« Ich wurde also ständig von ihm reglementiert, was ich mir unglaublich angezogen habe, weil ich meinen Vater abgöttisch geliebt habe.
Ich war seine Lieblingstochter. Jedenfalls habe ich mir das eingebildet. Ich weiß nicht; ja, er liebte mich. In den ersten Jahren, als ich noch so ein formbares Kind war und so ein kleines Wesen, das kaum eigenen Willen zeigte, war ich wohl seine kleine Königin. Und in dem Moment, wo ich anfing, eigene Ideen zu entwickeln, geriet ich aus dem Gleichgewicht. Das war sicherlich der Anfang der Krankheit. Nicht daß ich meinem Vater die Schuld

geben will, das war einfach so. Er hat in dem Moment, wo ich nicht mehr so war, wie er wollte, mir immer seinen Liebesentzug sehr brutal demonstriert. Ich war fünf, sechs oder sieben – wenn ich nicht das tat, was er wollte, dann brachte er es fertig, drei Tage lang nicht mit mir zu reden, und ich weiß heute noch, wie ich darunter gelitten habe. Das war für mich grauenvoll. Meine ganzen Energien gingen aus mir raus, und ich schaute immer nur darauf, wann er denn wieder soweit wäre, daß ich wieder seine liebe Tochter sei. Die Energie, die floß nur noch zu diesem Menschen hin, statt daß ich sie bei mir behielt. In dem Moment, wo wir wieder Freund miteinander waren und er mir wieder seine Zuwendung zeigte, weil ich so funktionierte, wie er wollte, da ging es mir wieder gut. Nur – ich habe nicht immer so funktioniert. Ich hatte zuviel eigenen Willen.

Gut, das war die Zeit, wo ich anfing, meine Energien so von mir abziehen zu lassen, daß im Grunde genommen damals schon ein Pilz – oder was immer – Chancen hatte, sich bei mir einzunisten.

Ich habe übrigens auch das Gefühl gehabt, daß ich dieses Spiel lange Zeit in meiner Beziehung zu meinem Mann reproduziert habe. Deshalb ist diese Trennung für mich auch sehr erhellend gewesen, so schmerzhaft, wie sie war. Ich habe jetzt, nachdem diese Beziehung nicht mehr besteht, zuerst immer geschaut: Wo gebe ich denn jetzt meine Energie hin? Ich merkte auf einmal, ich suche immer wieder irgendwo eine Stelle, wo ich sie hinschicken kann, bis ich irgendwann gedacht habe: »Verdammt noch mal, nutze sie doch für dich.« Und seitdem ich das tu', habe ich das Gefühl, ich bin heiler geworden. Das ist ganz verrückt. Deshalb denke ich manchmal, vielleicht ist die Trennung nicht endgültig. Die Trennung ist im Januar gewesen, das ist ganz, ganz frisch. Ich denke, es ist ganz, ganz wichtig, auch wenn es wieder ein Zusammensein geben würde: Ich will die Beziehung einfach anders angehen. Wir waren unglaublich lange zusammen, wir

waren sechsundzwanzig Jahre zusammen. Ich habe ihn kennengelernt, da war ich siebzehn. Das ist mehr als die Hälfte meines Lebens, und ich bereue da nichts.
Alle Schwierigkeiten, die wir zum Schluß auch hatten ... er sah, wie krank ich war und wußte auch überhaupt nicht mehr, was er damit anfangen sollte. Er wußte überhaupt nicht, was tun, und es hat ihn sicherlich auch Abstand nehmen lassen, denke ich. Ich hätte eine derartige Einsamkeit ausgestrahlt, hat eine Nachbarin mal gesagt. »Ich konnte Ihre Nähe überhaupt nicht aushalten. Ich war froh, wie ich wieder raus war. Das war die ganze Wohnung, die dieses Klima hatte von – von – also das war eine Todesnähe.«
Er hat sehr, sehr viele Sachen nachher ohne mich gemacht. Er ist in den Weihnachtsferien ohne mich Skilaufen gefahren, und das war so der Punkt, wo ich gesagt habe: »Hör mal, du bist überhaupt nicht mehr mit mir zusammen. Dann möchte ich dich lieber gar nicht mehr bei mir haben, weil ich mich dann nur immer noch nach dir sehne und du doch nur nachts zum Schlafen herkommst, und sonst bist du überhaupt nicht da. Das ist mir einfach zu wenig, dann will ich lieber wissen, ich bin wirklich alleine.« Das hat er zwar nicht gewollt, aber trotzdem ist er dann gegangen.
Sich von diesem Verhaltensmuster zu befreien, seine Energie nicht selbst zu nutzen, sondern sie irgendwohin abzugeben, an eine Person, die einem wichtig ist, das ist schwer. Sie war eben immer irgendwo draußen, so hatte ich das als kleines Mädchen im Kontakt mit meinem Vater gelernt. Das ist dann geradezu ein Mechanismus. Man erkennt ihn nicht, und auch wenn man ihn erkennt, ist es dann schwierig, ihn umzuprogrammieren. Ich habe das jetzt so – auch körperlich – wahrgenommen in einem Kursus bei einem faszinierenden Menschen, der in den USA lebt. Er war auch mal Lehrer, hat ein Theater gegründet, war Schauspieler und ist dann irgendwann zur Psychologie gekommen. Jungs

Ideen von der Schattenseite, die man an sich verleugnet, hat er umgesetzt in einwöchige Kurse, in denen man eben mit Hilfe von Musik und Malen und Theaterspielen und Maskenbau an sich arbeitet.

Ich denke, die Trennung von meinem Mann war richtig, weil ich auch dadurch erkennen gelernt habe, daß ich mich in der Partnerbeziehung vielleicht ähnlich verhalten habe wie in der Beziehung zu meinem Vater. Und ich denke schon, daß ich dabei bin, den Mechanismus zu durchbrechen, und das ist ganz wichtig für mich. Sonst würde auch wahrscheinlich diese Krankheit immer wieder in meinem Körper einen Boden finden, auf dem dieser Pilz leben könnte. Meine Ärztin lacht sich sowieso immer kaputt: »Der Pilz – so ein Quatsch.«

Und es ist auch so: Wir haben jetzt eine Stuhluntersuchung machen lassen. Im Darm ist kein Pilz mehr, obwohl ich diese Erscheinungen der Mykose noch habe. Aber ich habe bewußt das Wort Mykose gerade erst das zweite Mal benutzt. Man kann die Befindlichkeiten unter diesen Begriff subsumieren. Und die Leute brauchen auch dieses Wort. Würde ich den Kollegen von der Firma sagen: »Ich habe ein Konglomerat von Erscheinungen, die sich zusammensetzen aus persönlicher Biographie, Familiengeschichte und körperlichen Problemen, klar – und Antibiotika machen die Darmflora kaputt. Das wissen wir alle. Aber das allein ist es nicht.« Wenn ich mit denen so reden würde, dann würden die sagen: »Ja, und was hast du jetzt? Sag doch mal was Einfaches. Hast du Krebs?« »Nein.« »Aids hast du auch nicht. Was hast du denn dann?« Die Menschen brauchen einfach dieses Raster. Inzwischen ist es so: Wenn mich jemand fragt, sag' ich: »Ich habe eine Stoffwechselstörung. Ich kann einfach Lebensmittel nicht so verarbeiten, wie es ein normaler Körper tut oder tun muß.« Dann sind sie meistens zufrieden.

Was mir noch zusätzlich den Absturz verschafft hat, war eine Blutuntersuchung. Davon habe ich so wunderbare Fotos, die

kann ich gar nicht anschauen. Ich hatte nicht einen, ich hatte sechs oder sieben Pilzsorten, und ich hatte in allen Stufe 3, das ist das Höchste, was es gibt.
Ich muß dazu sagen: Ich hatte ja gedacht, daß ich mit meiner Ernährung diesen Pilz los werde. Das heißt, ich habe einfach sämtliche Lebensmittel, die man nicht essen darf, und das sind eben Hefe und Zucker und alles, was vergoren ist, Alkohol, Essig und solche Sachen, weggelassen, von 1989 an, seitdem ich dieses Buch von Markus gelesen hatte und wußte, was ich nicht darf. Ich habe also im Grunde genommen nur noch von Gemüse und Getreide gelebt. Ich habe auch keinen Käse mehr gegessen, weil auch der wieder, wenn er auf Hefekulturen basierte, verboten war. Ich habe wirklich so gedarbt, daß alle Leute mich bemitleidet haben: »Meine Güte, du hast überhaupt nichts mehr vom Leben.« Ich ging auf Feten nur noch, wenn das Büfett abgeräumt war, weil die Verlockung zu groß war und ich nicht zugucken wollte, wie die Leute da schlemmten. Wenn ich essen ging, habe ich mir Gemüseteller bestellt. Nachtisch gab es nie oder wenn, dann mal Schafskäse. Also, es war wirklich schon ziemlich traurig. Ich lebte also jahrelang so, und dann bekam ich letztes Jahr im Sommer diesen Blutbefund. Wissen Sie, da war der seelische Absturz, der war ja schon programmiert. Ich hatte gedacht, daß mit dieser Ernährung mein Blutbild o.k. sein mußte. Aber das war es überhaupt nicht.
Basis der Krankheit ist zum einen die psychische Seite der Familiengeschichte, zum anderen die körperliche, die eben auch schon Generationen zurückreicht, und zusätzlich eben mein eigener Lebenswandel. Ja, das könnte ich jetzt noch erzählen, nämlich, wie man als Jugendlicher, als Student lebt. Da interessiert einen überhaupt nicht, ob etwas gesund ist oder nicht. Da ißt man dauernd Fritten mit Mayo. Da ging ich eben nicht um zwölf ins Bett. Um zwölf habe ich eine warme Mahlzeit zu mir genommen; da habe ich gearbeitet bis morgens um sechs, dann habe ich mich

schlafen gelegt bis mittags um zwölf, und dann fing der Tag an. Da habe ich nicht darauf geschaut, ob ich wenig oder viel Zucker aß oder ob Schweinefleisch nicht gut war. Ich habe halt einfach gelebt. Und für meinen Körper vielleicht ein bißchen zu wild. Ein anderer hält das aus. Ich kenne genug Leute, die haben's genauso gemacht.

Jetzt habe ich einfach das Gefühl, mein Blutbild ist anders, und das Geld kann ich mir sparen. Ich habe jetzt so ein gutes Gefühl für mein Inneres.

Die Homöopathie verbietet Kaffee und schwarzen Tee. Offenbar ist das der Grund, weshalb die meisten diese Heilmethode nicht wählen. Der Verzicht fiel mir nicht schwer. Die Kräutertees dürfen auch nur so ganz laff schmecken, weil jede Art von Kraut eben in Konkurrenz zu dem Mittel stehen könnte. Ich habe mir immer mit Rosmarinwasser die Haarhaut bearbeitet, ich bekam davon immer einen so schönen Lockenkopf; das war auch verboten, war ein Konkurrenzmittel. Bachblüten sind verboten. Darauf zu verzichten ist mir schwergefallen, vor allem auf diese Riechöle, die man aufs Wasser tut und die dann die Wohnung so schön aromatisieren.

Ich weiß, du hast immer wieder die Energie abgegeben an jemand anderes. Und so habe ich eben auch insgesamt gelebt, sehr total. Auch im Büro ist das immer so gewesen. Ich hatte ein Gespräch, in dem mein Chef zu mir sagte, ja, er könne sich schon denken, daß meine Krankheit auch damit zu tun hätte, wie ich meine Arbeit machen würde. Da habe ich gesagt: »Ja, ich weiß, bei mir muß alles immer hundertfünfzigprozentig sein.« Da hat er ganz lieb gelacht. »Das reicht bei Ihnen nicht.«

Das heißt, ich bin auch immer sehr streng mit mir selbst umgegangen. Manchmal muß ich lachen und denke: Mit der Krankheit war es auch so. Es hat nicht gereicht, daß ich krank war. Ich mußte so krank sein, daß ich nicht mehr piep und papp sagen konnte. So dreihundertprozentig krank, dann hatte ich eine Be-

rechtigung zu sagen: »So, ich kann nicht mehr. Ich muß jetzt fehlen.« Aber sich mal nicht gut fühlen und dann nicht ins Büro gehen, das gab es bei mir nicht.
Na ja, so bin ich durch mein Leben gestiefelt, und das ist schwer auszuhalten. Ich habe mich dabei immer überfordert.
Also, wie man mit sich selbst umgeht, das ist bei so einem Krankheitsbild ganz wichtig, wobei das Sehen – ich habe das ja immer gesehen, daß ich sehr, sehr streng mit mir bin – noch lange nichts änderte. Ändern konnte ich es durch diese Gespräche mit der Therapeutin und eben zum Beispiel durch diesen Kurs, durch den sich meine Verhaltensweisen plötzlich – als würde man einen Lichtschalter betätigen – veränderten.
Für mich ist Krankheit inzwischen – das habe ich zwar immer gedacht, aber ich habe es nie so gespürt – nichts anderes, als aus dem Gleichgewicht gekommen zu sein. Manche Kinder kommen auf die Welt und sind schon aus dem Gleichgewicht, und bei anderen geht es ganz früh los, daß sie aus dem Gleichgewicht geraten. Andere haben vielleicht das Glück, nie herausgebracht worden zu sein. Ich habe aufgehört, mich mit anderen zu vergleichen. Das war auch so ein Ding, womit meine Energien immer wieder von mir weggegangen sind, daß ich immer danach schaute, wie es die anderen machen, wie die anderen sind. Und die waren eh immer besser als ich. Andere Menschen kommen mit einer Persönlichkeit auf die Welt, die hat einfach schon so eine Stärke. Aber die hatte ich nicht, und ich lebe ja nun einmal mit mir und in mir.
Für mich ist die Homöopathie wirklich die Medizin der Zukunft und die einzige Therapieform, von der ich sehe, daß sie bei mir gewirkt hat. Ich habe das Gefühl, daß ich langsam wieder ins Gleichgewicht komme, und wenn ich zurückschaue, dann merke ich einfach, daß es vor langer, langer Zeit schon angefangen hat, das heißt, ich angefangen habe, mich langsam aus dem Gleichgewicht nehmen zu lassen, und zwar schon als kleines Mädchen.

Und das wäre weiter so gegangen, dieses Ungleichgewicht wäre geblieben, das hätte sich immer weiter geschaukelt. Jetzt habe ich irgendwie das Gefühl, ja, mit Hilfe der Homöopathie habe ich jetzt so etwas wie eine Schutzhülle um mich gebildet, die aber Kontakte nach außen zuläßt – denn die will ich ja, ich will ja nicht irgendwie in einem sterilen Ei leben. Aber ich sorg' endlich für mich und laß es mir gutgehen und kann auch nach außen gehen. Das ist – finde ich – so ein Gleichgewicht.

(Lenas Handbewegung zeigt die Ganzheit.)

Ganzheit? Ja, dann ist die Homöopathie die Medizin der Zukunft. Denn was sollte Medizin anderes zu bewirken haben als die Ganzheit zu bringen? Was ich bei der Homöopathie so toll finde – das habe ich zwar erst nach einigen Monaten der Behandlung gemerkt – ist, daß ich aktiv bin. Ich muß mir nicht mehr passiv irgendwas von einem Arzt anhören: »Haben Sie Geduld. Haben Sie Geduld. Ich mach' das schon.«
Die kenne ich nämlich auch, die Sprüche, Schulterklopfen: »Wir machen das schon. Wir machen das schon.« Ja, aber ich blickte nie durch.
Jetzt ist es so, daß ich das Gefühl habe: Ich kann mein Leben in die Hand nehmen. Und irgendwie auch diese Krankheit. Mein Zustand war für mich nicht mehr undurchschaubar, ich erlebte ja nun auch ständig all diese Reaktionen des Mittels, und ich mußte damit umgehen. Ich mußte schauen, daß es mir trotz dieser Reaktionen noch einigermaßen gutging, daß ich irgendwie über die Runden kam. Aber das war mein Anteil daran. Geduld mußte ich trotzdem noch haben. Aber irgendwie war ich in den Prozeß mit einbezogen. Ich saß nicht mehr wartend, verharrte nicht mehr erstarrt auf der Wartebank, ich war in einem, wenn auch scheußlichen Prozeß. Ich bin immer noch drin, aber er ist nicht mehr ganz so scheußlich.

Lenas Erkrankung beginnt, als sie erwachsen wird. Dieser Zeitpunkt ist durch die Einnahme der Antibabypille gekennzeichnet, die die junge Frau mit 19 Jahren nimmt. Aus der Familiengeschichte wird deutlich, daß auch die Ablösung vom Elternhaus eine wichtige Rolle spielt. Ganz offensichtlich ist es eine nur oberflächliche Ablösung, die innere Bindung an den dominanten Vater, die Lenas Energien verbraucht, bleibt bestehen.

Lena sagt von sich selbst, daß sie wohl eine gute Konstitution gehabt haben müsse. In gewissem Maße ist das sicher richtig. Die Neurodermitis, die dem Kind als solche nicht bewußt wird und die sich in psychisch schwierigen Situationen – wie bei einer Trennung vom Elternhaus – zeigt, deutet allerdings darauf hin, daß Lenas Immunsystem, auch unter dem Gesichtspunkt einer vom Vater geerbten Disposition dafür, vorgeschwächt ist.

Die Erkrankung beginnt mit Koliken, Scheidenmykosen und dem Ausbleiben der Periode, als Lena 20 Jahre alt ist, und zieht sich – unerkannt und von Ärzten wie Heilpraktikern falsch diagnostiziert – etwa 20 Jahre hin. Sie beginnt also mit Koliken, gefolgt von Entzündungen jeder Art im unteren Bauchraum, »ab dem Nabel abwärts«, wie Lena selbst das nennt. Da sich die Entzündungen, auch durch das Schubladendenken der Schulmedizin, nicht beheben lassen, wird die Diagnose »psychosomatisch« gestellt, eher eine Verlegenheitsdiagnose. Eine Pilzinfektion wird offensichtlich gar nicht in Betracht gezogen, obwohl eine wiederkehrende Pilzinfektion der Scheide vorliegt und das Ausbleiben der Periode ebenso dafür spricht wie die Entzündungen an Eierstock, Eileiter, Niere und Blase. Daß bei dieser Konstellation die Periode durch Hormonschübe hervorgerufen werden soll, die ihrerseits die Ausbreitung der Pilze wieder begünstigen, macht verständlich, daß Lenas Immunsystem weiterhin geschwächt wird. Entsprechend ergeben sich neben ständigen Magen- und Darmkoliken arthritisch-rheumatische Gelenkbeschwerden, vor allem in den Knien und im Rücken.

Die Belastungen für das Immunsystem sind so groß, daß es trotz der in Eigenregie vorgenommenen Umstellung der Ernährung auf Vollwertkost aus dem Bioladen und der Zahnsanierung, bei der das Amalgam durch ausgetestetes Gold ersetzt wird, nach einer Lehmkur zum Zusammenbruch kommt. Es ist sicher, daß bei Lena die Pilze inzwischen auf das Blut übergegriffen hatten. Das zeigt sich zum einen anläßlich ihres Breakdowns an den Symptomen Erbrechen und Durchfall. Zum anderen an dem Ergebnis der Blutuntersuchung, die von der Arbeitsgemeinschaft BHS-Labor Schweiz in Pfäffikon vorgenommen wurde. Wie aus den Informationen deutlich wird, handelt es sich um eine Blutuntersuchung im Dunkelfeld, die ich Ihnen im Zusammenhang mit der Sanumtherapie erklären werde (siehe Kapitel 8). Bei Lena ist eine massive Besiedlung mit Pilzen feststellbar. Die beiden Fotos, die Lena erwähnt und die Sie hier in einem Schwarz-Weiß-Abdruck finden, geben Ihnen einen Eindruck davon, wie sich die Blutmykose (Hämatomykose) in Büscheln und linear geometrisch zeigt. Die Büschel, so entnehmen wir dem Buch *Die Blut-Mykose* von Bruno Haefeli (siehe *Literatur*), sind typische Formen von Mucoraceen oder Mucorales (zu denen u. a. die Ihnen schon bekannten Mucor- und Rhizopus-Arten gehören), die streng geometrisch angeordneten sind »vermutlich aus der Familie der Ascomyceten« (Schlauchpilz; grch. aszi = Schlauch; d. V.) (zu den Askomyzeten werden viele Hefen wie Candida-Arten, der Milchschimmel Geotrichum candidum und der Cryptococcus neoformans gezählt, weil sie sich auch sexuell vermehren können [siehe Kapitel 8]). Letztere bilden – wie das Mutterkorn – auch eine sklerotische (grch. skleros = hart) Form, das Sklerotium.

Ergebnis der Blutuntersuchung* aus:	**Stufe 2**	**Stufe 3**
Mucoraceen		X
Aspergillus/Penicillin		X
Askomyzeten		X
Candida	X	
Mykosporulation	X	
Myceliämie		X
Hämatomykose – in Büscheln – linear geometrisch	X	X X
Polymykose		X
Mykosklerose	X	
Kristallisationen – pseudokristalline Bröckel	X	X
anorganische homogene Kristalle	–	–
pseudokristalline Schreckformen		X
Leucocyten beachten		
mykotischer Befall des Protoplasmas		X
Wucherungen am Karyon	X	
Erythrocyten pernic. Zerfall – Vacuolen (Größe/Anzahl) – mykotischer Befall der Membran	X	
Acidose		X
Der Immundefekt wurde bei 70% angesetzt.		

* Originalausdruck

Der völlige Zusammenbruch bringt Lena dazu, sich der klassisch-homöopathisch arbeitenden Ärztin anzuvertrauen. Sie schildert das Diagnoseverfahren und die homöopathische Therapie, die nur ein einziges Arzneimittel einsetzt, Natrium muriaticum, und den Heilprozeß, der sich vor allem mit einer, wie Lena sagt, krassen Neurodermitis am Ohr und Haaransatz zeigt.
Natrium muriaticum gilt in der Homöopathie als Konstitutionsmittel. Dieses zielt nicht nur auf die körperliche, sondern auch die psychische Konstitution. Denn Homöopathie ist Ganzheitsmedizin. Das heißt, der Mensch wird als Ganzheit von Körper, Geist und Psyche verstanden. Der Mensch wird in seinen Bezugsfeldern, wie in der Abbildung 5 gesehen. Inzwischen gibt es einen schulmedizinischen Ansatz, der dem »Körpergeist« auf der Spur ist; die neue Wissenschaft heißt: Psychoneuroimmunologie.
Natrium muriaticum trifft nach Helga Sarkysianz auf folgende Auffälligkeiten zu:

Folgen von tief verdrängten, weit zurückliegenden Psychotraumen, »kann alten Kummer nicht vergessen«, lehnt Trost und Psychotherapie ab, will niemanden an sich heranlassen. Ekzeme, typischerweise hinter den Ohren und am Haaransatz im Nacken. Haut schlecht durchblutet, friert viel, Dünndarmmykosenneigung.

Meijer und Huijsen stellen heraus, daß es sich um »melancholische, eifersüchtige und reizbare« Menschen handelt, die Ärger in sich hineinfressen, nicht weinen können und keinen Trost wollen. Natrium muriaticum ist Lenas Konstitutionsmittel. Daß bei ihr weit zurückreichende Psychotraumen (= Trauma = Verletzungen) vorliegen, zeigt sich in ihrer Geschichte, wie etwa durch die Neurodermitis, die auftritt, wenn das Kind ins Kinderheim muß. Auch die inzwischen von ihr selbst erkannte zwanghafte Vaterbindung macht das deutlich.

Insgesamt steht Lenas Geschichte für das komplexe Beziehungsgeflecht, in dem wir Menschen uns bewegen. Der psychischen Konstellation vor dem Hintergrund einer Pilzinfektion wird hier soviel Raum gegeben, weil wir erkennen müssen, daß der Mensch ganzheitlich als ökologisches Wesen zu betrachten ist, als Organismus, der mit seiner Umwelt im weitesten Sinn in wechselseitiger Beziehung steht.

Die sechste Patientengeschichte sagt uns folgendes:

Die homöopathische Diagnose setzt vor allem eine gründliche Anamnese, Befragung, des Patienten voraus.

Die homöopathische Behandlung kann sich unter Umständen auf ein Medikament, das richtige(!) Medikament, beschränken.

Der homöopathische Heilprozeß zielt darauf, die Krankheit nach außen zu bringen, »von innen nach außen«. Bei richtiger Medikation machen Sie Krankheitsprozesse noch einmal durch.

Der Mensch als ganzheitlicher Organismus mit Körper, Geist und Psyche ist durch vielfältige Vernetzung mit seiner sozialen, kulturellen und natürlichen Umwelt verbunden. Pilzerkrankungen können eine psychische Ursache haben, aber auch psychische Auswirkungen. Einbahnstraßen gibt es nicht.

7 Pilzbehandlung mit Elektroakupunktur

Diagnose und Therapiemethode: EAV

In der klassischen Homöopathie kommt es, wie Sie erfahren haben, bei der Diagnose sehr auf die Anamnese an, aus der sich dann die Therapie ableitet. Die Fähigkeit des Patienten, sich zu erinnern, sich zu artikulieren, ist genauso wichtig wie etwa die Fähigkeiten des Therapeuten, sein Einfühlungsvermögen, seine Kenntnisse der homöopathischen Mittel, seine Interpretation dessen, was die Anamnese ergeben hat.
Pilzbehandlung mit Elektroakupunktur nach Voll, abgekürzt EAV, manchmal auch Systemdiagnostik genannt, ist besonders vielversprechend, weil sie über eine solche mündliche Anamnese hinausgeht. Denn mit EAV kann der Therapeut nicht nur genau feststellen, welcher Pilz oder welches Pilzgift den Energiefluß stört und Ihrem Körper zu schaffen macht, sondern auch, mit welchen homöopathischen Medikamenten diese Störung beseitigt werden kann. Wir haben es bei der Elektroakupunktur nach Voll also mit einem Verfahren für genaue Diagnose und präzise individuell benötigte Therapie zu tun. Entscheiden Sie sich als Patient für die EAV, müssen Sie sich einer sogenannten Testung unterziehen, bei der sowohl Störungen im Körper wie auch die zum Ausgleich benötigten Medikamente objektiv meßbar erfaßt werden. Das hat die EAV gegenüber der Homöopathie und der Sanumtherapie voraus, allerdings ist auch sie nur so gut wie die Therapeutin, der Therapeut.

Jedes Verfahren ist so gut wie sein Standard und so erfolgreich, wie das Verfahren von dem entsprechenden Behandler oder der

Behandlerin erlernt und gewissenhaft angewandt wird. (Schmitz-Harbauer)

In der EAV wird mit homöopathischen und isopathischen Medikamenten therapiert. Aber mit EAV könnte der klassisch arbeitende Homöopath überprüfen, ob er das richtige Medikament gewählt hat. Es ist auch möglich zu testen, ob Sanum-Präparate für die Erkrankung benötigt werden oder sogar allopathische Medikamente. (Es gibt darüber hinaus weitere Einsatzmöglichkeiten der EAV, auf die hier aber nicht weiter eingegangen werden soll.)
Als ganzheitliche Methode hat die EAV ihre Wurzeln in der chinesischen Akupunkturlehre. Es war der Arzt Dr. Reinhold Voll, der diese Diagnose- und Therapiemethode aus der Systemlehre der Akupunktur weiterentwickelte. Doch keine Angst, Sie werden sich nicht mit unnötigem Fachchinesisch herumschlagen müssen. Ich werde nur auf die für das Verständnis der EAV notwendigen Begriffe eingehen: Energie, Akupunkturpunkte, Meridiane, Yin-Yang-Prinzip.

Das Wichtigste in Kurzform:

- Die Elektroakupunktur nach Voll (EAV) ist eine präzise Diagnose- und Therapiemethode.
- Sie wurde aus der chinesischen Akupunkturlehre entwickelt. Deshalb spielen Energie, Chi, Akupunkturpunkte, Meridiane und die Vorstellung von Yin und Yang als System eine Rolle.

Vitale Energie und Akupunkturpunkte

Die Chinesen nennen die vitale Energie des Menschen »Chi«. Sie lehren, daß diese Energie auf Bahnen, sogenannten Meridianen, durch den Körper läuft und die einzelnen Körperabschnitte und

Organe in einer bestimmten, auch zeitlichen Reihenfolge mit Energie versorgt. Gesund ist der Mensch, wenn die in den Meridianen fließende Energie gleichbleibend rhythmisch-dynamisch fließt. Nun kann es vorkommen, daß Organe aufgrund einer Störung des Energieflusses zuwenig Chi oder zuviel Chi bekommen. Diese Unter- oder Überversorgung mit Chi führt zu Erkrankungen. Man kann sie an den Akupunkturpunkten, die jeweils bestimmten Organen zuzuordnen sind, feststellen und ausgleichen.
Erinnern Sie sich an das, was Sie in dem Abschnitt *Homöopathisch: je ähnlicher, desto besser* im vorhergehenden Kapitel über Schwingungen und Frequenzen in den Körperzellen gelesen haben, dann können Sie sich dieses Chi als Schwingungen mit Wellental und Wellenkamm vorstellen. Vitale Energie scheint, vereinfacht gesagt, nichts anderes zu sein, als ungestörte Kommunikation der Zellen untereinander über die Energieleitbahnen durch körpergerechte Frequenzen, das heißt »gesunde« Schwingungen:

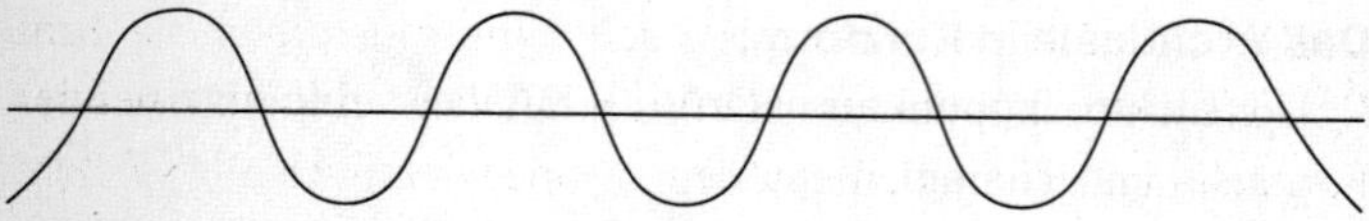

Abbildung 8

Sie haben sicher schon davon gehört oder am eigenen Leib erfahren, daß bei der klassischen Akupunkturbehandlung Nadeln in Punkte, die wir überall am Körper haben, gestochen werden. Dadurch wird der Mangel oder Überschuß (die zu hohe oder zu niedrige Frequenz) an Energie ausgeglichen. Bei einer EAV-Testung gibt es keine Pikser dieser Art. Hier werden an diesen Akupunkturpunkten mittels Schwachstrom Messungen vorgenommen; man mißt den Widerstand des Akupunkturpunktes gegen den Meßstrom. Professor Hartmut Heine von der Universitätsklinik Witten-Herdecke hat diese Punkte anatomisch nachgewiesen – sie liegen unter unserer obersten Hautschicht als physiologisch genau bestimmbare, fast kreisrunde **Löcher**. Sie entstehen dadurch, daß hier Nerven-Gefäßbündel aus der Haut in die Tiefe ziehen, die in lockeres Bindegewebe (Mesenchym = Muttergewebe) gehüllt sind. (Da schon Voll gesagt hat, die EAV therapiere in Form einer Mesenchymreaktivierungskur, erfahren Sie in Abschnitt *Wie funktioniert denn das?* noch Genaueres zu diesem Komplex.) Die Akupunkturpunkte liegen auf unterschiedlichen Meridianen, die bestimmte Körperabschnitte zu einem System verbinden. Sie lassen Rückschlüsse auf den Energieablauf und damit den Zustand der entsprechenden Körperabschnitte und Organe zu, so wie man ja beim Nadelsetzen über die Akupunkturpunkte auch jeweils entsprechende Körperabschnitte und Organe beeinflussen kann. Die EAV kennt mehr Punkte als die chinesische Akupunktur. Voll hat weitere Punkte gefunden, die Aussagen über systemische Zusammenhänge machen. In der EAV nennt man die Meridiane, auf denen diese Punkte liegen, Vollsche Gefäße, von denen es acht gibt, eins davon ist zum Beispiel das sehr wichtige Allergiegefäß, dessen Punkte bei der Feststellung verschiedener Allergien eine wichtige Rolle spielen.

Wir halten fest:

- Chi: Wenn die Vitalenergie ungestört rhythmisch-dynamisch durch die Meridiane fließt, ist der Mensch gesund. Erkrankungen entstehen durch einen Überschuß oder Mangel an Energie (zu hohe oder zu niedrige Frequenz).
- Akupunkturpunkte: Über die Akupunkturpunkte (»Löcher«) kann man den Energiefluß in den Meridianen durch Nadeln beeinflussen. Die EAV arbeitet ohne Nadeln; sie mißt den Widerstand der Akupunkturpunkte gegen den schwachen

Meßstrom. Die EAV benutzt außer den chinesischen weitere von Voll entdeckte Akupunkturpunkte.

Meridiane und Organsysteme

Nach der chinesischen Akupunkturlehre befinden sich die Akupunkturpunkte auf Meridianen (Bahnen), die sich durch den ganzen Körper ziehen. Es gibt sehr viele solcher Bahnen mit Längs- und Querverbindungen und unglaublich vielen Akupunk-

Yin		**Yang**
Leber: Lebermeridian	System: Leber-Galle	Gallenblase: Gallenblasenmeridian
Herz: Herzmeridian	System: Herz-Dünndarm	Dünndarm: Dünndarmmeridian
Milz-Pankreas: Milz-Pankreas-Meridian	System: Milz-Pankreas-Magen	Magen: Magenmeridian
Lunge: Lungenmeridian	System: Lunge-Dickdarm	Dickdarm: Dickdarmmeridian
Nieren: Nierenmeridian	System: Niere-Blase	Blase: Blasenmeridian
Drei-Erwärmer: Drei-Erwärmer-Meridian*	System: Drei-Erwärmer-Kreislauf	Kreislauf: Kreislaufmeridian

* Der Drei-Erwärmer reguliert die Energieversorgung der drei Körperabschnitte Brustraum, Bauchraum und Unterbauch. Er steuert (= erwärmt) die fünf anderen Systeme: 1. der obere Erwärmer Lunge, Herz 2. der mittlere Erwärmer Milz-Pankreas, Magen, Leber, Gallenblase 3. der untere Erwärmer Niere, Blase, Dünn- und Dickdarm

turpunkten (ca. 800 werden genannt, aber auch mehr als 1000), von denen noch längst nicht alle entdeckt sind. Damit Sie sich zurechtfinden können, stellt die Tabelle die zwölf Hauptmeridiane vor, die nach dem Organ benannt werden, das sie repräsentieren. Man kann sie paarig einem System zuordnen. Das erleichtert Ihnen wiederum, systemische Zusammenhänge zu erkennen. Obwohl an die Zeiten der Neuen Physik noch gar nicht zu denken war, haben die Chinesen in ihrer Akupunkturlehre schon dem Doppelcharakter der kleinsten Teilchen Rechnung getragen. Sie sehen Körper und Psyche von den dualistischen Lebensrhythmen Yin und Yang regiert. Dabei entspricht Yin der Materie und Struktur; Yang der Energie und Aktivität. Yin und Yang ergänzen sich komplementär und bilden die Einheit, durch die Leben erst möglich ist. Es ergibt sich ein Kreislauf von Bewegung und Belebung:

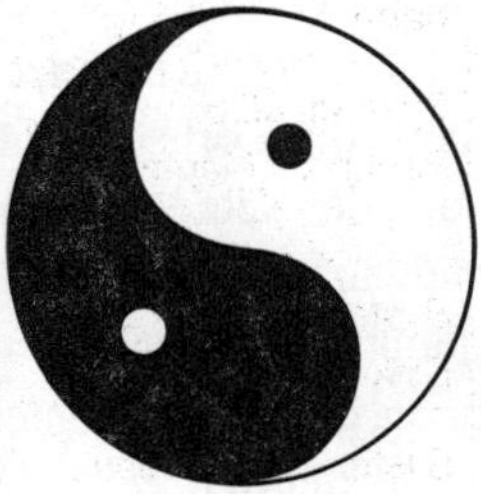

Abbildung 9

Jeder Mensch, Frau und Mann, ist von diesen beiden Lebensrhythmen bestimmt, hat seine Yin- und seine Yangaspekte, die gleichberechtigt und gleichwertig sind. Das Bild vom Hügel im Sonnenschein verdeutlicht das sehr gut: Immer gibt es eine schattige Seite des Hügels (Yin) und eine sonnige Seite des Hügels (Yang). Es ist also irreführend und nur ein philosophischer Männertrick zwecks Machterhalt, wenn seit der nachkonfuzianischen Ära Yin und Yang mit weiblich und männlich gleichgesetzt wurden. Daß sich das selbst in neueren Büchern der Naturheilkunde hält, zeigt männliche Uneinsichtigkeit und den Versuch, Frauen Männerwünschen entsprechend zu sozialisieren. Denn es ist nicht so, daß Frauen im Schatten (Passivität) und Männer im Licht (Aktivität) stehen. Wir haben alle unsere Licht- und Schattenseiten, unser Yin und unser Yang. Konform mit dem dargestellten Kreislauf enthält jedes Yin etwas Yang, und jedes Yang etwas Yin. Gesund sind wir, wenn Yin und Yang sich in einem rhythmisch-harmonischen Fließgleichgewicht befinden.

Anders als die Akupunkturpunkte sind die Meridiane bisher noch nicht anatomisch nachgewiesen. Meridiane sind – wie die geographischen Meridiane – gedachte Linien, die über Akupunkturpunkten verlaufen und die bestimmte Körperabschnitte zu einem System verbinden und die Weitergabe von Informationen innerhalb dieses Systems möglich machen. Nehmen wir als Beispiel das System Lunge-Dickdarm. Dazu gehören: die Lunge – der Dickdarm – die Bronchien, die Siebbeinzellen, die Zahnfächer der unteren Backenzähne, die Vorbackenzähne, die Tubenmandel, die Kehlkopfmandel, das Schultergelenk vorn, der Ellenbogen vorn und die Handwurzel innen. Mißt der Therapeut nun einzelne Akupunkturpunkte des Lungen- oder Dickdarmmeridians, so kann er erkennen, daß dem Patienten das Schultergelenk vorn weh tut, weil der Dickdarm durch einen Virus belastet ist. Das heißt zum einen, er erhält über die Punktmessung auf dem Meridian die Information über ein örtlich weit entferntes Geschehen. Außerdem wird offensichtlich, daß die falsche Information durch den Virus sich im Körper an anderer Stelle, aber im selben System, niedergeschlagen hat und Auswirkungen zeigt.

Nun wissen Sie inzwischen, daß Information im Körper über Schwingungen abläuft, in Anbetracht der Winzigkeit der Körperzellen in allerfeinsten elektromagnetischen Schwingungen (Quanten). Wenn nun die Meridiane einzelne Körperabschnitte energetisch miteinander verbinden und über die Meridiane auch pathogene oder die zur Gesundung nötigen Schwingungen weitergegeben werden, fragen Sie zu Recht: Wie ist das möglich, wenn es sich bei den Meridianen nur um gedachte Linien handelt? Folgt man dem Quantenmediziner Dr. Bodo Köhler (siehe *Literatur* unter Talkenberger/Mehler), bekommt man eine sehr plausible Erklärung. Meridiane sind mehr als ein nur gedachtes Netz von Energieleitbahnen. Sie sind Supraleiter. Darunter versteht man Leiter, die praktisch ohne Widerstand sind und infolgedessen unbegrenzte Leitfähigkeit haben. Man spricht auch von einem Nullfeld. Meridiane, sagt Köhler, sind solche Supraleiter:

Der Körper baut Leitbahnen auf, indem er die Moleküle und Seitenketten von Molekülen so ausrichtet, daß – bildlich gespro-

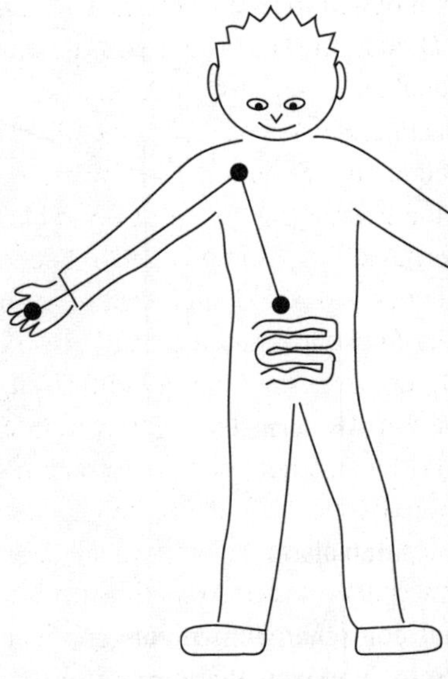

Abbildung 10

chen – eine Art Tunnel entsteht. In der Mitte des Tunnels entsteht ein elektrisches Nullfeld, während wir außen ein Plus-Minus-Feld haben. Geschützt in diesem neutralen Feld, dem Tunnel, können die Photonen, also die Quanten, durch diese Akupunkturmeridiane fließen.

Köhler greift zum Beweis des Tunnelbildes auf das Experiment russischer Forscher zurück, die Laserlicht durch einen Akupunkturpunkt geschickt haben und dieses Licht an den folgenden Akupunkturpunkten mit Fotozellen wieder abnehmen konnten. Meridiane sind also supraleitende Tunnel, die ab und zu in Gestalt von Akupunkturpunkten Schächte (Löcher nach Heine) haben. An diesen Schächten können wir mit EAV Informationen über den Energiefluß im Tunnel holen.

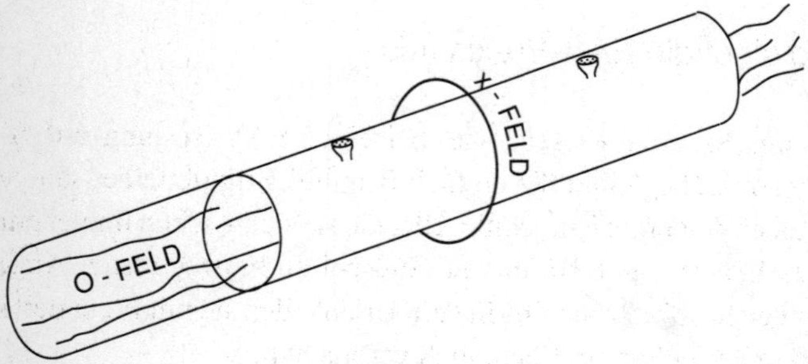

Abbildung 11

Durch diesen Tunnel laufen also

- die »gesunden« harmonischen Schwingungen,
- die pathogenen Schwingungen, hervorgerufen durch einen Erreger oder zum Beispiel Umweltgifte,

- die durch Potenzieren spiegelbildlich umgekehrten Schwingungen der homöopathischen Medikamente
- und die Schwingungen des Meßstroms bei der EAV-Testung.

Wir halten fest:

Meridiane: Meridiane sind Energieleitbahnen. Sie verbinden einzelne Körperabschnitte zu Systemen. Es gibt 12 Hauptmeridiane, die paarig zusammengehören. Indem man einzelne Akupunkturpunkte auf den Meridianen mißt, kann man etwas über den energetischen Zustand des entsprechenden Systems erfahren. Meridiane sind Supraleiter – sagt die Quantenmedizin.

Yin und Yang: Die komplementären Lebensrhythmen Yin und Yang bestimmen das energetische Potential von Körper und Psyche.

So sieht die EAV-Praxis aus

Damit Sie nun wissen, was bei einer EAV-Testung auf Sie zukommt, begleiten Sie einfach Brigitte! Brigitte leidet seit geraumer Zeit unter Bronchitis, über die sie sich – schon immer eine Naschkatze – mit Torten und Süßspeisen hinwegtröstet. Angefangen hat die Bronchitis in dem Urlaub, den sie mit Freunden in deren Ferienhaus in Frankreich verbracht hat.

Zunächst wird Brigitte in einen Meßkreis eingebunden: Sie sitzt bequem auf einem Stuhl und bekommt eine Elektrode in die linke oder rechte Hand. Diese Elektrode ist mit einem Meßgerät verbunden, auf dem eine Skala zu finden ist. Die Werte auf der Skala reichen von 1 über 50 bis 100. Der Stromkreis schließt sich durch den Meßgriffel, mit dem der Therapeut arbeitet, wenn er ihn bei Brigitte auf einen Akupunkturpunkt setzt. In diesen Meßkreis ist eine Wabe integriert, die die Medikamente (in Ampullen) aufnehmen kann.

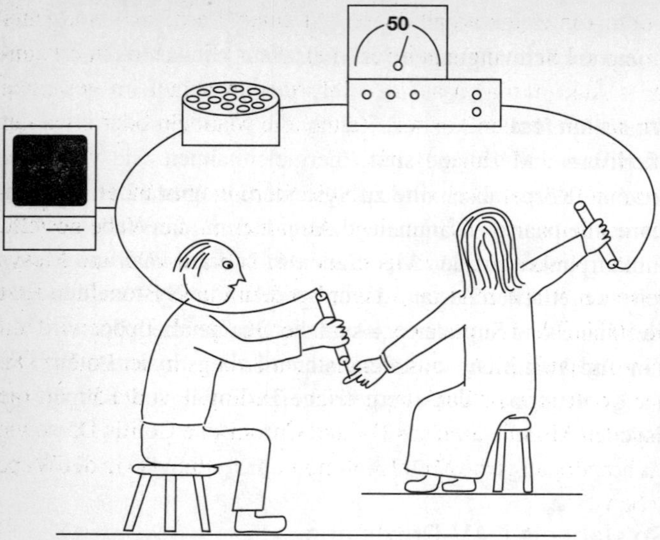

Abbildung 12

Die Skala behält Brigitte, eine inzwischen erfahrene Patientin der EAV, im Auge. Denn sie weiß, daß der »gesunde« Normalwert bei 50 liegt. Punkt für Punkt wird nun auf ihrer linken Hand mit dem Griffel abgetastet. Als ein Punkt in dem Winkel am kleinen Finger gedrückt wird – das ist der Meßpunkt für die Bronchien – schlägt der Zeiger bis 84 aus. Einen hohen Wert von 87 zeigt auch der Punkt am Mittelglied des Zeigefingers, der Kontrollpunkt für den Dickdarm. Ein ähnlicher Wert ergibt sich, als der Therapeut einen Punkt innen an der großen Zehe drückt, auf dem Meßpunkt für die Leber.
Zum Glück für Brigitte zeigt sich bei der Testung kein »Zeigerabfall«. So nennt man das, wenn der Zeiger einen hohen Wert

anzeigt, aber sich da nicht stabilisiert, sondern wieder ein Stück abfällt. Ein Zeigerabfall deutet auf einen Herd, also eine jener winzigen Entzündungen im Körper, die – klinisch nicht erkennbar – Auswirkungen auf den Informationsablauf im gesamten Organismus haben können. Zähne, die Mandeln oder etwa der Blinddarm sind häufig Herde.
Um nun festzustellen, wodurch die Störung entstanden ist, werden nacheinander verschiedene Ampullen in die Wabe gestellt. Mit der Nosode Aspergillus niger D4, Tabacum D5 und Mesys D6 in der Wabe zeigt der Zeiger bei dem Punkt Bronchien jetzt die 50 und bleibt dort stehen. Auch der Meßpunkt Leber wird mit einer Ampulle Mesys ausgeglichen, allerdings in der Potenz D8. Der Kontrollpunkt Dickdarm zeigt allerdings erst die 50, als die Nosoden Monilia albicans D4 und Chronische Colitis D5 sowie das homöopathische Mittel Antimonium crudum D6 in der Wabe stehen.

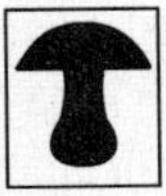

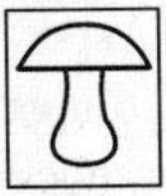

Nach der Testung ist Brigitte einiges klar: Sie ist eine Blumenfreundin, die jedem Schädling gleich mit der Spritze Metasystox (Mesys) zu Leibe rückt. Das Pflanzenschutzmittel hat ihre Leber belastet. Das Ferienhaus in Frankreich war, durch den regenreichen Winter, besonders feucht, was sich auch an der Wand des Gästezimmers in schwarzem Schimmel niedergeschlagen hatte. Begünstigt durch die wie die Schlote rauchenden Freunde hatte der Schimmel ihre Schleimhäute angreifen können. Aber sie selbst hatte den Pilzen (Schimmel- und Hefepilze) auch durch ihren Hang zu Süßigkeiten beste Bedingungen geliefert.
Ein vereinfachtes Beispiel! Oft sind bei einer Testung mehr als sieben Ampullen nötig, um die unterschiedlichen Meßpunkte, die von der gesunden Norm abweichen, auszugleichen. Es genügt meist auch nicht, nur einmal die entsprechenden Ampullen zu geben. Eine Spritzenkur von zehn Spritzen kann sich anschließen.

Wenn Sie die dazu nötigen Pikser nicht mögen, können Sie die Ampullen oral einnehmen. Kindern werden sie stets oral verabreicht. Immer sollte eine solche Therapie mit guter Ausleitung aus dem Körper Hand in Hand gehen. Sie sollten viel Mineralwasser (mindestens 2 Liter pro Tag) trinken und für gute Verdauung sorgen.

Schauen wir uns den Erfolg der EAV-Therapie bei Brigitte an! Schon nach der ersten Spritze spürt sie eine gewisse Erleichterung. Tapfer hält sie sich auch an den Rat des Therapeuten, Süßes in jeder Form, ob Schokolade, Torte, Zucker oder Honig, wegzulassen. Sie hustet nicht mehr ganz soviel und kann auch nachts besser schlafen. Nach der dritten Spritze fühlt sie sich gesund, die Bronchitis scheint überwunden. Deshalb fällt es ihr auch schwerer, sich Süßes zu verkneifen. Ab und zu wird sie zwischen der vierten und zehnten Spritze schwach und nascht doch. »Ich brauche das eben.«

Die Nachtestung ergibt zwar ein verändertes energetisches Bild, zeigt aber auch, daß Brigitte nicht so wie erwartet gesundet ist: Die Belastung durch Mesys ist völlig verschwunden. Für Tabacum wird jetzt eine höhere Potenz benötigt, D30, Zeichen für eine geringere Belastung. Die Potenzen für den Schimmelpilz Aspergillus und den Hefepilz Candida (= Monilia) werden allerdings nur in einer D6-Potenz ausgetestet. Das spricht für eine noch erhebliche Pilzbelastung. Auch die Nosode Chronische Colitis wird noch benötigt. Das weist wie die Pilznosoden darauf hin, daß Brigitte ihren Hunger auf Süßes doch besser gezügelt hätte.

Wäre Brigitte zu einem EAV-Arzt wie Dr. Schmitz-Harbauer gegangen, hätte sie noch eine weitere Erfahrung machen können. Es besteht nämlich die Möglichkeit, in den Meßkreis einen Computer mit einem speziellen Programm einzubringen. Das hat für den Patienten den Vorteil, daß er einen Ausdruck mit allen Meßwerten, der Diagnose und den Therapievorschlägen nach

Hause mitbekommt. Für mich, seit langen Jahren EAV-erfahren, ist das eine wunderbare Möglichkeit, den aktiven, informierten und selbstverantwortlichen Patienten zu bedienen.

Sie werden Argumente brauchen, wenn Sie EAV als Heilmethode einsetzen wollen, vor allem gegenüber der Krankenkasse (Kostenerstattung); hier sind die Argumente:

- EAV-Therapie ist Mesenchymreaktivierung.
- EAV-Therapie ist für chronische Krankheiten besonders geeignet.
- EAV-Therapie ist auf Dauer billiger, weil sie ganzheitlich das Milieu/Terrain verbessert.

Wie funktioniert denn das?

Die EAV-Medikamententestung hat nichts mit Mystik zu tun, wie böse Kritiker ihr entgegenhalten. Wer behauptet, die Medikamententestung entspräche nicht wissenschaftlichen Kriterien, sei nicht objektivierbar, leugnet Tatsachen und spricht im Interesse der Krankenversicherungen, die die Kosten nicht erstatten wollen.
Heine hat inzwischen die morphologischen Grundlagen der EAV experimentell nachgewiesen. Vereinfacht sieht das Ergebnis so aus:
Da liegen also in unserem Körper die Nerven, ummantelt von Myelin, in dem lockeren Bindegewebe, dem Muttergewebe, das man Mesenchym nennt und das auch die Nerven-Gefäßbündel an den Akupunkturpunkten umgibt. Setzt man nun die Spitze des Meßgriffels auf den Akupunkturpunkt, mißt man damit, wie das Mesenchym reagiert.
Das Mesenchym (auch Pischingersches Grundsystem; so be-

nannt nach Alfred Pischinger, Professor für Histologie und Embryologie an der Universität Wien in den 70er Jahren) ist ein System, das sich über den ganzen Körper erstreckt. Jeder Reiz und jeder Stoffwechselvorgang findet über das Mesenchym statt, denn die Zellen der einzelnen Organe, die feinsten Blutäderchen (Kapillare) und die Nervenendfasern berühren sich nirgendwo direkt, sondern treten nur über das Mesenchym in Kontakt. Damit ist dieses Grundsystem das einzige, das mit allen Organsystemen in Verbindung steht.

Das Mesenchym setzt sich aus unterschiedlichen Bestandteilen zusammen. Da gibt es zum Beispiel alle möglichen Abwehrzellen und die Vorläufer der spindelförmigen Zellen, die Fibroblasten. Für die EAV spielt aber wohl die Grundsubstanz des Mesenchyms eine Rolle, jenes Netzwerk aus diversen Eiweißketten und Zuckerketten, das an das Zentralnervensystem und das innere Drüsensystem (Endokrinium) angeschlossen ist. Über diese Grundsubstanz vollzieht sich nach Pischinger die Grundregulation. Darunter versteht man das sich selbst regelnde Miteinander der einzelnen Körpersysteme auf ein harmonisch-dynamisches Fließgleichgewicht hin. Der Informationsaustausch geschieht über elektromagnetische Wellen.

Ein gesunder Mensch ist in bestimmter Weise elektrostatisch aufgeladen, er hat einen bestimmten elektrostatischen Grundtonus. Ist – aus was für Gründen auch immer – die Grundregulation gestört, verändert sich dieser.

Eine dieser Zuckerketten des Mesenchyms, abgekürzt PG-GAGs, bindet Wasser, und das Wasser, wenig widerständig, ist ein guter Leiter. Deshalb garantieren die PG-GAGs in der Grundsubstanz alles, was mit Osmose und Reduktion zu tun hat (siehe Abschnitt *Stoffwechsel von Pilzen*), und damit die Regulation. Stellen Sie sich diese PG-GAGs am besten als Molekül (zwei oder mehr miteinander verbundene Atome) mit einem Sieb vor.

Nun können sich durch Streß, falsche Ernährung oder Schadstoffbelastung Schlacken bilden, die sich in diesem Sieb festsetzen. Jeder verstopfte Ausguß macht Ihnen klar, was dann passiert: Das Wasser in Waschbecken oder Wanne läuft nicht mehr ab und womöglich über. Die Regulierung des Wasserstandes ist – durch Haare, Schmutzteile – gestört. Auch die verschlackten Molekularsiebe der PG-GAGs lassen nun die notwendigen Informationen in Gestalt von Wellen nicht mehr durch: Der elektrostatische Grundtonus verändert sich (Denken Sie an zu hohe oder zu niedrige Frequenz!). In einem solchen Fall sprechen nicht nur die EAV-Therapeuten, sondern auch nach der klassischen Homöopathie behandelnde Ärzte und Akupunkteure vom Vorliegen einer Blockade.

Es kommt, wie Heine das nennt, zu »inadäquaten Regelverhältnissen«. Dauert dieser Zustand länger, funktionieren dadurch bald auch die nachgeschalteten Zellen und durch die tiefgreifende Vernetzung die inneren Drüsen und das Zentralnervensystem nicht mehr so, wie sie sollten. Es ergeben sich erhebliche Fehlsteuerungen.

Bei Menschen, deren PG-GAGs-Siebe im Mesenchym verschlackt sind, kommt es zu einem Krankheitsbild, dem die Schulmedizin oft genug hilflos gegenübersteht: Sie fühlen sich in ihrer Befindlichkeit gestört, können aber keine klare Aussage machen und sagen, was ihnen eigentlich fehlt.

Hier anzusetzen, darin sieht Heine »eine Hauptdomäne der diagnostischen und therapeutischen EAV«. Denn damit ist ja nach all dem, was wir wissen, im Mesenchym an den Akupunkturpunkten feststellbar, was dem Patienten Beschwerden macht.

Für den EAV-Arzt stellen diese Meßpunkte gewissermaßen Fenster (bei Köhler Schächte) zur Grundregulation dar, welche Einblick in das biologische Fließgleichgewicht und die Homöostase des menschlichen Organismus gewähren. (Heine)

Wie Sie bei Brigittes EAV-Testung gesehen haben, können Medikamente, die in die Wabe und damit in den Meßstromkreis der EAV eingebracht werden, bewirken, daß der Zeiger bei dem normalen Wert 50 stehenbleibt. Heine hat das in einem Experiment mit Kaliumpermanganatlösung wissenschaftlich nachgewiesen:

Das Akupunktur-Modell, dessen tragende biologische Eigenschaften eine Anordnung von Nerv-Myelin-(Nervenmark; d. V.) Grundsubstanz-Präsentanten darstellt, zeigt, daß der angelegte Meßstrom meßbar und reproduzierbar verändert wird. Dies bestätigt, daß mit passend ausgewählten Remedien (lat. remedium = Heilmittel; d. V.) im Meßkreis eine Beeinflussung des Grundregulationssystems möglich ist.

Erklären läßt sich das folgendermaßen:
Zum einen werden mit solchen Medikamenten offensichtlich die Molekularsiebe der PG-GAGs von den Schlacken gereinigt. Bei Brigitte hatte unter anderem Metasystox zu solchen Schlacken geführt. Dieses Umweltgift kann nun – homöopathisch aufbereitet und isopathisch verwendet – durch Wirkungsumkehr (Interferenz) die Schlacken auflösen. Wird für eine gute Ausleitung aus dem Körper gesorgt, werden die gelösten Schlacken ausgeschieden und setzen sich nicht etwa an anderer Stelle wieder im Körper fest. Diese Ausscheidung wird deshalb durch Begleitmittel unterstützt.
Darüber hinaus wird durch die Medikamente aber auch dafür gesorgt, daß das Mesenchym – von den Schlacken gereinigt – seinen ursprünglichen elektrostatischen Grundtonus wiederfindet. Deshalb heißt es auch, daß sich mit EAV die Selbstheilungskräfte des Körpers ansprechen lassen. Das ist aber auch der Grund dafür, daß schon Voll davon gesprochen hat, EAV sei Mesenchymreaktivierung.

Von Therapeuten wird stets betont, mit EAV seien besonders gut Herde zu finden. Diese klinisch oft nicht nachweisbaren Entzündungen zeigen sich, wie Sie durch Brigittes Besuch beim EAV-Therapeuten schon erfahren haben, bei der EAV-Testung im Zeigerabfall.
Trotzdem hat natürlich die EAV auch ihre Grenzen. Auch das haben Heines Experimente gezeigt. Sie kann nur helfen, solange keine irreversiblen Schäden vorliegen. Ist das Mesenchym als Grundsystem noch beeinflußbar, lassen sich selbst schwere Schäden wie etwa Knochenabbau beheben: Der Knochen baut sich wieder auf. Ist das Grundsystem Mesenchym schon so verschlackt, daß das Molekularsieb nicht mehr gereinigt werden kann, können die durch die veränderte elektrostatische Situation irreversibel geschädigten Nerven oder Knochen sich nicht mehr regenerieren.
Auf einen einfachen Nenner gebracht: Je sauberer die Siebe, desto gesünder ist der Mensch. Je mehr Schlacken durch EAV noch beseitigt werden können, desto besser ist unser Grundbefinden.
Schlechte Aussichten also für die Gegner dieser Methode, die bisher immer mit »nicht wissenschaftlich« argumentiert haben. Die Akupunkturpunkte sowie die von Voll zusätzlich gefundenen Punkte sind anatomisch nachgewiesen. Im wissenschaftlichen Modellversuch ist – jederzeit reproduzierbar – gezeigt worden, daß an den Akupunkturpunkten gemessen werden kann, wie es um die Reaktionsfähigkeit des Mesenchyms bestellt ist und daß in den Meßstromkreis eingebrachte Medikamente das Mesenchym als Grundregulationssystem beeinflussen. Sicher wird es nicht mehr lange dauern, bis auch wissenschaftlich-experimentell die Meridiane, die von Köhler genannten Supraleiter, nachgewiesen werden. Gesichert ist bereits, daß an den Meridianen streckenweise charakteristische Muskelketten und Gefäß-Nervenbahnen liegen.

So funktioniert die EAV:
Das Mesenchym – auch als Muttergewebe bezeichnet – ist die Substanz zwischen den Zellen. Sie besteht u. a. aus Abwehrzellen und der Grundsubstanz (Grundgewebe), einem Netzwerk aus Eiweiß- und Zuckerketten, die mit dem zentralen Nervensystem und den inneren Drüsen verbunden sind. Über diese Grundsubstanz regelt sich das Miteinander der Körperzellen durch elektromagnetischen Informationsaustausch. Ist das Sieb der Zuckerkettenmoleküle (PG-GAGs) durch Schlacken verstopft, kommt es zur Blockade. Die Folge sind unklare Befindlichkeitsstörungen. Ausgetestete Medikamente können diese Schlacken beseitigen.

Lebendige Psychosomatik: EAV und Lüschertest

Einige Therapeutinnen und Therapeuten für EAV-Diagnose und EAV-Therapie benutzen im Sinne des ganzheitlichen Menschenbildes, von dem die Naturheilverfahren ausgehen, als zusätzliche Hilfe zur Diagnostik den Lüscherfarbtest. Nachweisbar gibt es zwischen Störungen auf den Meridianen und bestimmten Farbwahlen einen Zusammenhang. Wenn Sie sich dafür interessieren und auch mehr über die einzelnen Meridiansysteme erfahren möchten, lesen Sie Elke Müller-Mees/Claudia Cleff-Menne *Lebendige Psychosomatik* (siehe *Literatur*).

Wichtige Informationen

Bei vielen alternativen Heilmethoden weiß man oft gar nicht, welche Therapeuten mit ihnen arbeiten. Oft erfährt man das nur durch Mund-zu-Mund-Propaganda. Damit Sie nicht erst lange suchen müssen, wer mit EAV arbeitet, hier die Adresse der *Internationalen Gesellschaft für Elektroakupunktur*. Man wird Ihnen auf Anfrage sicher gern einen Therapeuten in Ihrer Nähe nennen:

Internationale medizinische Gesellschaft
für Elektroakupunktur nach Voll
Sekretariat und EAV-Fortbildungsorganisation
J. de Gier
Am Sender 3
47533 Kleve
Tel.: 02821/27833

Die siebente Patientengeschichte

P Es hat einige Wochen gedauert, bis ich dieses Interview machen konnte. Immer wieder mußte es verschoben werden, weil es Annette zu schlechtging. Die Einunddreißigjährige ist zum Zeitpunkt des Interviews (Mai) so krank, daß sie nur in der Wohnung der Mutter in einem verdunkelten Zimmer auf dem Sofa liegend ihre Geschichte erzählen kann. Da man ihr gerade drei Zähne gezogen hat und die Brücke noch nicht eingesetzt ist, geniert sie sich etwas wegen ihres Aussehens. Fotos, die sie von sich selbst aus früheren Jahren herausgesucht hat, zeigen eine gesund und fröhlich aussehende junge Frau. Heute ist Annette von ihrer Erkrankung – auch äußerlich – gezeichnet. Trotz gewisser Schwierigkeiten, sich zu erinnern, macht sie einen intelligenten Eindruck. Mir gefällt ihre kämpferische Art; eine Querulantin ist sie trotz ihrer kritischen Einstellung zu Ärzten und deren Behandlung sicher nicht.

Annette leidet unter einer massiven Pilzinfektion und Amalgamvergiftung. Doch sie ist eine Frau, die trotz ihrer schweren Erkrankung nicht aufgibt und sich immer wieder nach Möglichkei-

ten umsieht, um Hilfe zu bekommen. Ähnlich wie Lena ist sie eine Suchende und nimmt den langen Weg unterschiedlicher medizinischer Behandlungen auf sich. Um so gravierender fällt ins Auge, daß Gesundheit bzw. die Möglichkeiten, gesund zu werden, nicht zuletzt auch eine Frage des Geldes ist.
Die Pilzerkrankung, zusammen mit der Amalgamvergiftung, macht in diesem Fall einen Menschen nicht nur arbeitsunfähig. Annette kann, meist bettlägerig, ihre neunjährige Tochter und den eigenen Haushalt nicht mehr versorgen. Sie wohnt weitgehend bei ihrer Mutter. Von ihrem Mann lebt sie seit geraumer Zeit getrennt.

Ich bin ja immer krank gewesen, schon in der Kindheit. Ich habe schon immer Schwierigkeiten mit dem Bauch gehabt, immer hatte ich starke Beschwerden. Ich konnte morgens nichts essen, ich habe Würgeanfälle gehabt. Ich bin ohne Frühstück aus dem Haus gegangen, weil es mir ganz übel war. Und da war ich zehn Jahre ungefähr. Und in der Schule, da hat auch keiner dafür Verständnis gehabt. Ich mußte oft zu Hause bleiben. Ich hatte Atemwegsschwierigkeiten. Ich hatte Migräne. Ich konnte im Sport nicht gut mithalten. Als die Lehrerin bemerkte, daß ich nicht so konnte, war das für sie ein Grund, einen um den Sportplatz zu hetzen, und ich bin bald umgefallen. Dann rief sie: »Weiter, weiter! Du mußt! Stell dich nicht so an!«
Viel Süßes? Ich war ein einziger Schokoladenklumpen. Also nur, nur reingestopft, immer die Gier, jeden Tag Schokolade. Ich konnte die Schokolade wie Brot essen. Auch jetzt in der letzten Zeit noch, bis ich es eben wußte, hab' ich immer noch eine Gier auf Kuchen gehabt. Alles, was mit Hefe zu tun hat. Kuchen oder eben Schokolade und diese ganzen Zuckersachen. Süße Getränke, richtige Gier. Also, ich mußte loslaufen und mir was Süßes holen, wenn ich nichts da hatte. Ganz, ganz schlimm. Es war ganz, ganz extrem.

Die erste Amalgamfüllung habe ich als Kind bekommen, mit sechs, sieben Jahren. Die Zähne waren schon in der Kindheit sehr, sehr brüchig, schlecht, Kalziummangel, also nicht in gutem Zustand. Und das ist immer mehr geworden mit der Zeit. Die erste Plombe bekam ich – da war ich bestimmt noch in der Grundschule. Ich weiß noch, man hat immer, wenn man lieb war, ein kleines Täfelchen Schokolade bekommen. Also, ich muß so sieben Jahre gewesen sein, als es mit den Atemschwierigkeiten anfing, mit Bronchitis, asthmaartigen Zuständen, daß ich gesagt habe: »Ich ersticke, ich kriege keine Luft mehr«, Sehstörungen ...

Plomben bekam ich auch immer mehr, immer mehr und immer mehr.

Ich war also immer krank, bin dann auch wegen der schlimmen Bronchitis zur Kur gefahren. Das hat alles nichts gebracht. Ja, und dann natürlich der ganze Horror, der ganze Kampf: von einem Arzt zum anderen. Die Beschwerden wurden immer schlimmer, und es hat keiner was herausgefunden. Das hieß immer: »Ein nervöses Kind« und »Wir können nichts feststellen«.

Dann bin ich in die Lehre gekommen. Verkäuferin im Lederwarengeschäft habe ich gelernt. Das war eine ganz schlimme Lehre. Man ist von dem Chef sehr schlecht behandelt worden. Da mußte ich auch oft einen Krankenschein nehmen. Während der Lehrzeit kamen einige Plomben dazu. Also über Jahre bis jetzt hin zu dem Alter von 31. Da hatte ich schon starke Schwierigkeiten mit dem Bereich Bauch, Magen, Darm: Koliken, Durchfälle. Es wurde nichts festgestellt. Und dann auch mit den Zähnen eben: Die Weisheitszähne wurden herausoperiert, Zahnvereiterungen, Wurzelbehandlungen. Es wurde immer noch nichts festgestellt. Und die Psyche! Ich war immer sehr nervös, aufgeregt und hatte Angstzustände, wurde dann von anderen ausgelacht.

Meinen Abschluß habe ich gemacht, und dann habe ich in einem Lederwarengeschäft angefangen. Da ist der Zustand noch schlechter geworden. Was ich aber damals nicht wußte: Ich habe durch das Amalgam die ganzen Allergien bekommen, und da drunter ist auch eine gegen Lederfarben. Ich habe auf der Arbeit Brechanfälle bekommen und hatte auch wieder Schwierigkeiten mit dem Darm, Kopfschmerzen, Schwindel, Drehschwindel, Kreislaufbeschwerden. Das wurde auf der Arbeit auch nicht für voll genommen. Es wurde dann gesagt: »Sie sind aber doch ein bißchen wehleidig.« Dazu hatte ich eine schwierige Arbeitskollegin. Also zusätzlicher psychischer Druck. Da kam dann natürlich alles zusammen. Ganz plötzlich kamen diese starken Angstzustände, Ohnmachtsanfälle. Da mußte ich eine Psychotherapie machen, fünf Monate in Essen. Da hat man auch nur immer gesagt: »Das ist seelisch bedingt.« Ich mußte schließlich kündigen.

Ja, dann habe ich meinen Exmann kennengelernt. Mit dem war ich Jahre zusammen, der war dann auch noch drogenabhängig und Spieler. Jetzt konnte natürlich jeder Arzt, dem ich von mir erzählte, erst recht sagen: »Das ist ja alles psychisch bedingt.« Das ging dann wieder so eine Zeitlang. Jetzt kamen Unterleibsentzündungen dazu, ich hatte eine Unmenge von Schmerzen. Damit war ich zweimal sechs Wochen im Krankenhaus: Unterleibsentzündung, Bauchspiegelung, zwischendurch Operation Blinddarm, Polypen, Mandeln, Zahnoperation.

Ich hatte starke Unterleibsschmerzen, im ganzen Bauchraum. Ich hatte Magenbeschwerden, ich hatte Darmkoliken, Durchfälle, die nicht einzuordnen waren, und eben Unterleibsschmerzen. Entzündungen. Dann hatte ich den Candida-Hefepilz im Intimbereich über Monate. Und je mehr Zäpfchen, Sälbchen und Medikamente es gab, desto schlimmer ist der Pilz geworden, weil ich ja über Jahre Antibiotika genommen habe.

Als ich ein Jahr alt war, hatte ich eine Lungenentzündung bekommen. Da fing es mit den Antibiotika und dem Penicillin an. Und dann war es so, daß ich über Jahre diese Medikamente nehmen mußte. Ich hatte im Halsbereich, Kehlkopfbereich, Entzündun-

gen, Zungengrundangina und Vereiterungen und Nasennebenhöhlenentzündungen und und und. Ich mußte diese Medikamente nehmen und hatte dadurch auch diese Infektionen im Scheidenbereich. Das wurde also immer schlimmer. Dann bekam ich Eierstockentzündung, eine Bauchspiegelung mußte gemacht werden; es hatten sich Verwachsungen gebildet. Alles spielte sich im Bereich des Bauches ab. Und immer Krankenhausaufenthalte und dann auch Therapien wegen psychosomatischer Beschwerden.
Herpes, ich sag' immer wie Abszesse, bis zu fünf Stück. Das wird dann so gelb, das brennt. Das hab' ich im Hals, an der Lippe, an der Zunge. Also im ganzen Mund. Das ist sehr, sehr schmerzhaft. Das hatte ich als Kind auch.
Dann bekam ich Abszesse im Mund. Dann hieß das: »Das ist seelisch bedingt. Sie regen sich bestimmt unheimlich schnell auf, das haben wir auch schon gemerkt. Und Sie sind immer so flatterig, so nervös.« Jedenfalls kam dann alles so zusammen.
In der Schwangerschaft litt ich unter unheimlich viel Wasseransammlungen, und durch meinen drogenabhängigen Mann hatte ich psychischen Druck. Ich wußte nicht, daß er zu der Zeit noch drogenabhängig war; er beteuerte immer: »Das ist alles vorbei.« Und ich dachte dann, er wäre von Natur aus so jähzornig. Ich dachte dann, versuch es mit Liebe und Sorgfalt, dann wird es schon. Aber es ging nicht. Während der ganzen Schwangerschaft habe ich seine vielen Aggressionen aushalten müssen. Nun ja, sie verlief so, daß ich im dritten Monat Blutungen bekam. Ich mußte dann liegen, bin also wieder ins Krankenhaus. Dann verlief die Schwangerschaft wieder einigermaßen normal. Ich litt unter starkem Eisenmangel, Drehschwindel. Ja, und dann bekam ich auf einmal Atemnot. Da haben die Ärzte gesagt: »Das Kind liegt so schlecht.« Dann mußte ich sechs Wochen vor der Entbindung ins Krankenhaus. Da habe ich Partesystin bekommen, ein wehenhemmendes Mittel. Davon habe ich Tetanie bekommen, da bin

ich also steif geworden. Ja, und dann ist die Milena vier Wochen zu früh gekommen und hat auch als Kind – ich nehme jetzt im nachhinein an, daß das von dem Amalgam gewesen ist, weil ich in der Schwangerschaft auch eine Zahnbehandlung hatte – nur mit dem Kopf gewackelt. Die hat nachts nicht normal geschlafen, immer mit dem Kopf hin und her geschlagen. Ich habe eben auch in der Schwangerschaft sehr mit diesen Pilzen zu tun gehabt, aber im Intimbereich. Also, ich hätte nie gedacht, daß der auch im Darm sitzt. Das ist jetzt erst durch eine Untersuchung beim Hautarzt rausgekommen.

Mit Ärzten habe ich auch so einiges erlebt. Ich kann nur sagen, das kann man eigentlich in Worte nicht fassen: den ganzen Horror, die Diskriminierung, die Arroganz der Ärzte. Man wird behandelt wie eine Nummer. Und man nimmt einen überhaupt nicht für voll. Es wird keine großartige Untersuchung gemacht, immer nur ein kleines Blutbild, eine Röntgenaufnahme. »Was wollen Sie denn? Sie sind doch gesund. Treiben Sie Sport, und dann sind Sie auch wieder fit.« »Ja, aber mit den Schmerzen?« »Mein Gott noch mal«, wird dann gesagt, »so schlimm kann es doch nicht sein.« – Und das ist schlimm, wenn das über Jahre geht, ganz schlimm.

Also, ich war bei einer Ärztin, die hat zu mir gesagt: »Die ganzen Sprichworte passen auf Sie wunderbar. Und zwar ›Mir sitzt die Angst im Nacken‹, ›Mir ist es auf den Magen geschlagen‹. Das ist für Sie total passend.« Wieder psychisch. Das muß ich mal ganz laut sagen: Es wird immer, wenn die Ärzte nicht weiterwissen, alles in die psychosomatische Ecke gebracht.

Da war ich zum Beispiel bei einem Arzt wegen meiner Nackenkrämpfe und Migräne. Das war so ein älterer Arzt, der hat immer zu mir gesagt: »Jetzt schauen Sie mich doch einmal an!« Der war so ein bißchen vom alten Schlag. Da habe ich gesagt: »Ich kriege den Kopf doch nicht soweit herum.« Da hat der mich einfach an den Haaren gezogen. Solche Sachen sind da passiert.

Ein Arzt verschrieb mir nur so pflanzliche Tropfen für einen nervösen Magen, obwohl ich ihm gesagt habe: »Ich breche zusammen. Mir geht es so schlecht. Ich habe solche Darmkoliken, Durchfälle, und ich kann kaum mein Kind mehr versorgen.« Der Arzt hat mich überhaupt nicht ernst genommen. Jedenfalls habe ich immer pflanzliche Tropfen bekommen. Die pflanzlichen Tropfen, weiß ich noch genau, hießen Iberogast. Und jedesmal Iberogast, Iberogast. Jede Woche, wenn ich hinging, habe ich wieder die Tropfen bekommen, wieder die Tropfen. Das hat überhaupt nichts geholfen. Und dann bekam ich für mein Nervensystem, auch er merkte, daß ich sehr nervös war, Spritzen: Hyperforat. Die müßten mir helfen, meinte er.
Jedenfalls ist nichts weiter gemacht worden. Mal eine Röntgenaufnahme, die eine Gallenblasenentzündung ergab. Und da hat der Arzt sich unheimlich aufgeregt, das müßte doch wohl nicht alles gemacht werden, all diese Untersuchungen, das wäre doch überhaupt nicht an der Tagesordnung, das wäre doch wohl Quatsch. Also auf Pilz ist der Stuhl überhaupt nicht untersucht worden. Durch Hackfleisch, das nicht in Ordnung war, holte ich mir Salmonellen. Das ist ungefähr so vier Jahre her. Das war ganz schlimm, die ganze Zeit über. Der Arzt hat immer nur gesagt, daß man keine weiteren Untersuchungen mehr zu machen braucht. Wir mußten den Arzt geradezu drängen, als ich mit dieser Salmonellenvergiftung zur Toilette gekrochen bin. Der Arzt sagte nur: »So schnell stirbt man nicht.« Und als ich dann nur noch Blut im Stuhl hatte, da hat meine Mutter angerufen, ob denn nicht bitte jetzt eine Untersuchung gemacht werden könnte. Sie wurde, und da sind dann die Salmonellen festgestellt worden. Dann bin ich zu der Ärztin gegangen, die bei mir Akupunktur gemacht hat. Die haben wir gebeten, doch auf Pilz zu untersuchen. Weil ich wieder starke Menschenangst hatte und mit keinem sprechen konnte, hat meine Mutter nachgefragt. »Sie brauchen sich keine Sorgen zu machen. Es ist kein Pilz.« Ja, und dann habe

ich mich auf mein inneres Gefühl verlassen und habe gedacht: Mein Gott, alle Amalgamvergifteten haben doch den Pilz. Das wußte ich durch meine Amalgamvergiftung. Und da habe ich gesagt: »Ich verlasse mich jetzt auf mein Gefühl, das ist das Beste von allem. Wir lassen uns eine Kopie vom Labortest schicken.« Die habe ich dann auch bekommen. Auf Pilz ist nicht untersucht worden. Also, da war ich böse. Es wurde dann nur gesagt: »Ja, da haben wir wohl irgendwie nicht dran gedacht.« Man ist also gar nicht für voll genommen worden.

Und auch die ganze Amalgamgeschichte hat niemand ernst genommen.

Es ist so schlimm geworden, als die zwölf Amalgamplomben aufgebohrt wurden und neues Amalgam reingelegt wurde. Da bin ich sofort zusammengebrochen; zu Hause habe ich einen Erstickungsanfall bekommen und im hohen Bogen gebrochen. Die waren brüchig, die Plomben, die mußten alle erneuert werden, und alle auf einmal innerhalb kürzester Zeit. Ich muß allerdings auch dazu sagen, ich konnte viele Zahnbehandlungen nicht einhalten, und die Zahnärztin wollte auch alle machen und hat gesagt: »Die sind alle nicht mehr so gut.« Wahrscheinlich brauchte die Ärztin Geld für einen Swimmingpool oder was, ich weiß nicht.

Jedenfalls hat sie alles aufgebohrt und nicht richtig abgesaugt. Ich hab' gemerkt, ich hatte Sehstörungen, Flimmern vor den Augen. Dann bin ich zur Toilette gegangen, hab' in den Spiegel geguckt, hab' nur noch Punkte gesehen, und dann hab' ich alles schwarz im Mund gehabt. Ich hab' also alles runtergeschluckt, hab' dann alles ausgespuckt und mußte auf der Toilette nachspülen. Die hat mich überhaupt nicht richtig spülen lassen, nur einmal. Und alles war schwarz im Spülstein. Dadurch habe ich die Metallablagerungen im Magen und diese zerfressene Magenschleimhaut. Ich kann noch nicht mal einen Schluck Orangensaft zu mir nehmen. Überhaupt nichts, kein Obst, keine Tomaten, kein

Sauerkraut, keinen Apfel, keine Tablette, wo Säure drin ist – ich krümme mich vor Schmerzen. Danach hat das angefangen, Nervenzusammenbrüche, dann hab' ich Zwangsgedanken bekommen, ich hab Angstzustände bekommen, Schlafstörungen, Horrorvisionen. Ich hab' also Alpträume gekriegt und Kreislaufzusammenbrüche, Brechanfälle, Atemnot – das war ganz schlimm. Und dann hat sich ganz extrem der Bauch bemerkbar gemacht, und eben die Nervenschmerzen.
Die Pille? Ich hab' die genommen über Jahre. Aber Antibiotika? Ach Gott, über zehn Jahre, ach mindestens. Vereiterungen habe ich bekommen. Eine Zungengrundangina, eine Kehlkopfentzündung – eine Angina dagegen, da hätte ich gebetet, daß ich sie bekomme. Das ist dagegen Gold. Der HNO-Arzt hat die Sprechstundenhilfe geholt: »Gucken Sie sich das an! Das ist eine Rarität. Unter Tausenden kommt das einmal vor, daß jemand eine Zungengrundangina hat.« Dann habe ich Eigenblutbehandlungen bekommen, dann haben sie ein neues Medikament damals an mir ausprobiert, Antibiotikum, ach Gott. Und dann hatte ich hinterher nicht alle drei Monate, nicht alle zwei, dann hatte ich die Vereiterungen alle drei Wochen. Da mußte ich mir die Finger in die Ohren stecken, damit ich schlucken konnte. Der Eiter ist so aus dem Hals raus, und je mehr Antibiotikum, desto schlimmer wurde das. Und dann mit einmal war das besser, und dann hab' ich den Bauch stärker gespürt. Das ist auch ein Witz. Als diese Halsentzündungen nachließen, da fing das mit dem Bauch an. Da hab' ich den Pilz so stark gespürt und die Nervenschmerzen im Gesicht. Ja, und das hat vor drei Jahren so angefangen.
Letztes Jahr Weihnachten war ich im Krankenhaus in Oberhausen, auch habe ich noch das Gefühl gehabt, ich bin amalgamvergiftet. Hier und da habe ich was durch die Medien gehört oder durch die Zeitung. Und da habe ich schon gesagt: »Mensch, ob du das nicht auch hast?« Ich habe ja insgesamt zwölf Plomben, drei Zähne sind jetzt gezogen worden; also habe ich noch neun

Plomben, immer noch neun Stück. Das ist es ja. Man muß ja erst mal einen Zahnarzt finden. Das machen ja in Mülheim nur zwei – unter Vorsichtsmaßnahmen. Das ist ja der ganze Kampf. Und seit einem Jahr ist es ganz, ganz akut. Jetzt lieg' ich schon seit Monaten und kann kaum vor die Türe. Ich bin richtig bettlägerig geworden durch die Pilzerkrankung und das Amalgam. Und keiner nimmt das ernst. Man muß bis nach Wesel fahren, bis man für voll genommen wird. Soweit muß man fahren, bis ein Arzt überhaupt sagt: »Ja, ich erkenne das an.« Die anderen, die lachen nur darüber. »So was gibt es nicht, das sind Einzelfälle.« Ich hab' schon gesagt: »Man wird lebensmüde. Man sieht sein Kind nicht richtig aufwachsen, gar nichts.« Also, ich werde damit – sobald es mir ein bißchen bessergeht, ich bin immer ein Kämpfer gewesen – damit an die Medien, an die Zeitung, egal an wen, jedenfalls an die Öffentlichkeit gehen.

Also: Letztes Jahr Weihnachten war ich im Krankenhaus. Ich hatte solche Nervenschmerzen über die Feiertage bekommen, daß ich in die Klinik mußte. Da bin ich dann auf die Neurologie gekommen. Da wußte ich noch nichts Genaues von der Amalgamvergiftung, auch nicht, daß ich den Pilz habe. Da sollte ich dann Psychopharmaka einnehmen, weil wieder gesagt wurde: »Es ist bestimmt psychosomatisch bedingt.« Es wurden Tests gemacht, mit Strom, das wurde im Auge angesetzt, und dann ging Strom durch den Körper. EEG; das ist soweit ganz in Ordnung. Als dann rausgekommen ist, das kleine Blutbild ist in Ordnung, die Röntgenaufnahme, da fing das wieder an, daß die Leute sagten, ich bin aufmüpfig, ich bin querulantisch. So auf diese Art. Und ich wolle überall gegensteuern, ich ginge auf keinen Arzt ein, ich nähme das Psychopharmakon mit einem Widerwillen, das würde man mir anmerken, und ich solle jetzt eine bessere Einstellung bekommen. Und wenn ich das nicht täte, dann könne ich das Krankenhaus verlassen. Ich wurde also privat ausgequetscht, ob ich denn Sozialhilfe bekomme, ob ich da vielleicht mit dem Geld

nicht klarkomme. Man versuchte mir einzureden, daß mein Zustand psychisch bedingt sei. Und wenn ich innerhalb von zwei Stunden keine bessere Einstellung zu dem Psychopharmakon bekäme, sollte ich gefälligst nach Hause gehen. Dann wäre ich fehl am Platze. – Das ist skandalös, nicht?
Sie haben mir in Oberhausen im Josephskrankenhaus Tegretal gegeben. Das kriegen also u. a., sagte mir die Frau Hadasch, Epileptiker. Ich bekam also einen Tropf, Tabletten und Aponal. Dem Stationsarzt und einer Ärztin, die dort Dienst hatten, sagte ich: »Ich vertrage Tabletten so schlecht.« Da sagten die: »Diese Tabletten vertragen alle gut.« Ich war ganz anderer Meinung: »Ja, aber vielleicht ich nicht.« Ich nehme an, daß diese Pilzerkrankung die Ursache dafür ist, daß der Magen und Darm so angegriffen sind und ich deswegen so schlecht Tabletten vertrage. Schließlich sagte ich: »Ich nehme an, ich hab' eine Amalgamvergiftung.« Da hieß es: »Das sind Einzelfälle.« Es ging hin und her: »Das glaube ich nicht.« »Das glauben wir aber.« Ich bat dann um einen Test. »Dann können wir uns doch weiterzanken.« Und dann wurde nur gesagt: »Das ist bei Ihnen nicht nötig. Alles deutet in eine andere Richtung.«
Zum Glück war aber auf der Intensivstation nebenan ein Arzt, der sich privat sehr für diese Fragen interessierte. Der schaute dann anhand von Röhrchen, wie amalgambelastet ich bin. Und sofort sagte er: »Sie sind hoch amalgambelastet. Der Bauch ist nicht in Ordnung, der Magen, der Darm, die Galle.« Dann hätte ich wohl mal ein Schädeltrauma erlitten, also mein Kopf, der sei nicht in Ordnung, der Nacken nicht, Kreislauf, Durchblutung, Psyche, Nerven. Das hat er mir also anhand des Tests gesagt. Aber er sagte auch: »Das ist Paramedizin, die ich hier mache. Denken Sie nicht, daß die von vielen anerkannt wird. Also, wenn Sie es mal erwähnen, es wird belächelt.«
Noch im Krankenhaus habe ich in der Zeitung einen Artikel von der Frau Hadasch gelesen Ist man da noch Mensch? Hoch

amalgamvergiftet. *Meine Mutter hat bei Frau Hadasch angerufen, die meinte: »Ich nehme an, Ihre Tochter hat das gleiche wie ich.« Sie besuchte mich im Krankenhaus und riet mir auch, nach Hause zu gehen: »Also, ich würde auf eigene Verantwortung hier rausgehen. Tegretal hab' ich auch bekommen, das bekommen Epileptiker.« Dann hat sie mir sofort eine Adresse in Wesel gegeben. Dort ist dann festgestellt worden, in dem Dimavaltest nach Professor Daunder, daß ich 446 Mikrogramm Quecksilber im Urin hab'.*

Daraufhin bin ich zu einem Hautarzt gegangen, der machte einen Allergietest. Eine Menge Allergien sind festgestellt worden. Ich bin hochgradig allergisch gegen Zahnprothesenmaterial und gegen Natriumsalz, Thiomersal. Dann gegen Nasenspray, Augentropfen, Injektionslösungen, Hautdesinfektionsmittel, Kosmetika: Make-up, Mascara. Reinigungsflüssigkeit für Kontaktlinsen, Haarfärbemittel, Lederfarbstoffe, graphische Entwickler, Fotokopiersysteme, Druckfarben, Gruppenallergien, Anilinfarbe und und und. Und dann doppelt allergisch gegen Zahnprothesenmaterial aus Kunststoff, Kronen, Verblendungen, Gaumenplatten, Kunststoffkleber und Abdruckmasse. Manchmal, wenn ich die Zeitung lese, bekomme ich schon Niesanfälle. Wenn ich jetzt zum Zahnarzt gehe, hat der viel zu tun, der muß erst Bücher wälzen und feststellen, in welchen Spritzen das ganze Zeug nicht drin ist. Extraabdruckmasse muß besorgt werden.

Ich lebe nur mit starken Schmerzen. Erst mal diese starken Würgeanfälle, die ich manchmal habe und – das ist ja das Schlimmste von allem – diese Dauerübelkeit. Ich bin also immer in einem Zustand wie jemand, der Salmonellen hat oder eine ganz schlimme Magen- und Darmgrippe. Deshalb sollte also im Evangelischen Krankenhaus eine Magenspiegelung unter Narkose gemacht werden. Stuhlprobe ist keine gemacht worden. Ich hatte zwar schon eine Stuhlprobe beim Hautarzt abgegeben. Nur ich hab' das nicht gesagt und auch noch keinen Befund. Also, nor-

malerweise hätte das ja das erste sein müssen, was im Krankenhaus gemacht wird, wegen der starken Koliken. Und ich hab' einen aufgeblähten Bauch gehabt. Das ist das Problem: Man denkt immer, der Bauch platzt.

Also der Professor selbst wollte es dann machen. Die Ärzte trauten sich da alle nicht dran, weil die gehört haben, daß ich amalgamvergiftet bin. Die haben versucht, mir die Magenspiegelung mit einem krassen Einreden von Komplikationen auszureden, das hat sich so angehört, als wenn ich gar nicht mehr aufwachen würde. Jedenfalls hat dann der Professor gesagt: »Sie sind amalgamvergiftet? Das ist ja exotisch. So was hatten wir ja noch nie hier.« Es wurde über die Selbsthilfegruppe gelästert, in der ich bin.

Das kam – wie gesagt – dann alles zusammen mit dem ganzen Befinden: Kreislaufschwierigkeiten, Schwindel, Atemnot, Panik, Angstzustände, Menschenangst. Dann bin ich zusammengebrochen hier zu Hause bei einem Wochenendbesuch, Nervenzusammenbruch. Das war ganz schlimm. Ich konnte mich also überhaupt nicht mehr auf den Beinen halten. Das wurde immer schlimmer. Als ich am Montag dann mein Bett wiederhaben wollte, wurde gesagt: »Ihr Bett wurde abgegeben übers Wochenende. Sie müssen warten, wir haben kein Bett für Sie.« Ja, und dann nach anderthalb Stunden konnte ich nicht mehr, bin nach vorne zur Stationsschwester gegangen und hab' gesagt: »Ich möchte nur mit dem Narkosearzt sprechen. Dann gehe ich wieder nach Hause, und dann rufen Sie mich doch an, wenn Sie ein Bett für mich haben.« Ich konnte kaum noch stehen. Und auf einmal taucht hinter einer Krankenschwester eine Ärztin auf und schreit: »Das ist jetzt organisatorisch nicht möglich. Und jetzt raus hier!« Packt mich vorne an der Bluse, fängt an zu kneifen, zerrt mich am Pullover und schmeißt mich aus dem Zimmer hinaus.

Dazu ist vielleicht noch etwas zu sagen: Ärzte wissen kaum über Amalgam- oder Pilzerkrankungen Bescheid. Meine Pilzerkran-

kung wurde beim Hautarzt festgestellt – das ist jetzt erst vor kurzem gewesen, Mitte April. Um den Pilztest habe ich gebeten, und ich habe einen Pilz. Ich sollte sofort nach der Feststellung zum Hautarzt kommen. Mittlerweile war der Pilz aber sehr weit fortgeschritten, weil ich den ja wahrscheinlich schon Jahre mit mir herumtrage. Ich konnte gar nicht in die Praxis gehen. Ich lag fest im Bett; hatte solche schlimmen Würgeanfälle, Koliken und Durchfälle. Also konnte ich noch nicht mal mit dem Arzt über die Geschichte sprechen. Meine Mutter telefonierte dann mit der Praxis. Die Sprechstundenhilfe meinte: »Koliken und Bauchschmerzen, das kommt nicht vom Pilz und auch die Übelkeit nicht. Lassen Sie sich von Ihrem Hausarzt ein Schmerzmittel geben.« Die kannten sich also auch nicht aus, obwohl sie die Untersuchung machen. Und dann kam der Arzt selbst ans Telefon: »Warum kommen Sie denn nicht?« Ich konnte ihm nur sagen: »Weil es mir so schlecht geht.« Da hat er gesagt: »Ja, gut, wenn Sie sich jetzt zu Hause krümmen, dann schreibe ich Ihnen was auf.« Ich bat ihn: »Aber bitte keine Tabletten, die vertrage ich nicht.« Was hat er aufgeschrieben? Was hat er meiner Mutter mitgegeben? Tabletten. Also, man wird überhaupt nicht für voll genommen.
Beim Hals-Nasen-Ohren-Arzt mußte ich einen Termin absagen, und da hat der Arzt gesagt: »Warum denn?« Ich habe geantwortet: »Ich hab' eine Pilzerkrankung im Darm.« Der reagierte ganz ironisch: »Können Sie nicht kommen, weil Sie soviel Blähungen haben?« Da wollte ich schon sagen: »Herr Doktor, wenn es nur Blähungen wären, das wär' mir so egal.« Aber ich kann doch nicht mit diesen Schmerzen hingehen, nicht?
Ich habe bei einer Ärztin mal geäußert: »Mein Gott, ich kann doch so im Moment nicht weiterleben. Geben Sie mir doch die Dimavalspritze gegen die Amalgamvergiftung. Ich kann doch durch den Test beweisen, was ich habe.« Da hat die Ärztin geschimpft: »Jetzt steigern Sie sich hier nicht so in die Geschichte

rein: Ich sterbe.« Ich habe nur gesagt: »Frau Doktor, ich habe nicht gesagt: Ich sterbe. Ich habe nur gesagt: Ich kann so im Moment ohne die Spritze gar nicht leben, und ich muß irgendwas haben zur Hilfe.« »Sie sterben nicht, Sie sterben nicht, steigern Sie sich nicht da rein.« Sie könnte die Spritze nicht aufschreiben, nur auf Privatrezept, und das kostet dann über 90 Mark.

Ja, und dann war ich bei einer anderen Ärztin in Behandlung, da habe ich dann die Dimavalspritzen bekommen. Die bekomme ich ja in Wesel und bei einer Ärztin in Mülheim. Das ist jetzt für das Amalgam. Das ist ja ein Antidot, also ein Gegengift, und das ist auch ein Hammer. Jetzt habe ich mittlerweile – ich weiß nicht, wovon es kommt – schon krampfartige Schmerzen, Nervenschmerzen und auch teilweise Lähmungen in der Zunge und bestimmten Gliedmaßen. Oder Augenlähmungen, das ist das Schlimme jetzt – komaartige Wachzustände, Bewußtseinsstörungen. Da kommen auch Lähmungserscheinungen in den Armen, in den Beinen, in den Waden, in der Zunge, im Gesicht dazu. Jetzt weiß man natürlich nicht, woher kommt es: von Dimaval, vom Tramal, vom Amalgam. Das ist so ein Zusammenspiel von Geschehnissen.

Und ich muß auch sagen, ich bin von Heilpraktikern sehr enttäuscht. Ich hab' da auch teilweise schlechte Erfahrungen gemacht. Ich hab' da über 2000 Mark reingesteckt, es wurde eine Augendiagnose gemacht, alles mögliche. Es ist nichts festgestellt worden. »Alles psychisch bedingt.« Das ist auch ganz schlimm gewesen. Ein Medikament nach dem anderen, es wurde immer schlimmer, und es wurde dann wieder gesagt, man steigert sich rein.

Also, Amalgam und Pilz, das ist ein ganz heißes Thema. Ein ganz heißes Pflaster. Das will auch keiner anfassen. Eine Freundin von mir, die amalgamvergiftet ist, die hat bei der Zahnärztin angerufen: »Wissen Sie, Frau Doktor, was Sie mir für Gift reingemacht haben?« Da sagt die Ärztin: »Ja, ich weiß es, aber ich dürfte Ihnen das nicht sagen. Wir dürfen das den Patienten nicht sagen. Wir haben das zur Auflage bekommen – das ist ein ganz großer Skandal – wir dürfen die Patienten nicht aufklären.« Wer? Das Gesundheitsministerium oder Gesundheitsamt, Bundesministerium, Gesundheitsministerium, also die Aufklärungspflicht darf nicht stattfinden. Hat sie wortwörtlich gesagt: »Aber ich weiß, was ich Ihnen für Gift reingetan habe. Ich weiß es, und wir wissen es alle. Aber es ist eben das Material, was wir verwenden dürfen. Nur Schwangere und Kinder sollten es nicht bekommen, und jetzt haben wir wieder zur Auflage gekriegt: Macht es den Leuten rein. Macht es den Leuten in die Zähne.« Die Zahnärztin hat noch erzählt, daß sie einen doppelten Filter in diesen Spuckbehälter reinbauen muß, und wenn Plomben rauskommen, wird das alles gesondert abgeholt, als Sondermüll. Und wir müssen das im Mund tragen. Ich hab' hier einen Bericht: Wenn unser Speichel der Trinkwasserverordnung angepaßt wäre, dann bekämen wir das eigene Schlucken verboten. Dann dürften wir also unseren eigenen Speichel nicht mehr schlucken. Ja, jetzt müssen wir sehen, wie es mit den ganzen Schmerzen und den ganzen Problemen weitergeht. Im Moment lebe ich bei meiner Mutter, mit meiner Tochter zusammen. Meine Mutter versorgt das Kind. Ich kann Milena nur soweit versorgen, wie es eben geht. Nur mal mit ihr sprechen, morgens schreibe ich ihr immer Briefchen, bevor sie zur Schule geht. Es geht ja nicht. Mal baden, es geht ja nichts mehr. Ich kann ja nicht raus mit ihr, nichts. Wir haben ja eine eigene Wohnung, eine schöne in der Stadt, mit Garten, Balkon, ist alles eingerichtet, aber wir können nicht hin.

Sozialhilfe, der Satz, das ist ungefähr, also keine 1 300 Mark. Davon müssen 670 Mark für Miete, 20 Mark für eine Rate, 50 Mark im Monat für Strom, für Telefon 70 Mark bezahlt und das Kind versorgt werden. Mein Mann zahlt keinen Unterhalt. Er sagt, er sei arbeitslos, hat aber schon wieder eine neue Familie.

Und ich muß davon alles bestreiten. Ich mußte Unterhaltszuschuß beantragen, bekomme dann noch Kindergeld, alle zwei Monate 204 Mark. Noch lebe ich dauernd getrennt, ich bin noch nicht dazu gekommen, mich scheiden zu lassen, weil ich so krank wurde. Ich bin arbeitsunfähig, bekomme aber vom Sozialamt Druck: Ich soll arbeiten gehen. Muß mittlerweile schon wieder zum Gesundheitsamt, muß mich vom Amtsarzt untersuchen lassen, wovor ich eine ganz dolle Angst habe. Denn das Gesundheitsamt wird die Amalgamvergiftung wohl auch nicht anerkennen. Jetzt habe ich erst mal den ganzen Kram hingeschickt. Was wollen die denn da untersuchen? Das Amalgam legt sich ja nicht auf meine Hand, daß man es sehen kann. Und ich meine, mit Amtsärzten hab' ich schlechte Erfahrungen gemacht. Da kann ich nur abwarten. Jedenfalls ist es ein Teufelskreis, das kann man gar keinem in kurzer Zeit erklären.

Die schwere Erkrankung, die Annette schildert, beginnt in der Kindheit. Ihre Mutter erinnert sich, daß die Tochter als Baby die normalen Impfungen bekam und die Kinderkrankheiten Masern, Windpocken und Mumps hatte. Schon die Einjährige erkrankt an Lungenentzündung, ein Zeichen dafür, daß das System Lunge-Dickdarm geschwächt ist. Ob hier möglicherweise Impfungen dazu beigetragen haben, die das noch unentwickelte Immunsystem nicht toleriert hat, ist zumindest nicht auszuschließen. Die Krankheit wird mit Antibiotika therapiert, die das ohnehin geschwächte System Lunge-Dickdarm weiter schädigen.

Das Immunsystem wird noch auf andere Weise belastet: durch den unmäßigen Süßigkeitenkonsum des Kindes. Annette beschreibt sich selbst als »einzigen Schokoladenklumpen«. Ihre Schilderung macht deutlich, daß sie nach Zucker süchtig ist. Süßes schädigt die Zähne, Zucker ist ein großer Kalziumräuber. Süßes mästet aber auch Pilze. So kommt es bei Annette schon

früh zu den beiden Faktoren, die ihre schwere Erkrankung bestimmen: Amalgam und Pilze.
Zunächst zeigt sich die zunehmende Schädigung des Immunsystems in Symptomen, die sich immer wieder vor allem im Bereich Lunge-Dickdarm äußern: Schwierigkeiten mit dem Bauch, wie Annette das nennt, und Atemwegsschwierigkeiten, Bronchitis, Nasennebenhöhlenentzündungen. Es ist anzunehmen, daß die Migräne, die sie als Kind schon hatte, unter anderem von der Schokolade kommt, deren Inhaltsstoffe Migräne auslösen können.
Auch an einen möglicherweise bei dem Kind schon beginnenden Unterzucker (Prädiabetes) muß gedacht werden. Manches spricht dafür: die Gier nach Zucker, die Sehstörungen, die Erschöpfung und auch die Atemnot. Wenn das Kind Annette ständig Schokolade und andere Süßigkeiten ißt, gelangt der Einfachzucker schnell ins Blut und zwingt die Bauchspeicheldrüse, ebenso ständig Insulin zum Zuckerabbau zu produzieren. Mit anderen Worten: Die Bauchspeicheldrüse wird laufend überanstrengt, gerät außer Kontrolle und produziert nun auch zuckerabbauendes Insulin, wenn es gar nicht benötigt wird: Unterzucker ist die Folge. Dieser wiederum provoziert im Körper das Bedürfnis nach Zucker; es kommt zur Sucht.
Nicht nur die Bauchspeicheldrüse steht in einem solchen Fall unter Dauerstreß. Um den Unterzucker auszugleichen, arbeiten auch Leber und Nebennierenrinde auf Höchsttouren. Annettes Leber aber dürfte durch das Quecksilber aus den vielen Amalgamplomben und die Herpesvireninfektionen sowie Medikamentenspuren ohnehin genug geschädigt sein.
Die einzelnen Organsysteme unseres Körpers stehen untereinander in Beziehung und können von daher auch eine gegenseitige Störwirkung haben. Kein Wunder also, daß sich bei Annette zunehmend stärkere Symptome in allen anderen Systemen zeigen. Die auftretenden schweren Entzündungen werden durch

zahlreiche Antibiotikagaben therapiert, was wiederum die Pilzbesiedlung weiterhin begünstigt.
Als Annette die Lehre beginnt, kommt noch eine zusätzliche Belastung auf den Körper zu: Sie muß von Berufs wegen mit Leder umgehen. Gerade Leder aber ist bei der Gewinnung und Verarbeitung vielfältigen Umweltgiften ausgesetzt: Chrom wird beim Gerben von Leder verwendet wie Chromat, eines der stärksten Krebsgifte. Annettes Allergietest ergibt dann auch, daß sie auf p-Phenylendiamin allergisch reagiert, eine chemische Substanz, die nicht nur in Haarfärbemitteln vorkommt, sondern auch in Zwischenprodukten bei der Herstellung von Pelz- und Lederfarbstoffen. Kein Wunder also, daß sich Annettes Symptome während der Lehre und der anschließenden Berufstätigkeit in dem Ledergeschäft verschlimmern.
Der Zusammenbruch des Immunsystems erfolgt aufgrund mehrerer Faktoren. Zum einen wird offensichtlich trotz zahlreicher vor allem schulmedizinischer Diagnosen und Therapien die Ursache der Erkrankung nicht erkannt: Die Ärzte ziehen weder eine Amalgamvergiftung noch Pilze in Betracht. Zum anderen unterbleibt aufgrund dessen jede Aufklärung und Beratung hinsichtlich der Lebensführung. Annette ißt weiterhin in großem Maß Süßigkeiten. Dann werden durch eine Zahnärztin kurz nacheinander die neun Amalgamplomben aufgebohrt und neue Plomben eingesetzt. Die dadurch immens hohe Belastung durch Quecksilber kann der Körper nicht mehr tolerieren. Das Immunsystem bricht zusammen.
Das rechtsmedizinische Institut warnte im August 94 davor, Schwangeren und stillenden Müttern die Amalgamfüllungen zu entfernen, weil bei diesem Eingriff die akute Quecksilberbelastung im Körper der Mutter und damit auch bei Föten und Babys deutlich steige – so stand es in der *Westdeutschen Allgemeinen Zeitung*. Es ist die Rede davon, daß das Bundesinstitut für Arzneimittel und Medizinprodukte anordnen wolle, daß Frauen im

gebärfähigen Alter nicht mehr mit Amalgam behandelt werden – eine Anordnung, die für Annette zu spät kommt. Mögliche Folgen ihrer hohen Amalgambelastung ihrer sowie der Pilzübertragung auf ihre Tochter Milena (nicht zu vergessen die Belastungen durch einen drogenabhängigen Vater) sind zu vermuten; die Reaktionen des Babys, die die Mutter beschreibt, deuten auf unter Umständen dadurch bedingten Hospitalismus.
Wie der Speicheltest nach Professor Daunderer, der nicht ganz unumstritten ist, später ergibt, hat Annette tatsächlich eine enorm hohe Belastung. Der Befundbericht weist bei Annette folgenden Wert aus, dem der Wert im Normbereich (Mikrogramm pro Liter) gegenübergestellt ist:

- Speichel I (nachdem Annette zwei Stunden lang ihre Zähne nicht mechanisch durch Kauen, Essen, Zähneknirschen beansprucht hat): 74,6; (Normbereich): 2,7g/l
- Speichel II (nachdem Annette zehn Minuten lang Kaugummi gekaut hat und der dabei anfallende Speichel dabei gesammelt worden ist): 94,0; (Normbereich): 2,7g/l

Setzen wir einfach ein paar Werte zu Quecksilber dagegen. Der ADI-Wert (Acceptable Daily Intake) der Weltgesundheitsorganisation, also der Wert der duldbaren täglichen Aufnahmemenge, beträgt für Quecksilber 0,1 mg. Der Quecksilberhöchstwert in Fisch 0,5 mg pro Kilo und 0,05 mg pro Kilo in anderen Lebensmitteln. In der Trinkwasserverordnung steht als Grenzwert 0,001 mg pro Liter. Kritisch sei angemerkt, daß die ADI-Werte nach einer ziemlich willkürlich erscheinenden Formel berechnet werden.
Setzen wir dagegen, was in einem ärztlichen Lehrbuch von Ernst Gerhard Beck und Pavel Schmidt *Hygiene – Präventivmedizin* steht:

Die akute Quecksilbervergiftung zeichnet sich durch Schäden der Darm- und Nierenfunktion aus, die chronische durch Schäden am Zentralnervensystem ...
Bei Dauerbelastung reichert auch der Mensch Quecksilber an (Kulminationsgift).

Wer so krank ist wie Annette, kommt nicht umhin sich zu informieren. Die Medien erwiesen sich in diesem Fall als hilfreich; weil sie durch Zeitungsberichte zu der Vermutung kommt, daß sie unter einer Amalgamvergiftung leiden könnte. Gewißheit erhält sie erst durch den Dimavaltest, den sie bei einem Arzt in Wesel vornehmen läßt, dessen Adresse sie durch die Selbsthilfegruppe erfährt. Daß kein Arzt bereit scheint, nicht einmal im Krankenhaus, ihre Krankheit ernst zu nehmen, beweist besonders, daß man ihre Beschwerden als psychisch verursacht diagnostiziert und mit Tegretal und Aponal therapieren will. Tegretal, auf der Grundlage von Carbamazepin hergestellt, ist in der Tat ein Mittel, das bei Epilepsie verordnet wird, das allerdings auch bei neuralgischen Schmerzen (Trigeminus-Neuralgien) eingesetzt wird. Die Nebenwirkungen dieses Medikaments allerdings können gravierend sein, besonders für jemanden, der wie Annette unter Pilzinfektionen zu leiden hat: Magen- und Darmstörungen, Kopfschmerzen, Schwindel, Sehstörungen. Was hier eine Beurteilung schwermacht, ist die Tatsache, daß dies genau die Symptome sind, die Annette immer wieder schildert. Ähnlich verhält es sich mit dem Medikament Aponal, auf der Grundlage von Doxepin hergestellt. Es ist ein Antidepressivum, das ebenfalls Magen- und Darmstörungen, aber auch innere Unruhe, Tremor (= Zittern), Müdigkeit, Schwindel hervorrufen kann und bei jemandem mit schweren Leberschäden – und davon können wir bei Annette ausgehen – nicht verordnet werden sollte. Psychopharmaka und Antidepressiva dieser Art einzusetzen, ohne die Hinweise der Patientin auf eine mögliche Amalgam- und Pilzbe-

lastung zu beachten, erscheint unter dem hippokratischen Grundsatz des »nihil nocere« (lat. = nicht schaden) unverständlich, offensichtlich liegt hier der Versuch vor, eine »querulantische« Patientin ruhigzustellen.
Annette hat darüber hinaus Schwierigkeiten, einen Zahnarzt zu finden, der ihr unter Schutzmaßnahmen das Amalgam entfernt und ersetzt. Sie muß dazu befürchten, daß die Kasse diese Zahnsanierung nicht bezahlt. Die Auseinandersetzungen mit dem Sozial- und Gesundheitsamt machen ihre Situation besonders tragisch.
Trotzdem wird Annette im Oktober – so lange dauert es, bis sie einen Termin bekommt – einen EAV-Test machen lassen. Damit besteht eine Chance für die Zukunft.

Die siebte Patientengeschichte sagt uns folgendes:
Treten schwere Amalgamvergiftung und Pilzinfektion zusammen auf, kann es zu entsprechend schweren, aber durchaus auch diffusen Symptomen kommen.
Annette hat trotz aller Rückschläge nicht aufgegeben. Daß sie nun zu der alternativen Therapie mit Elektroakupunktur gefunden hat, kann beispielgebend sein.

8 Pilzbehandlung mit Sanumtherapie

Ursymbiose: Endobionten im Blut

Symbiose, also das Miteinander zu gegenseitigem Nutzen, als Lebensprinzip sollte uns gefallen. Wären wir doch dadurch jeder Veränderung unserer Welt gegenüber toleranter und offener. Denn das Leben, ob das biologische, das gesellschaftliche oder kulturelle, vollzieht sich in Formenwandel.

Die Sanumtherapie, die Ihnen nun vorgestellt wird, beruht auf den Forschungen des Berliner Zoologen Professor Dr. Günther Enderlein, die dieser in den 20er Jahren anstellte. Nach vielfältigen Forschungen auf unterschiedlichen Gebieten prägte er den Satz, daß alles Leben einer »gigantischen Ursymbiose« entspreche.

In Übereinstimmung mit dem Franzosen Bechamp war Enderlein der Auffassung, daß im Serum aller Warmblüter – und Menschen – winzigste Körnchen enthalten sind, winzigste Elemente pflanzlicher Herkunft: Diese bleiben lebensfähig, wenn der Organismus stirbt. Sie sorgen dafür, daß der Organismus in einem Gärungs- und Fäulnisprozeß zersetzt wird. Außerdem können sich aus ihnen Mikroorganismen entwickeln. Enderlein nannte diese Elemente Endobionten (grch. endo = innen, innerhalb).

Mit einem speziellen Verfahren (Dunkelfelduntersuchung) untersuchte Enderlein, als er nach den Ursachen des Fleckfiebers forschte, das menschliche Blut, das man bis dahin als steril – ohne Mikroben – angesehen hatte. Dabei entdeckte er, daß es sich bei den scheibenförmigen Thrombozyten (Blutplättchen) und beim Fibrin in unserem Blut um bestimmte Entwicklungsformen »seines« Endobionten handelt. Oder wie wir im Sinne der Systemlehre sagen sollten: um Strukturen. Erinnern Sie sich daran, daß Materie kein fester Stoff ist; sie besteht aus dynamischen Strukturen. Ohne Thrombozyten und Fibrin wäre keine Blutgerinnung möglich. Ohne gerinnungsfähiges Blut aber kann der Mensch, wie Sie wissen, nicht überleben. Von daher ist dieser winzige pflanzliche Symbiosepartner von größter Wichtigkeit. Leben ist offenbar das Ergebnis einer Symbiose von pflanzlichen und tierischen Prinzipien.

Inzwischen hat die Elektronenmikroskopie vieles von den Erkenntnissen Enderleins bestätigt. Aber wie das so ist, wenn Forscher von unterschiedlichen Weltsichten ausgehen: Über den Namen dieses pflanzlichen Symbionten ist man sich nicht einig, entsprechend herrscht ein ziemliches Durcheinander. Um die Sanumtherapie zu verstehen, müssen wir wissen: Bei Enderlein heißt dieser Symbiont »Endobiont«.

Enderlein entdeckte, daß zwei Mikroorganismen den Menschen als ständige Gefährten begleiten:

Mucor racemosus Fresen
Aspergillus niger van Tieghem

Was Enderlein daraus folgerte, läßt sich so zusammenfassen: Winzigste Teilchen der beiden Pilze Mucor racemosus und Aspergillus niger sind vor Millionen von Jahren in den Säugetierkreis eingedrungen und leben seitdem in einer Symbiose mit den Säugetieren, zu denen auch der Mensch gehört. Diese Teilchen, die Enderlein Endobionten nannte, sind kleinste Eiweißpartikel, die nicht einmal mit dem Lichtmikroskop, sondern nur – wie die Viren – mit dem Elektronenmikroskop erkennbar sind.

Seit die Endobionten in den Säugetierkreis eingedrungen sind, kann kein Mensch ihnen entgehen. Denn schon im weiblichen Ei und im männlichen Sperma sind Endobionten vorhanden, und der

Mensch erwirbt spätestens als heranwachsender Fetus diese Endobionten über die Plazenta, durch die er mit dem mütterlichen Blutkreislauf verbunden ist. Von dem Zeitpunkt an finden sich Endobionten in seinen Körperflüssigkeiten (Blut, Lymphe).
In ihren Primitivformen leben die pflanzlichen Eiweißpartikel (Endobionten) der beiden Pilze Mucor racemosus und Aspergillus niger mit dem tierischen bzw. menschlichen Eiweiß des Organismus in einer beiden Seiten nützlichen Symbiose, einer Art Arbeitsgemeinschaft. Sie haben in diesem Miteinander als Symbiosepartner bestimmte Aufgaben bei der Grundregulation des Körpers übernommen. Sie sind dienlich und lösen keineswegs Krankheiten aus.
Je nach Beschaffenheit des Terrains, des Milieus, kann sich dieser Endobiont über eine Vielzahl von Gestaltformen höher entwikkeln. Denn der Pleomorphismus (Polymorphismus) besagt,

daß eine bestimmte Mikrobenart unter genau festgelegten Voraussetzungen in verschiedenen Formen und Entwicklungsstadien auftreten kann, von den kleinsten Stufen ultramikroskopischer Größenordnung bis zu den großen, vielkernigen, hochentwickelten Stadien der Bakterien und Pilze. (Dr. Maria Bleker)

(Auch hier muß gesagt werden: Zu schade, daß es in diesem Umfeld immer wieder zu Unklarheiten in der Begrifflichkeit kommt: Ordnen die einen den Bakterien – wie hier Maria Bleker – Vielkernigkeit zu, sprechen andere Wissenschaftler von Kernäquivalenten.)
Enderlein entdeckte, daß die Eiweißpartikel (Endobionten) der beiden Pilze Mucor racemosus und Aspergillus niger sich zu höheren Formen umwandeln, das heißt eine andere Gestalt annehmen können. Aus dem freundlichen ungefährlichen Symbiosepartner des menschlichen Organismus wird dann unter bestimmten Einflüssen, die das Gleichgewicht des Milieus stören,

ein schmarotzender Parasit. Der Endobiont kann in jeder Entwicklungsform verharren. Insgesamt verläuft diese Entwicklung zyklisch:

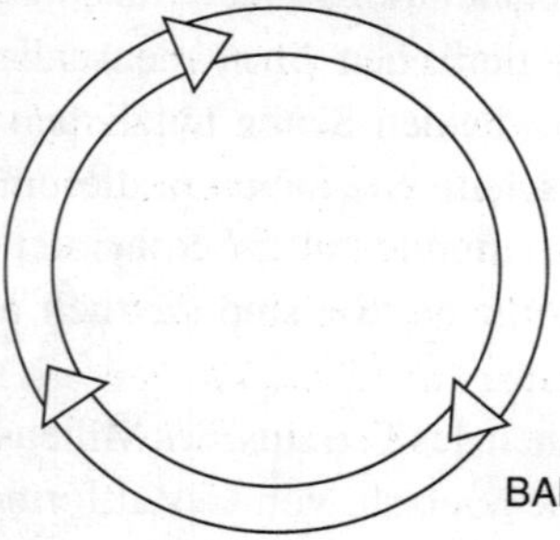

Abbildung 13

Die Endobionten durchlaufen verschiedene Phasen:
Kolloidphase: In diesem primitiven Stadium haben wir es mit winzigen lebenden Eiweißpartikeln – kleiner als eine Zelle – zu tun, die etwa die Größe von Viren oder Bakteriophagen haben, 0,01 mm. Diese Kolloide sind gute Symbiosepartner und wachsen über verschiedene Zwischenstadien heran. Wichtig für das Verständnis der Sanumtherapie ist, daß die Eiweißpartikel auf ihren niederen Entwicklungsstufen nicht krankheitserregend (apathogen) sind. Sie unterstützen den menschlichen Stoffwechsel und stärken seine Abwehrkraft.
Die Entwicklung geht weiter über die **Bakterienphase**, in der sie in Gestalt von Bakterien auftreten. Auch hier durchlaufen die Endobionten zahlreiche Zwischenstadien, bis sie ihre Gestalt schließlich zu einem Myzel wandeln und die **Pilzphase** erreichen.

Eine solche zyklische Entwicklung nennt man auch Zyklogenie (grch. kyklos = Kreis; lat. genus = Geschlecht, Gattung). Entsprechend lautet der Titel des Buches, in dem Enderlein 1925 seine Forschungsergebnisse zusammenfaßte, *Bakterien-Cyclogenie.*

Das Blut eines jeden Menschen beherbergt auch im Zustande völliger Gesundheit zahlreiche Elemente aus dem Entwicklungskreislauf des Endobionten, dieses Dauerbefalls, z. T. frei im Serum, zum großen Teil in den Erythrozyten (roten Blutkörperchen; d. V.) und insbesondere in den Lymphozyten (weißen Blutkörperchen; d. V.). Hierzu kommen nach das Fibrin und besonders die Thrombozyten, die Blutplättchen, die sich ja beide als reine Elemente aus dem Kreislauf dieses Parasiten erwiesen haben. (Dr. Bleker)

(Achtung: Hier wäre die Bezeichnung Symbiont statt Parasit – zumal im Zusammenhang mit dem Fibrin, das für die Blutgerinnung sorgt, und den Thrombozyten – angezeigt.)
In allen Stadien, in denen der Endobiont als Symbiosepartner fungiert, ist er dem Menschen nützlich. Über ein bestimmtes Entwicklungsstadium hinaus ist jede der höheren Formen für den Menschen gefährlich, weil sie Erkrankungen hervorrufen oder begünstigen können. Das liegt vor allem daran, daß die Stoffwechselprodukte der höher entwickelten Formen den menschlichen Organismus vergiften. Von bestimmten Stadien an finden sich die Endobionten nicht nur im Blut, sondern auch in den Zellen. Sie können alle Organe befallen. Da wirken sie degenerativ. Wir müssen also davon ausgehen, daß die Pilze Mucor racemosus und Aspergillus niger in unserem Körper alle Stadien ihrer gesamten Entwicklung durchmachen. Ihre Höherentwicklung äußert sich dann in klinischen Krankheitsbildern.
Treten also Pilzerkrankungen auf, können wir davon ausgehen, daß der Endobiont seine höchste Entwicklungsstufe im mensch-

lichen Körper erreicht hat. Deshalb darf man Pilzerkrankungen nicht auf die leichte Schulter nehmen.
Schreckt Sie die Vorstellung von Aspergillus und Mucor in Ihrem Körper? Möglicherweise machen Sie mir den Vorwurf: Sie provozieren Ängste. Aber ein Buch, das nicht nur Krankheiten beschreibt, sondern auch Therapien vorstellt, sollte Mut machen, Mut zum Leben.
Genau das will ich erreichen. Denn der Endobiont ist das Leben schlechthin. Geradezu spannend und faszinierend liest sich, was Wilhelm Fries 1987 in der *SanumPost*, der hauseigenen Zeitschrift der Firma Sanum-Kehlbeck, über sie berichtet: Diese kleinste Entwicklungsform des Endobionten scheint ein Urkeim des Lebens zu sein. Jedenfalls hat er unbehelligt von Kälte oder Hitze Millionen von Jahren überlebt. Man hat ihn in 50 000 Jahre alten Mammuts, die im Packeis eingefroren waren, gefunden, und er war nach dem Auftauen sofort wieder lebendig. Man hat Endobionten aus Steinkohle, Erdöl und erdölhaltigen Erdschichten isoliert. In Versuchen wurde von E. Santo und H. P. Rusch bewiesen, daß die Endobionten weder durch Salzsäure noch durch eine Hitze von 1300 °Celsius umkommen. Aus den Rückständen konnten erneut Bakterien gezüchtet werden. Auch dies ist wohl ein Beweis für Polymorphismus, den wir schon in Kapitel 5 ansprachen. Aber es ist auch ein Beweis dafür: Dem Endobionten kann man nichts anhaben.
Zudem, denken Sie daran, was Sie über den »Kampf ums Dasein« gelesen haben. Es geht um das Gleichgewicht der Arten untereinander. Es geht nicht um »Verdrängung anderer Arten«, wie Maria Bleker feststellt, sondern darum, »daß im Gegenteil das Töten und Fressen sich auf das zur Arterhaltung unumgängliche Maß beschränkt«.

Mit der Vermehrung differenzieren sich die Urklümpchen und nehmen eine unvorstellbare Menge verschiedener Formen an, von denen gewisse, besonders bei reichlicher Zufuhr von tierischem Eiweiß, an Größe zunehmen ...

So beschreibt Maria Bleker die Entstehung der »Stammväter der Heerscharen von Bakterien und Bazillen, die wir – nach Enderlein – selbst in uns großziehen«.
Dabei kommt es zum einen zu einer rein zahlenmäßigen Vermehrung in gleicher Gestalt, ungeschlechtlich durch Sprossung und Teilung. Zum anderen gibt es eine Vermehrung zu höher entwickelten Formen durch Kopulation bzw. Kernverschmelzung. Das Gleichgewicht zwischen den Symbiosepartnern wird dadurch aufrechterhalten, daß wir eine gewisse Anzahl von Endobionten ausscheiden.
Grundsätzlich geht die Sanumtherapie davon aus, daß die geschlechtlichen Formen der Endobionten pathogen sind. Dagegen lösen die ungeschlechtlichen Formen keine Krankheiten aus, und sie können sogar die geschlechtlichen pathogenen Formen so beeinflussen, daß diese sich wandeln und nicht mehr schädlich sind. Durch Kopulationsvorgänge wird die Anzahl der Endobionten im Sinne einer guten Symbiose gesteuert. Was angestrebt wird, ist das harmonische Gleichgewicht.
Um dieses Gleichgewicht zu erhalten, können die Endobionten sich aufgrund bestimmter Einflüsse, auf die wir gleich zu sprechen kommen, rein zahlenmäßig vermehren oder höher entwikkeln. Gleichzeitig werden dann durch Kopulationsvorgänge zu viele und höher entwickelte Formen aus dem Verkehr gezogen, indem sie in niedere und damit wieder apathogene Formen zurückverwandelt bzw. ausgeschieden werden. Wie das geschieht, ist auf vielfältige Weise möglich.
In bestimmten Formen verbindet sich der Endobiont mit Bakterien zwecks Vermehrung in einer Art Begattung (Kopulation). Bei diesem Vermehrungsvorgang ist bemerkenswert, daß die Endobionten in der einen Gestalt primitiv strukturiert sind, wäh-

rend es sich bei den Endobionten in Bakteriengestalt um schon höher organisierte, das heißt kompliziertere Strukturen handelt. Nun zeitigt Kopulation normalerweise ein Ergebnis, ein Produkt. (Auf den Menschen bezogen, heißt das: ein Kind.) Enderlein stellte fest, daß in diesem Fall das Produkt der Vermehrung »blitzschnell« verschwand, das heißt unsichtbar wurde. Das ließ nur einen Schluß zu: Bei diesem Vermehrungsvorgang war keine höher organisierte Struktur entstanden, sondern eine niedere, die so winzig war, daß sie für das menschliche Auge – selbst unter Zuhilfenahme eines Lichtmikroskops – nicht mehr sichtbar war, die Spermite, wie dieses Kopulationsprodukt von den Sanumtherapeuten genannt wird. Sie ist begeißelt und ungeheuer beweglich.

Wir halten fest:
Seit Millionen Jahren lebt der menschliche Organismus mit einem pflanzlichen Urkeim in Symbiose, dem Endobionten. Dieser Endobiont kann sich über vielfältige Stadien höher entwickeln, zur Bakterie oder zum Pilz werden. In höher entwickelten Stadien kann er pathogen werden. Über geschlechtliche und ungeschlechtliche Vermehrung wird die Anzahl der Endobionten gesteuert. Zu viele und höher entwickelte Formen können durch Kopulationsvorgänge in die niedere Form der Spermiten zurückgeführt werden.
Was wir brauchen, sind genügend Spermiten!

Krankheit ist Anpassungsnot

Um die Sanumtherapie verstehen zu können, sind in unserem Kontext (Pilzerkrankungen) folgende Fragen von Bedeutung: Wodurch kommt es zu einer übermäßigen Vermehrung des Endobionten? Was ist die Ursache für die Umwandlung von einem

ungefährlichen, nützlichen Symbiosepartner in einen gefährlichen Schmarotzer?
Bestimmt von einem natürlichen Selbsterhaltungstrieb sind zwei Partner, die sich in der Natur zu einer Symbiose zusammenfinden, darauf aus, diese Symbiose zu beider Nutzen zu erhalten. Das ist ein Naturgesetz. Als offene Systeme haben diese lebendigen Organismen ja die Fähigkeit zur Selbstregulation; sie sind – unserem Bild von Wellenkamm und Wellental entsprechend – bis zu einem gewissen Grad anpassungsfähig. Allerdings sind dem natürlichen Selbsterhaltungstrieb wie den Anpassungsmöglichkeiten der Symbiosepartner Grenzen gesetzt (siehe auch Kapitel 4). Wird beides durch andauernde Störungen von außen überstrapaziert, kommt es zu entscheidenden Milieuveränderungen. Das Gefüge gerät (durch Rückkopplungseffekte) derart aus der Balance, daß das dynamische Gleichgewicht von den Symbiosepartnern nicht mehr hergestellt werden kann. Der Mensch wird krank.
Krankheit deutet also zum einen darauf hin, daß die Symbiosepartner »Anpassungsnöte« haben, wie Enderlein das nannte. Andererseits zeigt eine akute Krankheit aber auch, daß hier ein Heilprozeß in Gang gesetzt wird, der das vorherige gesunde symbiotische Gleichgewicht wiederherstellen soll. Ein einfaches Beispiel kann das verdeutlichen: Wenn uns die Grippe erwischt, haben sich Grippeviren in unserem Körper übermäßig ausbreiten können. Wir fühlen uns schlapp und krank, als Folge dieser Anpassungsnöte. Sie wissen aber auch, daß der Körper auf Grippeviren mit Fieber reagiert. Das Fieber vernichtet die Grippeviren. Offensichtlich unternimmt der menschliche Organismus den Versuch, die gesunde Ausgangslage wiederherzustellen.
Kann die Symbiose nicht aufrechterhalten werden, wird sie, wenn Sie so wollen, von dem Symbiosepartner Endobiont aufgekündigt. Denn die Bedingungen für die Symbiose haben sich so umgestaltet, daß sie für ihn nicht mehr erträglich sind. Er will

eigene Wege gehen und sich von seinem nun hinderlichen Wirt trennen.

Was geschieht aufgrund anhaltender Störungen? Die Stoffwechselvorgänge verändern sich, und das heißt nichts anderes als Milieuveränderung. So kommt es zum Beispiel durch vermehrte Tätigkeit des Endobionten zu einer Verschiebung des pH-Wertes im Blut. Milieuveränderung aber bedeutet immer Aufkündigung der Symbiose.

Nun – so sagen die Sanumtherapeuten – wird ein zweites Naturgesetz wirksam: Jeder lebendige Organismus ist bestrebt, seine Höchstform zu erreichen. Und das gilt auch für den Endobionten. Er wird sich von einem hilfreichen Symbiosepartner zu einem schmarotzenden Parasiten wandeln, der letztlich als Pilz den ehemaligen Symbiosepartner Mensch vernichten, ihn zu Staub verwandeln will.

Nun kann sich, wie Sie schon wissen, bei den Endobionten ein Gestaltwandel vollziehen. Er vollzieht sich zyklisch: Der Endobiont kann sich von Primitivformen zu Formen höherer Valenz (= Wertigkeit) wandeln, aber auch wieder in die niedere Valenzstufe zurückfallen. Es gibt in seiner Entwicklung also ein Auf und ein Ab. Wir brachten es bereits auf die Formel: Krankheit bedeutet zu hohe oder zu niedrige Frequenz. Bedingt sowohl durch die zahlenmäßige Vermehrung als auch die Höherentwicklung, kommt es zu Stauungen des Blutes. Im Prinzip versteht die Sanumtherapie – ähnlich wie die Elektroakupunktur – unter einem gesunden Organismus jenen, wo alles in Fluß ist. Das heißt, wo die Informationen im Körper von Zelle zu Zelle ungehindert fließen können.

Alle Krankheiten, nicht nur die Pilzerkrankungen, sind endobiontische Krankheiten. Krankheit ist für die nach der Sanumtherapie arbeitenden Therapeuten eine gestörte Symbiose zwischen Endobiont (der nun vom Symbionten zum Parasiten wird) und menschlichem Organismus (Wirt), die schließlich damit endet, daß der

Wirt stirbt. Und selbst dann verlassen – nach Enderlein – die Endobionten nicht den Wirt. Sondern sie sorgen dafür, daß das organische Material zersetzt wird, wir zu Staub werden. Denken Sie an Mucor racemosus aus den Pharaonengräbern!
Damit wären wir erneut beim Fluch der Pharaonen angelangt. Denn: »Die menschlichen Überreste in alten Grüften werden vollständig in Sporen des Mucor racemosus Fresen umgesetzt.« (*Sanum-Rezeptierbuch* 1987)

Wir halten fest:
Jede Symbiose ist auf harmonisches Gleichgewicht angelegt. Selbsterhaltungstrieb und Anpassungsfähigkeit lassen die Symbiosepartner Störungen bis zu einem gewissen Grad ausgleichen. Anpassungsnöte äußern sich in Krankheit. Krankheit ist ein Heilprozeß, der das gesunde symbiotische Gleichgewicht wiederherstellen will. Bei lang andauernden Störungen wird die Symbiose von dem Endobionten aufgekündigt: Der Symbiosepartner Endobiont wird zum krankmachenden Parasiten.

Ursachen der Symbiosestörung

Nach Ansicht der Sanumtherapeuten gelten als Anstoß für eine Milieuveränderung und damit Symbiosestörung: falsche Ernährung, falsche Lebensführung, Infektionen, Umwelteinflüsse, psychische Faktoren – insbesondere Depressionen, Alterserscheinungen.
Sehen wir von Alterserscheinungen ab, denen der Mensch natürlicherweise ausgesetzt ist, liegen die anderen Ursachen im Verantwortungsbereich des einzelnen, Eigeninitiative ist gefordert.
Unter falscher Ernährung ist vor allem eine übermäßige Eiweißzufuhr zu verstehen, die die Symbiose stört. Zuviel Eiweiß wie zuviel Zucker bringen den Säure-Basen-Haushalt aus dem

Gleichgewicht. Wir sollten also den Endobionten weder mit Zucker noch mit Eiweiß mästen. Nach Enderlein ist er ein »gieriger Eiweißfresser«, und durch ein Zuviel an Eiweiß wandelt der Endobiont sich in höhere und damit pathogene Formen um.

Sobald das Gleichgewicht des Blutserums zwischen Mineralsalzen (Basen, Alkalien) und Säuren längere Zeit durch falsche, unbiologische Ernährung nach der sauren Seite hin gestört wird, setzt eine uferlose Vermehrung dieser Endobionten ein und zugleich der Aufstieg dieser zu Schmarotzern verwandelten Urklümpchen in die große Entwicklungsreihe der Parasiten. Je höher der Endobiont in seiner Entwicklungsreihe steigt, desto mehr nimmt seine Schädlichkeit zu und umso größer ist die Störung des Säure-Basen-Gleichgewichts, die also in einem sich gegenseitig steigernden Wechselverhältnis stehen. (Enderlein)

Auch Maria Bleker betont, daß an der Aufwärtsentwicklung des Endobionten Kunstdünger, Konservierungsmittel, Farbstoffe, Luftverschmutzung, vor allem aber Eiweiß und Zucker schuld seien. Nehmen wir zuviel Eiweiß zu uns, kann das letztlich zu einer Eiweißvergiftung führen. Die Sanumtherapie geht davon aus, daß darin die Ursache für unterschiedlichste Krankheiten wie etwa Krampfadern oder Abszesse, Herzinfarkt oder Schlaganfall zu suchen ist.

Körper und Psyche bilden eine Einheit und unterliegen wechselseitiger Beeinflussung. Der Mensch in seiner Ganzheit ist zugleich ein offenes System, das mit seiner Umwelt verknüpft, von ihr abhängig ist und durch sie beeinflußt wird. Die sich dadurch ergebenden vielfältigen Verknüpfungen bedingen, daß der Mensch als eine Ganzheit aus Körper und Psyche Krankheit auch ganzheitlich verstehen muß.

Von der Vorstellung der Ganzheit geht auch die Sanumtherapie aus. So lesen wir bei Grüger im Artikel über Zyklogenie in der

Zeitschrift *Erfahrungsheilkunde*: »Lebensfreude und Übermut entsprechen ungestörter Tätigkeit der Endobionten.« Er sagt deutlich, daß eine gestörte Symbiose zwischen Endobiont und dem menschlichen Wirt Befindlichkeit und psychische Verfassung beeinflussen.

Wir halten fest:
Die Symbiose zwischen Endobiont und menschlichem Organismus kann durch verschiedene Ursachen, die oft zusammenwirken, gestört werden: falsche Ernährung, falsche Lebensführung, Infektionen, schädigende Umweltgifte.

Sanumtherapie: ein breites Spektrum

Da Krankheit als gestörte Symbiose verstanden wird, bedeutet Sanumtherapie eine Wiederherstellung des Symbiosegleichgewichts. Es geht, wie man auch sagt, um Symbioselenkung.
Die Sanumtherapie umfaßt isopathische und immunologische Heilungsvorgänge. Es sind »gewaltlose Wandlungsvorgänge, keine Vernichtungsaktionen«, wie es im *Rezeptierbuch* von 1987 heißt.
Die Sanumtherapie ist keine spezielle Therapie für Pilzerkrankungen. Mit diesen auf Pilz- oder Bakterienbasis hergestellten Medikamenten kann man ein breites Spektrum von Krankheitsbildern therapieren, von Akne, Arthritis und Asthma über Heuschnupfen, Hypertonie (erhöhter Blutdruck), Leberstörungen, Lungentuberkulose, multiple Sklerose bis zu Mykosen, Rheuma, Thrombose, Venenerkrankungen und Zahnfleischentzündungen.
Was man in der Homöopathie unter Isopathie versteht, haben Sie bereits in Kapitel 6 erfahren. Kurz wiederholt: Isopathie bedeutet Gleiches mit Gleichem behandeln. Durch das Potenzieren

des Schadstoffes erreicht man, daß dessen Frequenz eine Wirkungsumkehr im Informationsfluß zwischen den Zellen bewirkt.
Die Möglichkeit der Aufwärts- und Abwärtsentwicklung des Endobionten, also seine Vermehrungsstrategien, macht sich die Sanumtherapie zunutze. Die homöopathischen Medikamente enthalten Primitivformen des Endobionten (nicht krankmachende, apathogene, Formen von Bakterien, Schimmel- und Hefepilzen), die in der Lage sind, mit höheren zu kopulieren und auf diese Weise dafür zu sorgen, daß höhere und deshalb krankmachende, pathogene, Entwicklungsstufen in niedere, apathogene, nicht krankheitserregende Stufen umgewandelt werden. Das heißt, die Endobionten werden nicht vernichtet, sondern durch diese isopathisch wirkenden Medikamente in Gestalten überführt, in denen sie keinen Schaden im Körper anrichten können, sondern sich wieder als gute Symbiosepartner erweisen. Dazu gehört auch, daß ein Teil von ihnen – dem natürlichen Symbioseprozeß dienend – den Körper über die Ausscheidungsorgane verläßt. Gestaltwandel ist das Ziel; und dieses dient der Herstellung des Symbiosegleichgewichts.
Unser Körper verfügt über verschiedene Möglichkeiten der Ausscheidung von Giftstoffen. Wir atmen aus, wir schwitzen, wir husten ab, wir scheiden Urin und Kot aus. Bronchien und Haut, aber auch Nieren und Blase sowie der Darm dienen der Absonderung. Auch in dieser Therapie besitzt die Ausleitung von Toxinen und Schlacken einen hohen Stellenwert; sie kann fast als das A und O der Behandlung betrachtet werden. Während einer Sanumtherapie sollte man täglich 2 bis 3 Liter Wasser trinken, die Ausleitung sogar oft zusätzlich mit Leber-Galle-Tee und Nieren-Blasen-Tee unterstützen.
Mit Blick auf die Frequenzen (siehe Kapitel 7) heißt dies: Sanumtherapie stellt die gesunde Frequenz in den Zellen wieder her. Da die Störung der Symbiose im Blut ihren Ausgang hat, das heißt,

der pH-Wert des Blutes sich verschiebt, sollte dieser durch zusätzliche Maßnahmen normalisiert werden.
Auch die Sanummedikamente sind (siehe unten) wie alle homöopathischen Mittel absolut nebenwirkungsfrei. Eine gute Dosierung sieht vor, daß sich weder zu wenige Endobionten in die niedere Gestalt umwandeln, was einen verzögerten Heilprozeß zur Folge hätte, noch daß es durch Überdosierung zu vermehrten toxischen Abbauformen kommt, die die Ausscheidungsorgane nicht mehr bewältigen können. Die Folge wäre, daß die Krankheit langsamer oder gar nicht ausheilt.
Für die Pilztherapie hat die Firma Sanum-Kehlbeck in Hoya ein spezielles Pilznosoden-Programm in niedrigen Potenzstufen (D3, D4, D5, D6, D7) entwickelt.

Pilznosoden der Firma Sanum-Kehlbeck:

- Albicansan aus Candida albicans: Mykosen, mykotisch infizierte Hauterkrankung;
- Exmykehl D3 aus Candida albicans, Candida parapsilosis, Penicillium roquefortii: bei Darmmykosen, Vaginalmykosen;
- Fortakehl aus Penicillium roquefortii: bei Mykosen von Darm, Vagina, Haut;
- Mucedokehl aus Mucor mucedo: bes. im Kopfbereich, bei Atemwegserkrankungen chronischer Natur;
- Mucokehl aus Mucor racemosus: bei Venenleiden wie Krampfadern, Hämorrhoiden, Thrombose;
- Nigersan aus Aspergillus niger: bei Krebs, Myomen, Cysten, Morbus Scheuermann, Morbus Bechterew;
- Notakehl aus Penicillium notatum: bei Erkrankungen der Atemwege, bei bakteriellen Eiterungen allgemeiner Art;
- Pefrakehl aus Candida parapsilosis: bei allen Candidamykosen, Mykosen des Darms, des Genitalbereichs, bei Nagelpilz;

- Quentakehl aus Penicillium glabrum: bei durch Viren verursachten Infektionen, oft in Zusammenhang mit anderen Pilzpräparaten als Reizverstärker;
- Sankombi als Kombinationsmittel aus Mucokehl und Nigersan: bei Infektanfälligkeit oder Allergien bei Kindern, bei Durchblutungsstörungen;

im Ausland:

- Ruberkehl aus Aspergillus ruber: bei allen Erkrankungen der oberen und unteren Luftwege, bei Bindehautentzündung;
- Sanukehl aus Candida albicans oder Trichophyton verrucosum: Mundsoor, Candidainfektionen des Darms, Haut-, Haar-, Nagel-Erkrankung (Trichophytie), hervorgerufen durch Trichophyten verrucosum.

Diese isopathischen Präparate, hergestellt nach homöopathischem Prinzip, gibt es in unterschiedlichen Formen: als Tropfen, Tabletten, Kapseln, Zäpfchen, Salben, Ampullen (Injektionen). Der immunologische Heilprozeß wird durch die sogenannten Basismittel (siehe unten), deren Einsatz besonders bei chronischen Erkrankungen sinnvoll ist, eingeleitet. Dieses Verfahren nennt man auch Reizkörpertherapie: Im Körper werden Reize ausgeübt, die eine aktive Immunbereitschaft bewirken und die Bildung von Antikörpern stimulieren. Wenn der Körper auf die Gabe von Basismitteln reagiert und, ähnlich wie in der Homöopathie, eine Erstverschlimmerung (Herdreaktion) erfolgt, ist das durchaus erwünscht. So können sich etwa bei einer Erkrankung durch Dermatophyten der Gattung Trichophyton (Trichophytie) die roten und juckenden runden Stellen auf der Kopfhaut wieder erweichen – als Zeichen dafür, daß das Mittel wirkt. Der Reizkörpertherapie dienen unter anderen folgende Medikamente, die aus der Bakterienphase der Endobionten gewonnen werden:

- Bovisan aus Mycobacterium bovis;
- Latensin aus Bacillus cereus;
- Recarcin aus Bacillus firmus;
- Utilin aus Bacillus subtilis;
- Utilin S aus Mycobacterium phlei.

Sowohl die Reizkörpertherapie durch Basismittel wie die spezifische Behandlung einer spezifischen Erkrankung mit den isopathischen Medikamenten stellen das symbiotische Gleichgewicht wieder her. Heilung, so Enderlein, sei nur möglich, wenn dem Körper das wiedergegeben werde, was er verloren habe, die Bioregulatoren.

Indem man mit Hilfe der Reiztherapie dem Körper die verlorengegangenen Bioregulatoren wiedergibt, stimuliert man das körpereigene Abwehrsystem. Schwächen in der Immunabwehr werden beseitigt; alle Truppen unseres Abwehrsystems (Mikro- und Makrophagen) werden angeregt, mehr Antikörper zu produzieren.

Diskussion

In Kapitel 2 haben wir betont, daß ein gesunder Mensch pilzfrei sei und daß Pilze nicht zur normalen Mund- und Darmflora gehören.

Jetzt werden Sie dem entgegenhalten: Enderlein behauptete doch, daß Endobionten schon in Ei- und Spermazelle vorhanden seien, wenn auch in Primitivformen. Ist das nicht ein Widerspruch?

- Nein, denn Sie dürfen Endobiont nicht gleich Pilz setzen. Das Pilzstadium ist nur eine bestimmte, sehr hohe Entwicklungsstufe des Endobionten.
- Nein, denn die niederen Entwicklungsstadien des Endobion-

ten sind nicht pathogen; sie lösen keine Krankheiten aus. Erst wenn der Endobiont sich höher entwickelt hat, zum Beispiel in die Gestalt des Pilzes gewandelt, kann er Erkrankungen mit unterschiedlichem Erscheinungsbild hervorrufen.

Je höher der »Endobiont« in seiner Entwicklungsreihe steigt, desto mehr nimmt er an Schädlichkeit zu und verursacht eine weitere Störung des Säure-Basen-Verhältnisses. Dabei ist der Organismus den niederen, morphologisch kleineren Entwicklungsphasen weniger schutzlos ausgeliefert, da er sie auf dem Weg des Darmes, der Harnwege, der Bronchien und der Haut auszuscheiden vermag. Die Aufwärtsentwicklung des »Endobionten« über die Chondritform (grch. chondros = Korn) zur Bakterienform und höher ist die Ursache für die endobiontischen Krankheiten und Leiden bis zum Absterben des Wirtsorganismus. (Sanumtherapie 1988)

Diese Vorstellung könnte einem angst machen. Doch Sie brauchen keine Angst zu bekommen. Diese beschriebene Entwicklung vollzieht sich ja nicht gradlinig, sondern zyklisch, in einem Kreislauf.

Sobald eine durch irgendwelche Einflüsse erzwungene Vermehrung und Höherentwicklung des Endobiont genannten pflanzlichen Symbiosepartners auftritt, werden durch Kopulationsvorgänge überzählige Symbiontenelemente aus dem Kreislauf gezogen. (Dr. Alfred Baum in Sanumtherapie 1988)

Wir halten fest:

Sanumtherapie ist Symbioselenkung. Sie will durch homöopathische Isopathie das Symbiosegleichgewicht wiederherstellen: Medikamente auf der Basis von niederen apathogenen Formen wandeln die krankheitsauslösenden höheren Formen des Endobionten in niedere apathogene Formen um, die vom Körper ausgeschieden werden. Mit der Untersuchung des Blutes im Dunkelfeld werden Abbau und Ausscheidung kontrolliert. Zusätzlich wird eine Normalisierung des Terrains (Milieus) erreicht, indem man den pH-Wert des Blutes senkt.

Fast eine Patientengeschichte

Meine praktischen Erfahrungen mit der Sanumtherapie waren trotz aller theoretischer Auseinandersetzung minimal. Zwar therapierte ich ein Ekzem mit Pilzbeteiligung am Schienbein des geliebten Ehemannes, für das der Hautarzt ein Cortisonpräparat verschrieben hatte, mit Albicansan D3-Salbe mit Erfolg wie einen schmerzhaften Venenstau in meiner Wade mit Mucokehl D3-Salbe zwei Tage lang mit dem verblüffenden Erfolg, daß ich völlig schmerzfrei wurde; aber ansonsten hatte ich Ihnen nichts anzubieten; eine Patientengeschichte hatte ich ebenso nicht, also beschloß ich, weitergehendes am eigenen Leib auszuprobieren.
Ich begab mich zwar nicht in die Höhle des Löwen, aber in das zytologische Labor von Frau Dr. Maria Bleker. Als Symptome gab ich – wahrheitsgemäß – an: latent vorhandene Candida (belegte Zunge), Herzklabastern, extremen psychischen Streß aufgrund einer schweren Erkrankung meines Mannes.
Ein Pikser in die Kuppe meines rechten Mittelfingers, mehr brauchte ich für meine Leserinnen und Leser nicht zu opfern. Das Blut wurde auf Glasplättchen ausgestrichen und unter ein Dunkelfeldmikroskop gelegt.
Für Sanumtherapie ist die sogenannte Dunkelfelduntersuchung notwendig. Diese ist eine Art der mikroskopischen Blutuntersuchung, bei der Lichtquelle und Objekt in bestimmter Weise angeordnet sind. Diese Untersuchung gibt Auskunft über den Zustand des Blutes, offenbart die Beschaffenheit der roten und

weißen Blutkörperchen, der Blutplättchen, der Endobionten und zeigt auf, ob sich toxische Abbauprodukte im Blut gestaut haben. Während Maria Bleker mit dem Mikroskop arbeitet, läßt sie den Patienten durch ein zweites Okular schauen. Eine Wunderwelt – dem Sternenhimmel gleich – tut sich diesem auf: Ich sehe meine roten Blutkörperchen (Erythrozyten) unabhängig voneinander als runde Kreise in einer hellen Flüssigkeit schwimmen:

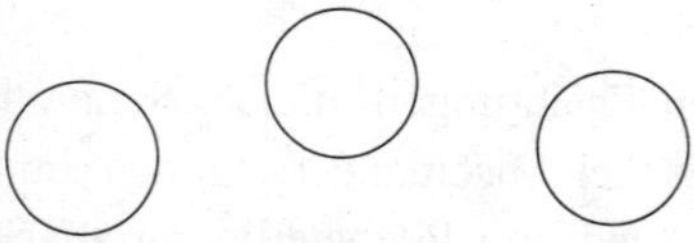

An manchen Stellen sind sie zu mehreren miteinander verklebt, kein gutes Zeichen, wie Frau Dr. Bleker sagt. Das muß aber kein Dauerzustand sein:

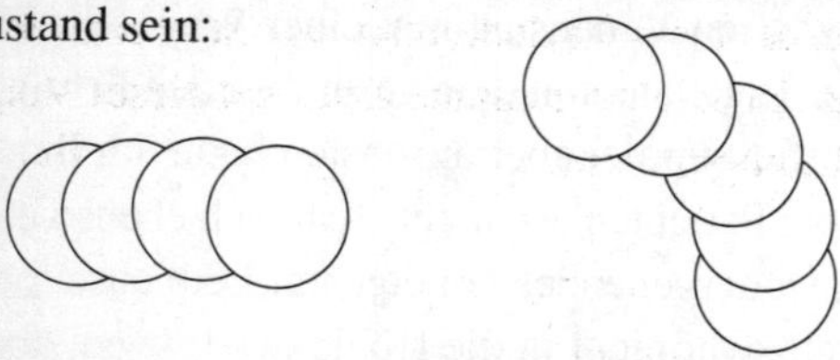

Plötzlich entdecke ich ein rotes Blutkörperchen, das nicht schön rund, sondern wie ein an mehreren Stellen eingedrückter Kreis aussieht. In seinem Innern erkenne ich zwei, drei winzige rundliche Punkte. Das ist – so wird mir erklärt – ein zugrunde gegangenes Blutkörperchen durch den Befall von Endobionten.

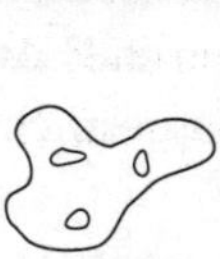

Da kommt ein weißes Blutkörperchen (Leukozyt) als glitzerndes unförmiges Gebilde daher; es bewegt sich von einem roten Blutkörperchen zum nächsten, weil es – wie Dr. Bleker mir erklärt –

seine Last an Endobionten abladen möchte, die es sich im Blutserum geschnappt hat und die weiterverarbeitet werden sollen. Ich sehe auch die Endobionten in unterschiedlicher Gestalt herumschwimmen, als kleine stark leuchtende Punkte, die wesentlich kleiner als die Erythrozyten sind. Ein größerer von ihnen scheint kleine Härchen zu haben. Das sind die Geißeln, mit denen er sich an den roten Blutkörperchen festhakt.

Stolz bin ich, als Frau Dr. Bleker zum Fotoaufsatz greift und fragt, ob sie diesen Vorgang fotografieren dürfe: ein rotes Blutkörperchen spuckt gerade einen Endobionten in Gestalt eines Blutplättchens aus. Das dauert eine geraume Zeit, und dieser Vorgang ist nicht leicht zu fotografieren.

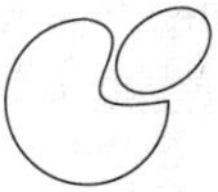

Dann weist mich die Ärztin auf feine baumartig wirkende Strukturen in der Substanz zwischen den Blutkörperchen hin. Das ist ein schlechtes Zeichen, denn es deutet auf rheumatische Beschwerden hin. Es handelt sich um eine Verankerung von vielen, vielen Endobionten, die die Schulmedizin Fibrinfäden nennt.

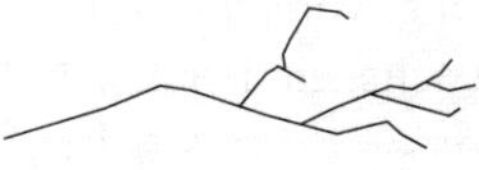

Zum Schluß demonstriert mir die Ärztin noch die Wirkung eines Sanumpräparates: Sie gibt einen Tropfen des Medikaments Sankombi dem Blut auf dem Glasplättchen hinzu. Daraufhin lösen sich wunderbarerweise die miteinander verklebten roten Blutkörperchen voneinander und schwimmen nun als gesunde rote Kreise herum.
Für meine Beschwerden verordnet mir Frau Dr. Bleker, vor dem Hintergrund des Blutbefundes, eine Grundimmunisierung mit Sanumpräparaten.
Wie Sie sehen, lassen sich mit dieser Dunkelfelddiagnostik schon sehr früh Symbiosestörungen erkennen: an der Menge der Endobionten in den roten Blutkörperchen (Erythrozyten). Je weniger, desto besser: Was wir brauchen, sind gesunde Erys.

Wichtige Informationen

Die Firma Sanum-Kehlbeck ist sicherlich gern bereit, Ihnen einen Therapeuten in Ihrer Nähe zu nennen, der mit Sanumpräparaten arbeitet; hier die Anschrift:

Sanum-Kehlbeck GmbH & Co. KG
Postfach 13 55
27318 Hoya
Tel.: 0 42 51/4 91

Für den Fall, daß Ihre Therapeutin, Ihr Therapeut eine solche Dunkelfelduntersuchung vornehmen lassen möchte oder Sie selbst den Weg nicht scheuen, nenne ich die Adresse von Frau Dr. Bleker:

Cytologisches Laboratorium
Dr. med. Maria-M. Bleker
Bredeneyer Straße 182
Postfach 23 01 80
45133 Essen
Tel.: 02 01/41 05 59

Zur Sanumtherapie gibt es einen Titel:
Der Schlüssel des Lebens. Heilung durch die biologische Therapie nach Professor Enderlein von Franz Arnoul (siehe *Literatur*); ein Buch, das mir, um ehrlich zu sein, zu esoterisch ist.
Leider sehr teuer (75 Mark) ist das Buch von Maria Bleker, das aber sehr klar und instruktiv sowie mit vielen Abbildungen versehen ist:
Blutuntersuchung im Dunkelfeld nach Professor Dr. Günther Enderlein. Ein Leitfaden aus den Werken des Autors entnommen und zusammengefaßt von Dr. Maria-M. Bleker (siehe *Literatur*).

Adler-Apotheke: Lassen Sie sich die Informationsschriften Rp. (Teil 2 und Teil 3) schicken. In Teil 2 finden Sie Informationen zu den Bioenergetica nach Ursula Kinon, die bei vielen Beschwerden, auch Schwermetallvergiftungen, helfen, und Individualrezepturen des Apothekers Werner Lau sowie der Orthomolekularen Begleittherapie. In Teil 3 stellen die Autoren Petersen und Kuhlmann Rezepturen zur antimykotischen Behandlung und Vaginalsanierung vor, das heißt zur Wiederherstellung der natürlichen Vaginalflora. Die Adler-Apotheke arbeitet mit dem Institut Mentop zusammen (siehe unten). Beide stellen Autonosoden (Eigennosoden) her. Die Apotheke betreibt einen Versand-Service.

Adler-Apotheke am Wasserturm
Apotheker Werner Lau
Schubystraße 89b
24837 Schleswig

– Autonosoden: Sind aus körpereigenem Material gewonnene Nosoden (= Eigennosoden). Sie haben den Vorteil, daß sie mit den körpereigenen elektromagnetischen Schwingungen versehen sind. Solche Autonosoden stellen die Adler-Apotheke am Wasserturm und das Institut Mentop unter derselben Adresse her.

– Bachblüten: Bachblüten-Auszüge, wie sie der englische Arzt Dr. Edward Bach aus Pflanzenschwingungen und Quellwasser hergestellt hat, dienen der Therapieunterstützung; sie lassen das krankmachende oder die Erkrankung begünstigende Fehlverhalten der Psyche erkennen. Sie helfen, von falschen Verhaltensmustern wegzukommen, was auch bei einer Pilzerkrankung wichtig sein kann.

- Blutuntersuchung: Dunkelfelduntersuchung (siehe auch Kapitel 8) – Diagnostik der Sanumtherapie können Sie bei diesen beiden Adressen machen lassen:

  Cytologisches Laboratorium
  Dr. med. Maria-M. Bleker
  Bredeneyer Straße 182 / Postfach 23 01 80
  45133 Essen
  Tel.: 02 01/41 05 59

  Arbeitsgemeinschaft BHS Laboratorien
  Blut-Mykose-Analytik
  BHS-Labor (Schweiz)
  Postfach 2 68
  CH-8808 Pfäffikon

- Chelattherapie: Chelate (grch. chele = [Krebs]schere) sind chemische Verbindungen. Chelatkomplexe werden mit Metallionen in Form von »Scherenverbindungen« hergestellt. Das macht sich die Chelattherapie zunutze. Mit Hilfe sogenannter Chelatbildner, die man per Infusion erhält, können Schwermetalle im Körper gebunden und dann ausgeschieden werden. Die Chelatbildner verbinden sich zum Beispiel mit Quecksilber oder Blei.

  Deutsche Gesellschaft für Chelattherapie
  Dr. C. Martin

Sanatorium Die Vier Jahrzeiten
83700 Rottach-Egern
Tel.: 0 80 22/64 15

– Darmsanierung nach Schuler: Darmsanierung ist die Wiederherstellung des Gleichgewichts der natürlichen Mikrobenvielfalt unseres Darms. Voraussetzung ist die bakteriologische Untersuchung des Stuhls. Mit dem Ergebnis erhalten Sie Empfehlungen z. B. für eine Kur mit Symbiontenkulturen und Richtlinien für eine darmflorafreundliche Ernährung. Die Symbiontenkulturen enthalten in höchstdosierter Anzahl diejenigen Säuerungsbakterien (Laktobazillen und Bifidobakterien), die Ihrer Darmflora fehlen. (Ihre Beschwerden klingen nach drei bis acht Wochen ab.) Nicht ganz preiswert. Für einen Monatsbedarf an Symbiontenkulturen habe ich 330,– DM bezahlt.

Laboratorium für diagnostische und
industrielle Mikrobiologie
Dr. R. Schuler
Etztalstr. 14
82335 Berg

Die Wichtigkeit einer Darmsanierung muß hier betont werden. Markus empfiehlt nach der Einnahme von Antibiotika auf jeden Fall den Darm zu sanieren und gibt den Rat, Bifidobakterien und Laktobazillen acidophilus einzunehmen. Er nennt die Präparate Omniflora (Lactobacillus gasseri und Bifidobacterium longum) und Hylak N (Lactobacillus helveticus, Lactobacillus acidophilus, Escherichia coli).
Aus eigener Erfahrung kann ich Ihnen nach Antibiotika- und Chemotherapie (Zystostatika) sowie übermäßigem Gebrauch von Abführmitteln Rephalysin N (Escherichia coli, Kamille

und Gänsefingerkraut) empfehlen; ebenso Paidoflor (Lactobacillus acidophilus).

- Germanium: Germanium ist ein Halbleiter, der häufig in der Kohle Südwestafrikas vorkommt, aber auch in Pflanzen, wie Ginseng, Comfrey oder Knoblauch. Die Heilwirkung dieser Pflanzen ist vermutlich vor allem auf das Germanium zurückzuführen. Denn Germanium wirkt als Antioxidant, ist also ein guter Radikalenfänger. Germanium wird in der Krebstherapie eingesetzt. Sandra Goodman nennt Germanium in ihrem Buch *Germanium. The Health and Life Enhancer* »an antifungal agent« (ein Antipilz-Agens). Schon in niedriger Konzentration verhindert Germanium das Wachstum von Pilzen, unter anderem von Candida. Da es als Substanz nichttoxisch ist, kann man es alternativ zu Nystatin einsetzen, zum Beispiel bei Candidainfektion. Die *Ortho-Bromelain-Rezeptur* der Adler-Apotheke am Wasserturm enthält Germanium. Als Einzelpräparat ist es offensichtlich nicht zu bekommen.

- Gynatren: Frau Professor Gerhard von der Universitätsklinik Heidelberg verdanke ich den Hinweis auf Gynatren. Gynatren enthält Lactobacillus acidophilus. Gynatren ist ein Impfstoff, der in 3 Dosen von jeweils 0,5 ml (1 Ampulle) in Abständen von zwei Wochen in den großen Gesäßmuskel injiziert wird. Nach einem Jahr ist eine Auffrischung (eine Dosis) nötig. Diese ist angebracht – laut Roter Liste – bei wiederkehrenden unspezifischen bakteriellen Scheidenentzündungen und Infektionen durch Trichomonaden. Vorsicht ist geboten während der Schwangerschaft und Stillzeit: strenge Indikation. Es gibt Erkrankungen, bei denen diese Impfung nicht vorgenommen werden darf: zum Beispiel bei Tuberkulose.

- Hefefreie Vitaminpräparate: So einfach, wie man glaubt, sind hefefreie Vitaminpräparate (Selen und andere) gar nicht zu bekommen. Diese Apotheke führt sie:

  Bio-Apotheke
  Frauenstraße 17
  80469 München
  Tel.: 0 89/22 56 30

- IgA: gibt es bei Stauffenpharma potenziert als Ampulle. Mir hat es bei sehr trockener Schleimhaut im Mund zusammen mit Nachtkerzenöl (siehe unten) sehr geholfen.

- Kinesiologie: Unter Kinesiologie versteht man eine Art Biofeedback der Muskeln. Dazu gibt es bestimmte Tests, zum Beispiel den Armtest, mit dessen Hilfe man den Zustand des Brustmuskels testen kann. Es geht nicht um eine Kraftprobe! Gegen den leichten Druck des Testers müssen Sie den ausgestreckten Arm oben halten. Nehmen Sie nun etwa einen Stoff in die andere Hand, den Sie nicht vertragen, können Sie selbst dem leichten Druck nicht widerstehen: Der Muskel testet schwach. Als erste Hilfe ist dieser Test wunderbar, wenn Sie feststellen wollen, ob Sie Nahrungsmittel, Farben, Kosmetika oder Wein vertragen.
  Ausführlich stellt Steven Rochlitz in seinem Buch *Die fehlende Dimension: Energiebalance. Mit Kinesiologie gegen Allergien und Candida* dieses hilfreiche Verfahren vor.

- Labor Drs. Hauss: Mykologische Untersuchungen an Hautschuppen, Nägeln, Haaren, Stuhl, Mundhöhlenabstrichen sowie Sputum und Bronchialsekret, Blut, Serum und Sperma nimmt das Labor Drs. Hauss vor. Es bietet einen umfassenden Service, einschließlich serologischer Titerbestimmungen von

Candida und Aspergillus, Therapiehinweisen, aber auch Anzüchtung von Haut-, Hefe- und Schimmelpilzen.

Labor Drs. Hauss
Postfach 12 07
24332 Eckernförde
Kieler Straße 71
24340 Eckernförde
Tel.: 0 43 51/34 11

– Melaleuca alternifolia Öl: Der australische Teebaum ist ein besonders resistenter Baum. Krankheiten können ihm so wenig anhaben wie Buschfeuer oder Überschwemmungen. Daß er selbst unter schwierigsten Bedingungen überlebt, kann man wohl auf denselben Stoff zurückführen, der auch in dem aus den Blattwedeln des Baumes gewonnenen Öl vorhanden ist: Terpinin-4-ol. Ansonsten unterscheidet es sich kaum von Eukalyptus- oder Rosmarinöl.
Melaleuca alternifolia Öl ist als Flüssigkeit beinahe farblos und an seinem charakteristischen Geruch zu erkennen. Seine antiseptische (= gegen Keime) Wirkung ist in Australien seit den 20er Jahren bekannt. Seit den 80er Jahren hat vor allem der französische Arzt Dr. Paul Belaiche in Paris das Teebaumöl in Zusammenhang mit unterschiedlichsten Krankheiten untersucht. Uns interessiert hier nur die Therapie bei Pilzen.
Angewendet werden kann es:
bei Fußpilz und Nagelbettinfektionen durch Candida;
bei Candida albicans-Scheideninfektionen (Soor): Hier wendet man es verdünnt an; reichert damit Spülungen an und tränkt Tampons;
bei Pilzinfektionen des Mund- und Rachenraumes sowie der Nebenhöhlen; hier kann man das Öl inhalieren.

Das Melaleuca alternifolia Öl bekommen Sie zum Beispiel von der Firma Melaleuka GmbH in Grünen Läden.

- Mikrobiologische Diagnostik: bietet auch das

  Institut für Mikroökologie
  Kornmarkt 34
  35745 Herborn
  Tel.: 0 27 72/4 10 33

- Nachtkerzenöl: bei vielen Mykosepatienten – nach Helga Sarkysianz – ist wegen des mangelnden IgA die Einnahme von Nachtkerzenöl angezeigt; mindestens 12 Wochen lang recht hoch dosiert, weil sonst der Effekt nicht eintritt. Nachtkerzenöl enthält die wichtigen Linolsäuren. Nach eigener Erfahrung ist Nachtkerzenöl auch zur Regeneration der Schleimhaut zu empfehlen. Die teuren Kapseln brauchen Sie nicht zu kaufen, das billigere Öl von Epogam hat dieselbe Wirkung. Füllen Sie es in eine Pipettenflasche um, und bitten Sie Ihren Apotheker, Ihnen auszurechnen, wie viele Tropfen einer Kapsel entsprechen: Man sollte 12 Wochen lang 3mal 4 »Kapseln« einnehmen. Da zudem die Kapselhülle oft nicht vertragen wird, ist die Tropfenform eine gute Lösung.

- Pilzdiät: Umstellung der Ernährung, das geht aus den Patientengeschichten hervor, ist oft der erste Schritt, die Pilzerkrankung in den Griff zu bekommen. Diät im weitesten Sinn verlangt zusätzlich eine Umstellung unserer Lebensgewohnheiten: weniger Streß, viel Bewegung an frischer Luft, weniger Fernsehen, damit wir uns nicht dauernd der Strahlung aussetzen. Möglicherweise muß unsere Wohnung saniert, das heißt umweltfreundlicher und schadstoffärmer gemacht werden. Oder wir müssen andere Verhütungsmittel anwenden.

Vielleicht müssen wir unsere Freizeitgestaltung und unsere Urlaubsvorlieben überdenken.
Vollwertkost sollte selbstverständlich werden.
Was man bei einer Pilzinfektion essen darf, erfahren Sie jetzt. Die Bücher (siehe oben) zum Thema Pilze bringen Ihnen sicherlich auch Anregungen; sollten sie Ihnen nicht ausrei-

Vermieden werden sollten:	**Erlaubt sind:**
Alle Formen von Zucker: raffinierter Zucker, Traubenzucker, Fruchtzucker. Also lassen Sie Süßes von Honig bis zu süßem Obst, Saft oder süßem Wein weg.	Fleisch von Lamm, Rind, Huhn, aber in Maßen. (Denken Sie an die Sanumtherapie: Sie wollen Ihre Endobionten ja nicht mit Eiweiß mästen.)
raffiniertes Mehl, vor allem Weißmehl. Also lassen Sie Teigwaren in jeder Form weg, reduzieren Sie Brot weitgehend. Seien Sie sparsam mit Reis.	Fisch, Eier, alle Fette, also auch Butter, Käse (Vorsicht wegen möglicher Kreuzallergie!), Kefir. Auch alles in Maßen wegen des Eiweißes.
Kaffee: Er gehört zu den säureüberschüssigen Substanzen, außerdem wirken homöopathische Medikamente nicht so gut, wenn Sie Kaffee trinken.	Kartoffeln, Vollkornbrot, Knäckebrot in Maßen.
	Wurzelgemüse, roh, gekocht und als Salat, Zwiebeln, Knoblauch! Kräuter, saure Äpfel in Maßen. Gemüse in roher Form ist besonders zu empfehlen, weil Sie damit die Pilznester im Darm ausräumen können.
	Mineralwasser, Kräutertee wegen der Basen, Wein und Sekt trocken.

chen, wird Ihnen das Buch von H. Rieth *Mykosen-Anti-Pilz-Diät* weiterhelfen (siehe *Literatur*).
Wer sich auf basische Ernährung, wie sie der Rheumaspezialist Dr. Klaus-Ulrich Hoffmann propagiert, einlassen möchte – auch das ist ein Weg – dem sei die Adresse genannt:

Dr. med. Klaus-Ulrich Hoffmann
Osnabrücker Straße 254
48429 Rheine-Eschendorf
Tel.: 0 59 71/8 30 30

- Q10: Diese Substanz, die an vielen Enzymreaktionen beteiligt ist, brauchen alle lebenden, vom Sauerstoff abhängigen Zellen, um atmen und Energie gewinnen zu können, also auch Haut- und Körperzellen des Menschen (siehe Abschnitte *Schutthalde Leber: Nebenwirkungen* und *Das Jahrhundertwort Allergie*).
  Q10 spielt eine wichtige Rolle für die Zellmembranen, die durch die Einlagerung des Q10 in den Membrandoppelschichten durchlässig (= fluide) gehalten werden. Für den Zellschutz ist Q10 doppelt bedeutsam. Einmal wirkt es als Antioxidans (siehe Seite 293) und ist somit auch eine Waffe gegen freie Radikale (Oxidantien). Da Vitamin E von Q10 regeneriert wird, sollten Sie ein Q10-Produkt ohne Beigabe von Vitamin E wählen. Reines Q10 bekommen Sie zum Beispiel über Ihre Apotheke von der Firma Intervalor, Frankfurt am Main.
  Q10 kann über einen längeren Zeitraum bedenkenlos eingenommen werden. In Japan und den USA ist es ein beliebtes Therapeutikum, das von vielen schon über zehn Jahre eingenommen wird, und zwar ohne Nebenwirkungen.

- Sporenfalle: über das Labor Drs. Hauss (siehe oben) können Sie eine Pilz-Sporenfalle erhalten. Diese stellen Sie in Ihrer

Wohnung 24 Stunden lang auf; schicken Sie sie geschlossen zum Labor zurück, und gegen eine Summe von 53 Mark können Sie die Belastung Ihrer Wohnung durch Pilzsporen feststellen lassen.

- Vaginalsanierung: Einer Pilzinfektion in der Scheide können Sie selbst – wie beim Darm – zu Leibe rücken und mit Hilfe des Einsatzes von hilfreichen Bakterien die Ausbreitung der Pilze eindämmen. Lactobacillus-acidophilus-Bakterien finden Sie im Joghurt; diesen können Sie ganz einfach in die Scheide schmieren oder einen mit Joghurt getränkten Tampon einführen. Markus gibt den Rat, »Joghurt mild« zu verwenden und verweist darauf, daß in vielen Fällen auf eine Antimykotikum-Behandlung verzichtet werden konnte.
  Vielleicht versuchen Sie es mit Döderlein-Bakterien aus der Apotheke. Sie gibt es als Vaginalkapseln, die auf der Grundlage des Lactobacillus gasseri hergestellt sind.

- Zahnpflege: Denken Sie bei Pilzinfektionen an eine neue Zahnbürste und vor allem an eine sorgfältige Zahnpflege! Unsere Zähne sind von Natur aus gar nicht weiß, bedenken Sie das. Die Zahnfarbenmuster, die Ihnen Ihr Zahnarzt zeigen kann, beweisen es. Wer systemisch denkt, wird gegenüber allen Mitteln, die in letzter Zeit für weißere Zähne angepriesen werden, Vorsicht walten lassen. Und: Jeder Zahn hat dank der Meridiane zu bestimmten Körperabschnitten und Organen eine Verbindung. Schaden wir ihm, schaden wir dem ganzen System (siehe Abschnitt *Meridiane und Organsysteme*).

10 Am anderen Ende angepackt: Umwelt ökologisch

Textilindustrie hautnah

Pilze gehen uns hautnah an und bei immer mehr Menschen immer häufiger unter die Haut. Ein Grund ist in den zunehmenden Allergien zu suchen. Wie Ihnen Ihre Rolle als winziger, aber schwer bewaffneter Pollen gezeigt hat, unterliegen Natur und Umwelt heute in einem Ausmaß von Menschen gemachten pathogenen Bedingungen, die nur schwer rückgängig zu machen sind. Allerdings können wir der Pilzinfektionen nicht Herr werden, solange wir nicht unsere Umwelt therapieren.
Stimmt, viele von uns versuchen schon ihr Bestes: Wir sortieren Müll, wir bringen Papier und Glas zu Containern, geben alte Kleidungsstücke zur Auswertung in Sammelsäcke. Wir achten auf lösungsmittelfreie Farben, umweltschonende Wasch- und Putzmittel. Wir geben Batterien oder Medikamente zur Sondermüllentsorgung. Aber unser Bestes ist nicht ausreichend.
Ärztlicherseits wird einiges getan: Es gibt Umweltinstitute und in besonders industriebelasteten Regionen wie etwa Kehl zunehmend Umweltärzte. »Was wir haben, ist ein Ärztekreis für Umweltfragen, der sich auch in unregelmäßigen Abständen trifft, für Vorträge. Bei dem Umweltärzte-Arbeitskreis geht es eben um Umweltthemen, um Belastungen mit Holzschutzmitteln, mit neuen und alten Pyrethroiden, Therapiemöglichkeiten usw.«, so Frau Professorin Gerhard in Heidelberg.
Auch die Politik tut einiges, aber viel zu wenig. Wir haben Umweltminister, die oft diesen Titel nicht verdienen.
Es gibt viele Menschen, die viel mehr als ihr Bestes tun, sogar

unter Einsatz ihres Lebens: die organisierten Umweltgruppen wie Greenpeace oder BUND, denen wir schon manche Verbesserung zu verdanken haben. Wir unterstützen sie aber zu wenig: Wir geizen mit unserem Geld und oft auch mit unserer Einstellung und der Würdigung dessen, was sie tun.

Nun kann sich nicht jeder in schwindelnder Höhe an Schornsteine klammern, um zu verhindern, daß giftige Stoffe in die Luft geblasen werden. Oder als Schiffsbesatzung dafür sorgen, daß nicht verantwortungslos Wale abgeschlachtet werden. Das ist auch gar nicht nötig.

Umweltverbrechen geschehen aus Profitgründen. Wir haben nur noch nicht erkannt, welche Macht uns allen – den Verbraucherinnen und Verbrauchern, den Käuferinnen und Käufern – damit in die Hände gegeben ist. Denn da, wo Profit eine Rolle spielt, spielen Angebot und Nachfrage die ausschlaggebende Rolle. Wir alle können dafür sorgen, daß nicht das Angebot die Nachfrage bestimmt, sondern umgekehrt die Nachfrage das Angebot. Deshalb sollten wir Forderungen erheben, nur solche Dinge kaufen, deren Umweltfreundlichkeit gegeben ist. Wir sollten uns unserer Haut wehren und unsere Haut retten.

Schauen wir uns das an einem Beispiel an!

Schadstoffe in Textilien führen zu allergischen Reaktionen der Haut. Durch diese verändert sich das Hautmilieu und wird so zum Pilzterrain. Ein Ansatzpunkt, der zudem umweltfreundliche Aspekte hätte, wäre demnach die Herstellung von Textilien ohne irritierende Schadstoffe.

»Aber ich achte doch auf den Hinweis ›reine Baumwolle‹«, halten Sie mir jetzt vielleicht entgegen. »Was kann ich mehr tun?«

»Reine Baumwolle« als Bezeichnung hat leider rein gar nichts zu bedeuten. Schon das Saatgut dieser Baumwolle kann mit Quecksilber als Fungizid behandelt worden sein. Da die Baumwolle als Monokultur angebaut worden ist, hat man sie mit Pestiziden und

Insektiziden besprüht, damit Schädlinge sie nicht befallen. Anschließend hat man ein Entlaubungsmittel (ja, wie in Vietnam) aufgebracht, damit die Blätter fallen, alle Kapseln gleichzeitig reifen und das maschinelle Pflücken reibungslos vonstatten geht. Damit die Baumwolle auf mechanischen Webstühlen gewebt werden kann, benötigt man stabile Kettfäden; also wird die Baumwolle im Schlichtebad mit biologisch nicht abbaubarem Polyacrylat behandelt. Und da die Werbung uns einhämmert, alles – von den Zähnen bis zu Hemd und Laken – müsse weiß und rein sein, wird die Baumwolle nun in giftiger Chlorbleiche porentief und damit auch hautporentief geweißelt. Und da wir außer dem reinen Weiß das Knallbunte zunehmend lieben, wird mit Hilfe von etwa 8000 schwermetallhaltigen und sogar krebserregenden Farbstoffen und Hilfsmitteln gefärbt. Anschließend wird dieses jungfräulich reine Produkt Baumwolle – rein ist in diesem Stadium bereits reiner Hohn – veredelt mit Pentachlorphenol zum Beispiel oder formaldehydhaltigen Hilfsmitteln, die bei der Entsorgung auch unsere Atemluft mit Dioxin veredeln, geschmeidiger und haltbarer gemacht. Damit nun auf dem langen Weg bis in unser Kaufhaus weder Stockflecken noch Motten dem reinen Baumwollprodukt etwas anhaben können, helfen Fungizide und Insektizide wie Lindan und PCP, daß es rein und veredelt bleibt.

Ganz gleich, wo die Schadstoffe in den globalen Öko-Kreislauf gelangen – bei der Baumwollwäsche in Taiwan oder in der »Großen Wäsche« in Tauberbischofsheim –, Luft und Wasser bringen sie über kurz oder lang überall hin. Früher oder später ist dann auch das neue Teil kaputt. Und was bis jetzt nicht ausgewaschen, ausgedünstet oder unter die Haut gegangen ist, landet auf der Deponie. Oder in der Müllverbrennung. (It's One World Nr. 1, *Britta Steilmann)*

Wer ist sich sicher, daß er solche Textilien will. Durch Berichte der Medien und möglicherweise betroffen durch allergische Hautreaktionen werden wir wach, beides läßt unseren Blick kritischer werden und uns zum T-Shirt mit dem Öko-Image greifen. Auf unsere Befürchtungen und »Leiden« reagieren die Textilhersteller prompt. Sie wollen auf uns, die Käufer mit der sensiblen Haut oder den neurodermitisgeschädigten Kindern nicht verzichten. Doch nicht alles, was Namen wie Natur, Bio oder Öko trägt, ist auch ein Produkt, wie wir es wünschen: hautfreundlich, weil ohne aggressive Schadstoffe. Solche Begriffe sagen wenig, sie sind per Gesetz nicht definiert und geschützt. Jeder kann sie nach Belieben verwenden, und das heißt noch lange nicht, daß das Öko-T-Shirt kein Formaldehyd enthält.

Es gibt aber Ansätze. Die Industrie hat inzwischen Label angeregt: *Ökotest Standard 100* gehört dazu wie Markenzeichen *schadstoffgeprüfte Textilien M.S.T.*, mit dem alle textilen Erzeugnisse aus den Bereichen der Bekleidungs- sowie der Haus- und Heimtextilien versehen werden können. Diese Label legen für einige Schadstoffe, die in der Textilproduktion benutzt werden, Höchstwerte und Kriterien fest, wie Formaldehydgrenzwerte (0,003%), Verbot von krebserregenden Farbstoffen, Grenzwerte für Schwermetallanteile vergleichbar den Grenzwerten, die für das Trinkwasser, Grenzwerte für Pestizide, wie sie für Lebensmittel gelten. »Sie sind deutlich strenger angelegt als in gesetzlichen Vorschriften«, so der Gesamtverband der deutschen Textilindustrie. Diese beiden Label wurden 1994 vereinheitlicht. Das neue Zeichen ist auf der Basis des Ökotest-Standard 100 entwickelt worden. Die Kriterien und die zugrunde liegenden Prüfvorschriften sind eine Mixtur und Angleichung beider oben genannten Label. Eine Vereinfachung für den Käufer, der sich nur noch ein Zeichen merken muß. Alle an der Produktion Beteiligten – Textilproduktion vollzieht sich in Stufen – werden auf diese Weise zu einheitlicher Vorgehensweise verpflichtet.

Wir sollten uns mit diesem Standard aber nicht begnügen. Er ist immer noch eher industriefreundlich als verbraucherfreundlich und damit hautunfreundlich. Er erweist sich allenfalls für ausländische Produzenten als Hemmschuh, deutsche Hersteller haben normalerweise kaum Schwierigkeiten, diese Standards zu erfüllen. Als besonders menschen- und umweltfreundlich können selbst diese nicht gelten. Denn ökologische Aspekte bei der Rohstoffgewinnung – Belastung des Bodens beim industriellen Anbau, der Abwässer bei der industriellen Herstellung, der bei Anbau und Herstellung beteiligten Menschen, also Tausender von Kindern, Frauen und Männern – bleiben davon völlig unberührt.

Hautfreundliche, die Gesundheit nicht angreifende Textilien sind eben nicht Textilien, auf die jemand Öko schreibt und für die vielleicht das eine oder andere Gift reduziert verwendet worden ist: ein tiefgreifenderer Umweltbegriff ist angezeigt.

Nur wenn der gesamte Prozeß der industriellen Produktion unter ökologischen Gesichtspunkten stattfindet, werden Herstellungsprozeß und Produkt menschenfreundlich. Ziel muß der teilweise oder gänzliche Verzicht auf Chemie schon beim Anbau der Rohstoffe, Baumwolle oder Leinen, sein; in der Stoffherstellung bis hin zum Einfärben der Verzicht auf aggressive Chemikalien; die Verpflichtung der am Produktionsprozeß beteiligten Firmen zur Entsorgung der angefallenen Schadstoffe.

Diese dankenswerte Umstellung haben bereits ein paar Hersteller vorgenommen und gehen damit über die Industrielabel schon hinaus; unsere Haut und Gesundheit werden es ihnen danken: Britta Steilmann mit ihrer Öko-Kollektion oder Esprit mit seiner *ecollection* verwenden nicht nur Textilfasern aus ökologischem Anbau, sie färben auch mit Naturfarbstoffen wie Indigoblau. Auch Knöpfe bestehen aus natürlichen Materialien wie Perlmutt, Holz oder sogar Nüssen. Ebenso kann man unbedenklich zu den Textilien eines dänischen Herstellers greifen, die als *Green Cot-*

ton gekennzeichnet sind. Auch hier gilt der umfassendere ökologische Aspekt: umweltfreundlich vom Anbau bis zur Entsorgung. Ob Unterhöschen oder Jeans – bei Britta Steilmann gibt es Wäsche und Kleidungsstücke, die das Ergebnis einer vom Anbau bis zum Endprodukt umweltschonenden und ökologischen Einsicht und Umsicht entspringen. Darüber hinaus wird hier – vor allem auf junge Leute gezielt – in der Werbung auf Aufklärung gesetzt. Damit wir mit heiler Haut davonkommen, sollte jeder einzelne von uns seine Haut so teuer wie möglich verkaufen. Das heißt, daß wir in unserem Budget eine Umverteilung vornehmen müssen, nämlich mehr Geld für Wäsche und Oberbekleidung ausgeben als für die Wiederherstellung unserer durch eine umwelt- und hautschädigende Textilindustrie beschädigten Gesundheit.

Unsere Unterwäsche ist, wenn Sie so wollen, fast doppelt so teuer wie die anderer Hersteller. Das rührt allein daher, daß die verwendeten Rohstoffe biologisch angebaut und abgebaut werden. Unser Produkt ist umweltgerecht hergestellt. Dadurch daß es handgepflückt werden muß und nicht mit irgendwelchen Entlaubungsmitteln eingepflückt wird, wird es natürlich wesentlich teurer. Das ist etwas, das dem Verbraucher transparent gemacht werden muß. (Steilmann-Mitarbeiter)

Ich wiederhole: Tragen wir unsere Haut also so teuer wie möglich zu Markte! Bezahlen müssen wir so oder so. Für die Therapie der Umwelt sollten wir uns mit allen Mitteln einsetzen, damit wir mit heiler Haut davonkommen.

Wir halten fest:
Die Therapie der Umwelt packt das Problem der zunehmenden Pilzerkrankungen am anderen Ende an. Was wir brauchen, ist eine umweltschonende und damit menschenfreundliche industrielle Herstellung von Produkten.

Weg mit den Pestiziden, Insektiziden, Fungiziden, weg mit den Rückständen von Chlor, Formaldehyd, Pentachlorphenol, Schwermetallen, Quecksilber, Chrom, Nickel, Benzidin, Teflon, Kunstharzen!
Weg mit den verschleiernden Bezeichnungen wie »Veredelung« und »rein«!

Die achte Patientengeschichte – fast eine Umweltgeschichte

P Sabine, Jahrgang 1923, fällt es nicht leicht, ihre Krankengeschichte zu erzählen. Ihr Gedächtnis läßt sie – aufgrund der Erkrankung – oft im Stich. Doch als kluge Frau hat sie über Jahre den Verlauf dokumentiert, sich Notizen gemacht. Eine ausführliche Auflistung aller bisherigen Erkrankungen finde ich in ihren Unterlagen. Auffällig an Sabines Geschichte ist, daß schon im zweiten und dritten Lebensjahr entzündete Drüsenknoten an beiden Halsseiten entfernt werden mußten. Darüber hinaus gibt Sabine an, daß sie schon als Kleinkind unter starkem Erbrechen und Kopfschmerzen litt und vom siebten Lebensjahr an unter häufiger Mandelentzündung, ein Hinweis darauf, daß der Bereich Leber-Gallenblase gestört war. Die sorgfältig aufgelisteten Erkrankungen offenbaren, wie verzweifelt ein Mensch um seine Gesundheit bemüht sein kann und welche Therapien sich als Irrwege erwiesen. Sabine ist ihr Leben lang berufstätig gewesen, ist ausgebildete Krankenschwester und Hebamme. Sie war zuletzt Oberin eines Krankenhauses. Als gläubige Katholikin weiß Sabine, daß Beten allein wenig hilft, wenn selbst der Pfarrer sich umweltschädigende Putzmittel aufschwatzen läßt oder Industrien nachts oder nach der Kontrolle ihre umweltschädigenden Stoffe in die Luft blasen.

Rückblickend ist festzustellen, daß ich schon als Kind einen Fußpilz hatte. Ich habe sehr früh schwimmen gelernt, ich war häufig im Stadtbad, und da ist man halt mit nackten Füßen herumgelaufen. Dieser Pilzbefall war aber nicht schlimm, ich bin damit stets fertig geworden. Das war nicht so, daß er nun ewig da war. Aber immer wieder, wenn ich irgendwo anders war, ob ich zur Kur war oder so, ich bekam Fußpilz. Der gehörte zu meinem Leben.
Ich bin gelernte Krankenschwester und Hebamme. 1969 wurde ich in meinem Krankenhaus Oberin. Die Leitung des Hauses ist natürlich eine strapaziöse Sache. Das Haus war urig. Da gab's überhaupt nichts, was irgendwie vorzeigenswert war: alter Bau, an dem man nichts machen konnte, Geld war auch keines da. Es war ein altes Ordenshaus. Ich war zuvor schon Oberin in einem Altenheim gewesen, zwölf Jahre. Als die Ordensschwestern auszogen, wurde der Posten frei. Es war schon ein bißchen stressig, dieses Haus auf Vordermann zu bringen. Ich war Tag und Nacht unterwegs. Eines Tages war es einfach Zeit, daß ich rauskam. Ich machte eine Privatkur in Sobernheim, so 1975,76. Ich war total verausgabt, übermüdet. In Sobernheim machte ich meine erste naturheilkundliche Kur. Die behandelnde Ärztin, Frau Doktor Menschel, meinte: »Ich komme bei Ihnen nicht weiter. Sie müßten einmal eine Systemmessung des Körpers durchführen lassen.«
Dann fand ich einen Herrn Doktor Feinen in Remscheid, der Ganzkörpermessungen durchführte. Das war ein älterer Herr über 80, er war lange Jahre Oberarzt an der Universitätsklinik in Köln gewesen, also Schulmediziner, und hatte sich dann umgestellt auf Naturheilbehandlung.
Ganzkörpermessung, eine ganz einfache Sache. Mit einem Stift punktiert er. Da gibt es also bestimmte Punkte, an denen die Körperströme meßbar sind. Er benutzte ein Sichtgerät und konnte – nicht so in der Form wie heute – damit die Werte an den Akupunkturpunkten ablesen. Ich hatte eine Elektrode in der

Hand, und er polte mit seinem Stift. Alles mögliche hat er festgestellt. »Oh«, sagte er, »in Ägypten waren Sie auch mal.« Ich war baff: »Also, Herr Doktor, jetzt wird es mir aber ganz komisch. Wieso kommen Sie auf Ägypten?« »Ja«, sagte er, »Sie haben sich da eine Infektion zugezogen, eine Krankheit, die es nur in Ägypten gibt.« Jedenfalls, das stimmte. Ich war ganz perplex. Ich bekam Spritzen, zehn Spritzen, und mußte dann – so von Zeit zu Zeit – zu ihm hin. Teilweise konnte ich mir die Medikamente auch selbst spritzen. Pilze hat er auch festgestellt, dann Herpesviren, Tuberculinum aus der Kindheit. Die Therapie hat mir geholfen, ich war einige Male bei diesem Arzt. Nur wurde dann der gute Doktor Feinen krank und verstarb. Da war die Sache zu Ende.

Dann habe ich eine Weile so meinen Dienst weiter versehen, bin auch mal in einer Kur gewesen in einem Haus der BfA (= Bundesversicherungsanstalt für Angestellte). Dort war es nicht ganz so sauber, und prompt bekam ich meinen Fußpilz. Aber das war nicht so tragisch.

Wann mein Körper die Widerstandskraft verloren hat? Das war 1990. Und zwar durch eine Ayurvedakur in St. Blasien. Man war in einem Haus, einer Villa mit verschlossenen Toren, nur mit Sprechanlage, alles abgeschlossen, untergebracht. Ich kam auch nicht raus, raus konnte man nur in Begleitung. Da war ich nur 13 Tage; ich bin dort auf Null-Diät gesetzt worden: nur warmes Wasser oder Tee. Das war alles, 14 Tage lang, und dabei massivste Behandlungen. Zum Beispiel Bäder, jeden Tag irgendein anderes Bad, Gymnastik. Man war ausgefüllt bis auf zwei Mittagsstunden, und sonst ging das nonstop durch mit Behandlung, mit Massagen, mit Sauna, mit Dauerbrause. Jeden Tag was anderes, ganz massiv, dann Synchronmassagen, die von zwei Personen, die den Körper gleichzeitig massierten, gemacht wurden. Sonst waren Wanderungen angesagt, zwei Stunden oder so täglich, nachdem morgens schon mit dem Frühsport angefangen worden war, oh, Bodenübungen und und und. Abends wurde meditiert. Die Meditationen leitete der Arzt. Da ich nicht ganz so dumm bin, brachten mir die Themen doch einiges. Man begann mit einem Text, und dann wurde die Frage gestellt: »Wie erfahren Sie sich?« Das war schon etwas, das auch in die Tiefe ging und das dann auch schon positiv war; es war schon eine Stunde der Entspannung. Im ganzen war die Kur ein Streß, und dazu gab's nichts zu essen; nur Wasser zu trinken und anschließend mal ein bißchen leichte Brühe. Das, was für andere auf den Tisch kam, war keine Naturkost. Ich habe es gesehen, es war Fertigkost, die in der Mikrowelle aufbereitet wurde. Ich habe abgenommen! Als ich da wegging, war ich nur noch ein Skelett. Nach dieser ganz teuren Kur bekam ich später diese ganzen Ekzeme. Ich wurde anfällig für alles: Im Dezember danach fing meine Haut an zu jucken, es war eine rauhe rissige Haut, Juckreiz befiel den ganzen Körper, Füße, Beine, Nacken, Arme. Ich hätte also nur noch kratzen können. Ich habe zunächst mal selbst herumgedoktert. Dann bin ich, weil der Zustand immer schlimmer wurde – mittlerweile hatte ich Blasen an den Unterschenkeln, ich hatte Gelenkschmerzen, Ausschläge überall – zu einem Dermatologen gegangen. »Machen Sie sich frei!« Ich mußte mich auf so ein Böckchen stellen und drehen. »Wie sieht das denn aus?« Da habe ich nur gesagt: »Herr Doktor, ich bin nicht umsonst zu Ihnen gekommen.« »Ich schreibe Ihnen eine Salbe auf, und dann kommen Sie nächste Woche wieder.«

In der Apotheke spielte sich folgendes ab. »Ich habe den Eindruck, daß das eine Cortisonsalbe ist.« »Hochprozentig«, sagte der Apotheker. »Danke schön«, sagte ich und ging. In der Woche drauf sollte ich zur Kontrolle kommen. Den Arzt habe ich angerufen und gesagt: »Sie können den Termin streichen.« Da fragte die Sprechstundenhilfe: »Darf ich wissen, warum?« und ich antwortete: »Ja, weil ich diese Behandlung nicht wünsche.«

Nun stand ich wieder da. Allein weitergedoktert. Jedenfalls habe ich kein Cortison benutzt. Ich habe es mit Heilerde versucht. Ich habe natürlich alles, was scharf war, also Gewürze, weggelassen. Schon mit der ersten Behandlung bei Doktor Feinen hatte ich meine ganze Ernährung umgestellt. Alles, was irgendwie mit Pilz zu tun hatte oder den Pilz aktivieren konnte, das war sowieso schon von meinem Speiseplan gestrichen. Ich bin nicht mehr in die Kantine gegangen, habe nur noch selbst gekocht, habe mich ganz streng an diese Diäten gehalten: Gar keinen Zucker, gar keinen Honig, keine süßen Früchte, nur Orangen oder Zitronen war erlaubt; kein Essig, kein Weißmehl, nur Vollkornprodukte. Gemüse, die eben nicht zuckerhaltig sind, Wurzelgemüse, Kartoffeln konnte ich essen. Keine Nudeln, das war schon wieder zuviel.

Daß der Darm nicht in Ordnung war, habe ich daran gemerkt, daß ich dauernd Verstopfung oder irgendwas anderes hatte. Ab und zu habe ich aus diesem Grund dann auch einen Einlauf gemacht.

Ich habe nie viel Geschlechtsverkehr gehabt, so daß es von daher nicht zu vielen Kontaktsituationen kam, ich habe auch nicht die Pille genommen. Aber ich war einmal bei einer gynäkologischen Vorsorgeuntersuchung, bei einer Frauenärztin. Ich war kurzfristig wieder in einer gesetzlichen Krankenkasse und hatte daher einen Schein für Krebsvorsorge. Da habe ich gedacht: Ach, hast du den Schein, gehst du hin. Ich setze mich auf den Behandlungsstuhl und entdecke die Schale mit der Lösung, die neben ihm deponiert ist. Uh, die sieht aber unappetitlich aus, geht's mir durchs Hirn. Und dann geht die Frauenärztin und holt das Spekulum aus dieser Schale und führt mir das ein. Nach der Untersuchung hält sie das unter den Wasserhahn, spült es ab und legt es wieder in die Schale rein. Ich habe nur gedacht: »O Gott!« Daraufhin bekam ich eine Scheidenmykose mit Juckreiz und Ausfluß. Der Ausfluß war etwas schmierig und roch auch unangenehm. Das war ziemlich kritisch, wie kriegt man das wieder weg? Ja, zu wem gehen Sie dann? Zu niemandem. Da haben Sie die Nase voll. Das hat mich also ziemlich lange geplagt, bis ich eines Tages gedacht habe: Verflixt noch mal, du mußt das doch wegkriegen. Und dann habe ich gesagt: »So, jetzt machst du eine Sagrotanspülung.« Als alte Krankenschwester habe ich in einer Zeit gearbeitet, wo wir nichts anderes kannten als Sagrotan, also dachte ich: Jetzt machst du das, was wir früher bei den Frauen gemacht haben. Und ich hatte danach Ruhe. Seitdem meide ich natürlich jeden Frauenarzt.

Mit meiner Haut habe ich lange zu tun gehabt. Ich bin dann zu einer Zahnärztin gegangen. Sie hat wieder eine Systemmessung gemacht und weitgehend die Dinge bestätigt, die Doktor Feinen Jahre zuvor auch schon herausgeholt hatte. Diese Ärztin spritzte mich viermal über zehn Wochen. Aufgrund der Spritzkur hat sich ganz vieles gebessert: Der Juckreiz hörte auf; die Vergeßlichkeit besserte sich etwas. Die Vergeßlichkeit ist aber geblieben, sogar ganz massiv.

Während der Spritzkur wurde eine Zahnsanierung durchgeführt; das Gebiß oxidierte, die Prothese. Das heißt, das Metall lief an: blau, violettblau. Als ich das der Zahnärztin zeigte, sagte sie nur: »Ach, machen wir sauber.« Ich bekam das geputzt und wieder eingesetzt. Da habe ich natürlich auch mein Vertrauen verloren. Ich habe gedacht: Schluß, Feierabend.

Dann habe ich mir eigentlich durch Literatur geholfen, das Buch Ich fühle mich krank und weiß nicht warum *zeigte mir Wege. Ich bin auf Doktor Schuler gekommen. Ich habe meinen Stuhl eingeschickt und so eine Symbiontenkombination verordnet bekommen, die ich ca. ein halbes Jahr genommen habe. Danach ist die Hautgeschichte besser geworden. Da ist wirklich was passiert. Dann kam ein neues Problem, ich rief deshalb den Doktor Schuler an. »Herr Doktor, etwas gefällt mir nicht. Bei meiner Stuhlentleerung habe ich immer so Knollen, die sich absetzen, harte Stückchen.« Darauf sagte er: »Dann trinken Sie nicht genug.« Ich sagte: »Herr Doktor, ich trinke schon jede Menge.« »Ja, trinken Sie nur weiter.« Nach so einem knappen Jahr bin ich zu Doktor Markus in Wiesbaden gegangen. Ich hatte von ihm gehört und sein Buch über Candida, ich nannte es schon, gelesen. In seiner Praxis bin ich zwei Tage lang untersucht worden. Es handelte sich praktisch um eine Gruppentherapie. Wir waren acht, neun Leute, sieben Damen und ein Herr. Eine Ärztin erklärte uns das Krankheitsbild, die Zusammenhänge, danach wurden Entspannungsübungen gemacht, natürlich gab es Einzelgespräche mit Doktor Markus, auch Blutabnahmen – gleich am ersten Tag. Am ersten Abend hatte ich schon den Bescheid und mußte am nächsten Morgen in ein Speziallabor zu einer Ärztin in Wiesbaden zu einer erneuten Blutabnahme. Das Blut ging in ein Speziallabor. Von dort kamen ganz große Berichte. Bei diesen Untersuchungen kam heraus, daß der Immunstatus kaputt war. Herr Doktor Markus hat diese und seine Unterlagen an meinen ehemaligen Chef, einen Internisten, geschickt. Dieser ist, da er von mir auch die ganze Vorgeschichte kannte, auf dem laufenden. Er fragt mich immer: Sollen wir es so machen? Oder so machen? Dann überlegen wir miteinander. So kann ich sagen, daß ich wenigstens einen Arzt habe, mit dem ich sprechen kann.*

Die Therapie von Doktor Markus hatte ich schriftlich: Ich habe Moronal, ein Antipilzmittel, und alles mögliche genommen. Irgendwann habe ich dann gedacht – das war voriges Jahr: So, jetzt kann man vielleicht langsam wieder aufhören. Ich merkte aber, sobald ich das Moronal geringer dosierte, kamen die Hautgeschichten wieder.

Meine Hautallergien kommen durch Umweltgifte. Ich reagiere auf Umweltgifte. Das kenne ich schon aus Süddeutschland. Ich wohnte in der Nähe der Alu, *Aluminium. Wenn die nachts abließen ... Dann arbeitete ich in Gelsenkirchen. Meine Wohnung lag im Windschatten der* Veba. *Und je nach Wetter bekam ich das Ganze ab, mußte ich Fenster und alles zumachen. In der Nacht und an Sonn- und Feiertagen ließen die ab, ohne Filter. In der*

Nacht, wenn die Spürwagen von der Gewerbeaufsicht weg waren, dann pufferten die raus. Ich reagierte zum Beispiel mit Augenbrennen, Atemnot, ich mußte die Fenster schließen. Vor allem machten mich Gase völlig benommen. Es geschah an einem Sonntag, so daß ich dachte: Jetzt geht es nicht weiter. Es kam nur noch gelb aus dem Schornstein raus. Da habe ich die Polizei angerufen: »Sie, in der Gelsenberg muß irgendwas nicht in Ordnung sein. Da puffert es raus, da puffert es raus.« Kurz darauf stand die Polizei bei mir unten vorm Haus. Eine halbe Stunde später wurde ich ins Krankenhaus gebeten. Da saß der ganze Stab da, am ersten Pfingsttag mit Medizinalrat und und und – und einer der Direktoren und sonstige zuständige Leute von der Veba. *Die verhandelten. Dann wurde ich dazu gerufen. Ich war ganz erstaunt. Ja, ich möchte doch einmal berichten, was ich beobachtet habe. Und dann habe ich gesagt: »Das ist ja nicht nur heute, das ist an anderen Tagen auch.« Und habe, was ich beobachtet habe, erzählt und erwähnt, daß ich auf die Gase allergisch reagiere. Bei der* Veba *hieß es: »War alles in Ordnung, war alles in Ordnung.« Ein paar Tage später kommt der Herr Direktor von der* Veba *mit einer großen Schachtel Pralinen zu mir. »Sie hatten wohl doch recht.« Ich sagte: »Damit können Sie mich nicht bestechen. Die können Sie wieder mitnehmen.«*

Diese Luftgeschichten belasten mich weiter. Haben wir Smog, mache ich schlapp. Fliegen die Blütenpollen, reagiere ich. Ich habe mehr als Heuschnupfen, ein totales Zusein – von allem: Die Augen tränen, die Nase läuft, und die Ohren tun weh. Das baute sich auf. Angefangen hat das in der Gelsenkirchener Zeit, in den 60er Jahren. Herrscht eine besondere Tieflage, z. B. wenn es von Duisburg nach Mülheim rüberkommt, dann schnupfe ich.

In der Klosterkirche in Saarn ist alles sehr schön neu gemacht worden, alles schön restauriert, schöner Fußboden drin. Die Putzmittel aber nehmen sie wohl aus einer urigen Zeit, irgendwann muß die mal jemand gekauft haben, sie sind voller starker

Reizstoffe. Und wenn die frisch geputzt haben, das war vor einigen Wochen der Fall, am Tag vor dem Weltgebetstag der Frauen. Donnerstag abend, ich geh' zur Abendmesse, ist es nicht auszuhalten. »Oh, mein Gott, sie haben wieder geputzt!« Geh aber schön rein, hab' ich gedacht, nein, komm, bist jetzt hier, jetzt gehst du rein. Zehn Minuten – ich konnte nicht mehr. Alle Schleimhäute brennen, der Kopf fühlt sich an, als ob er nach oben rausgeht. Im nächsten Moment fällst du um. So, das ist also die Situation. Ich war dermaßen fertig, ich bin raus, meine Schwester wohnt 100 Meter um die Ecke herum. Ich sag': »Grete, bitte, bitte, gib mir zu trinken. Ich muß mal erst alles runterspülen. Ich muß mal erst schauen, daß ich Luft kriege.« So eine Stunde habe ich gesessen, habe eine ganze Flasche Wasser in mich hineingeschüttet. Ich habe schon vor einem Jahr schriftlich darauf aufmerksam gemacht und gesagt, daß da was mit den Putzmitteln nicht stimmt und habe meine Symptome geschildert. Ich bat die Pfarrei, doch bitte diese Putzmittel einmal auf ihre reizenden ätzenden Dämpfe untersuchen zu lassen. Das Schreiben ging an das Gesundheitsamt, und dieses stellte fest, daß alles in Ordnung sei. Was wollen Sie mehr? Das Gesundheitsamt hatte nichts zu beanstanden. Ich wüßte zu gern, ob die das Zeug überhaupt untersucht haben.

Im Moment bin ich ein bißchen darüber hinweg. Der letzte akute Schub war an diesem Abend vor dem Weltgebetstag. Was darauf kam: Ich habe drei Wochen gelegen. Ich hatte überall entlang der Gefäße rote Stellen wie Stecknadelköpfe, am ganzen Körper, wo Gefäße, also Adern, zu sehen waren, Stecknadelköpfe. Diese Gifte, die ich da eingeatmet hatte, die hatten diese Allergie ausgelöst. Ich habe drei Wochen lang fast nur gelegen, bin nur für das Nötigste aufgestanden. Dann traf mich der Pater Josef: »Was ist los? Man sieht Sie ja gar nicht mehr.« Ich sag': »Es tut mir leid, Pater. Seit Ihrer Großputzerei bin ich krank; schauen Sie hier, da sehen Sie!« Ich konnte ihm noch rote Punkte zeigen.

»Ich kann zu Ihnen nicht mehr in die Kirche kommen. Wenn das so ist, muß ich wegbleiben.«

Bei dieser Geschichte habe ich mir gut mit Tausendgüldenkraut-Tee geholfen. Den trinke ich also zur Zeit; und diese roten Dingerle verabschieden sich so nach und nach. Ich trinke zur Zeit, nicht kurmäßig, aber so jeden Tag trinke ich zwei-, dreimal eine halbe Tasse, und das tut mir gut. Das spült also aus.

Der Krebs ist ja auch ein Immundefekt. Das Basaliom habe ich mir selbst eingehandelt. Ich war 1973 mit meiner Mutter im Schwarzwald. Da waren wir in einem Hotel mit Schwimmbad, es war so um den März herum, also noch völlig Winter, schönes Hotel. Es hatte einen Bestrahlungsapparat, der nicht ganz in Ordnung war, was ich nicht wußte. Ich war nur ganz kurz drunter. Ein paar Tage darauf – ich habe da aber noch keine Zusammenhänge gesehen – habe ich gedacht: Mein Gott, es ist Winter, alles verschneit, und du hast einen Mückenstich hier. Dieser Mückenstich war zu sehen, er ging nicht weg. Ich wurde auch immer mal auf ihn angesprochen: »Sie haben da immer so einen roten Fleck.« »Ja, ich weiß«, usw. Eine Ärztin aus unserem Haus wurde dann aber streng: »Ich möchte, daß Sie damit an eine Universitätsklinik gehen. Da sitzen die Fachleute, die sollen sich das anschauen.« Diese Stelle flammte dann, wurde größer, fing an zu fisteln. Ich bin bei unserem Chirurgen gewesen, der mir sagte: »Wir nehmen es raus und schicken es ein.« Und dann kam raus: Basaliom (Geschwulst [Karzinom] aus primären Keimzellen des Hautepithels [Zellschicht], das nur durch die Art seines Wachstums bösartig ist; d. V.). So war das; es kam wieder. Es ist also ein paarmal herausgenommen worden. Dann bin ich nach Münster in die Hautklinik gegangen. In Münster haben sie tiefer geschnitten; es kam dennoch wieder, es kam wieder, es kam wieder. Dann bin ich 1990 in Frankfurt gewesen bei einem Spezialisten, der hat das dann groß herausgenommen. Hier in der Hautfalte hat er den Schnitt gelegt, so daß er es rausnehmen konnte. Ja, und seitdem habe ich Ruhe hier. Ich muß wohl immer wieder ein bißchen darauf achten; hier drunter ... ist immer eine Schwellung.

Mein Immunsystem wurde insofern belastet, als daß ich in einer sehr schlechten Luft lebte. Die Luft war eine ständige Belastung, diese Chemie, die in die Luft abgelassen wurde, von der die Nachbarn, die Schrebergärten haben, sagten: »Ach ja, heute nacht ist wieder Öl runtergegangen. Wir können unseren Salat gleich mit Öl reinholen.«

Die Luft bleibt ja nicht draußen, sie geht ja in die Häuser rein. Dann diese Putzmittel im Krankenhaus! Früher hatten wir Stationsreinigung. Im Zuge der Rationalisierung der Wirtschaft bekamen wir Reinigungsfirmen. Die Reinigungsleute schütteten das Zeug unkontrolliert aus; ich ging durch die Flure, überall habe ich es gerochen. »Was ist denn das?« Ich bin sofort dagegen angegangen, und die Putzmittel mußten rausgeholt werden. Wir hatten damals das Gesundheitsamt von Gelsenkirchen eingeschaltet; die Putzmittel sind untersucht worden, die Firma durfte sie nicht mehr verwenden. Aber dieses Zeug ist ja nicht auf dem Müll gelandet, es wurde ja anderweitig weiterverwendet. Dasselbe wird in der Kirche verwendet. Der Pater hat sich von einem Vertreter was aufschwätzen lassen. Das Zeug ist nun in der Kirche, und jetzt atme ich es dort wieder ein. Das ist die Situation. Der Kreis ist geschlossen.

Sagrotan geht. Ich brauche nicht allzuviel davon, hin und wieder einmal. Es ist nicht überall drin, und es reagiert auch nicht jeder darauf. Jedes Desinfektionsmittel kann allergische Reaktionen hervorrufen, nur der eine reagiert so, der andere so. Manche reagieren eben auf vieles.

Sabines Krankengeschichte ist ein Beispiel dafür, wie Pilzinfektionen den Menschen ein Leben lang begleiten können. Schon das Kind Sabine leidet unter Fußpilz, immer dann, wenn es von

zu Hause weg ist. Das deutet darauf hin, daß Sabines Immunsystem nicht nur auf die Ortsveränderung, sondern vor allem auf psychischen Streß reagiert. Pilzerkrankungen begleiten Sabine auch weiterhin, und das Muster bleibt dasselbe. Ortsveränderungen und besonderer Streß sind vom Wiederaufleben der Pilzinfektion begleitet. Dabei ist zu vermuten, daß Sabine – länger, als sie selbst glaubt – unter Pilzbefall des Darms leidet.
So zeigt die EAV-Testung durch die Zahnärztin zunächst eine Pilzbelastung durch Candida albicans, die zwei späteren Tests durch Geotrichum candidum. Sabine hat recht, wenn sie sagt, die Zahnärztin habe gefunden, was der erste EAV-Arzt auch ausgetestet habe. Sogar das Virus, das sie nicht mit Namen nennt und das sie sich – nach Aussage des Arztes – in Ägypten zugezogen hat, findet sich erneut im EAV-Ergebnis: Es handelt sich um das Epstein-Barr-Virus. Dieses Virus der Herpesgruppe hat man 1964 erstmals bei afrikanischen Patienten beschrieben. Allerdings kann man sich nicht nur in Ägypten infizieren; das Epstein-Barr-Virus ist auch bei uns weit verbreitet. Sabines Immunsystem ist aber ebenso durch Umweltgifte, insbesondere Reinigungsmittel, Tabak und Autoabgase (selbst katalysatorgefilterte), belastet, wie die weiteren EAV-Testungen deutlich zeigen.
Der Zusammenbruch des Immunsystems zeigt sich einmal im Auftreten des Basalioms, eines häufig vorkommenden, bei rechtzeitiger Behandlung meist gutartig verlaufenden Hauttumors. Zum anderen wird deutlich, daß die Ayurvedakur den Körper übermäßig unter Streß gesetzt hat. Fachmännisch angewendet, kann die ayurvedische Heilmethode sicher hilfreich sein. Da erfolgreiche Heilmethoden auch Profit versprechen, ist nicht immer gesagt, daß auch verantwortlich therapiert wird. So gehört in ein Buch über alternative Heilmethoden auch der Hinweis, daß nicht nur schulmedizinische Therapien und Ärzte, sondern auch alternative naturheilkundliche Therapien und Therapeuten kri-

tisch betrachtet werden sollten. Für alle gilt, was Schmitz-Harbauer sagt. Deshalb noch einmal:

Jedes Verfahren ist so gut wie sein Standard und so erfolgreich, wie das Verfahren von dem entsprechenden Behandler oder der Behandlerin erlernt und gewissenhaft angewandt wird.

Das nach der Ayurvedakur auftretende Ekzem, das Sabine beschreibt, deutet auf eine Pilzbeteiligung hin. Der Behandlungserfolg mit der EAV und die Darmsanierung sprechen dafür. Eine endgültige Heilung kann nicht erfolgen, weil Sabine aufgrund eines Vertrauensschwunds die EAV-Behandlung abbricht. So steht denn auch im Befund von Dr. Markus: Candidose Darmmykose, Status nach Basaliomdermatose. Verordnet werden Ampho-Moronal Lutschtabletten und Tabletten zum Einnehmen.
Sabines Krankengeschichte ist in besonderem Maße eine Umweltgeschichte. Beinah ihr Leben lang hat sie in einem Industriegebiet mit hohen Schadstoffemissionen gelebt. Die das Immunsystem auf Dauer belastenden Einflüsse sind auch am Arbeitsplatz zu suchen, im Krankenhaus und Altenheim. Da in solchen Häusern auf klinische Sauberkeit zu achten ist, kommt es häufig zum Einsatz von aggressiven Putzmitteln, die zwar reinigen und sterilisieren, der Gesundheit aber abträglich sind. Schon das in der Vergangenheit im Klinikbetrieb benutzte Sagrotan kann den Organismus belasten. Doch die entscheidende Änderung, die zur endgültigen Belastung führt, tritt mit der Einstellung einer Reinigungsfirma ein. Die Auswahl der Putzmittel bestimmt der Profit. Es werden Mittel verwendet, die schnelle und intensive Reinigung versprechen, und es spielt keine Rolle, ob sie allergische und gesundheitsschädigende Reaktionen und Folgen produzieren. Daß ausgerechnet in einem Krankenhaus derartige Mittel eingesetzt werden, ist besonders widersinnig. Die Vermutung, daß die Mittel auch die Kranken belasten könnten, ist wohl nicht

von der Hand zu weisen. Wie gedankenlos die chemischen Präparate – hier die Putzmittel, die nur als Beispiel für viele andere Mittel stehen – verwendet werden, zeigen auch Sabines Erfahrungen in einer der schönsten Kirchen Mülheims. Und solange wir so gedankenlos unsere Umwelt im weitesten Sinn vergiften und vergiften lassen, nützt Beten, so scheint es, auch nichts.

Die achte Patientengeschichte sagt uns folgendes:
Sabine setzt sich – einmal für Umwelteinflüsse sensibilisiert – auch durchaus kämpferisch für Änderungen am Arbeitsplatz, in der Kirche, in ihrer Wohngegend ein. Damit sollte sie uns Beispiel sein.

Checkliste für Zucker

Überprüfen Sie selbst, wieviel Zucker Sie zu sich nehmen.
Kreuzen Sie an!

		täglich	manchmal
Offensichtlich Süßes:	Brauner Zucker		
	Weißer Zucker		
	Kandis		
	Honig		
	Sirup		
	Malz		
Süßigkeiten jeder Art:	Pralinen		
	Bonbons		
	Schokolade		
	Schokoriegel		
	Nußriegel		
	Gummibärchen		
	Kompott		
	Pudding		
	Eis		
	Früchtejoghurt		
	Früchtequark		
	Kuchen		
	Torte		
	Plätzchen		
	Teilchen		
	Stuten		
	Marmelade		
	Nutella		
Süße Getränke:	Kakao		

		täglich	manchmal
	Saft		
	Sprudel mit Geschmack		
	Bier		
	Wein		
	Likör		
	Longdrinks		
	Campari		
Versteckte	Obst		
Süßigkeiten:	Süßes Gemüse (Möhren)		
	Dosengemüse		
	Wurst		
	Schinken		
	Süß-sauer Eingemachtes		
	Ketchup		
	Fertigsoßen		
	Manche Medikamente		
	Globuli (homöopathisch)		

Grundsätzlich sollten Sie die Zutatenangaben auf allen Fertigprodukten lesen.

Umweltcheckliste

Überprüfen Sie selbst, welcher Umweltbelastung Sie ausgesetzt sind! Kreuzen Sie an!

Wohnung/Haus

Grundstück/ Umgebung:	Altlastengebiet ....
	Industrien in der Nähe (Abgase) ....
	Autoverkehr (Abgase, Ozonbelastung) ....
Innenein-richtung:	Holz (behandelt, gestrichen) ....
	Farben/Lacke (Lösungsmittel) ....
	Möbel (Kunststoff, behandelt) ....
	Tapeten (luftundurchlässig wie Latex) .....
	Teppichboden (Fungizide) ....
	Luftbefeuchter (Pilze) ....
	Heizung (Asbest) ....
	Ventilator (Staub, Pilze) ....
Haushalts-führung:	Putzmittel ....
	Waschmittel ....
	WC-Steine ....
	Duftmittel jeder Art ....
Elektrosmog:	Elektrische Leitungen, Sicherungskästen ...
	Verkabelung ....
	Fernseher (und viel fernsehen) ....
	Mikrowelle ....
	Herd, Kühlschrank
	Computer ....
	Metall in der Wohnung (Bettgestell, Federkernmatratze) ....
	Kunststoff (statische Aufladung) ....

Beruf

Lage:	Andere Industrien (Abgase) ....
	Autoverkehr (Abgase, Ozonbelastung) ....
Arbeitsplatz:	Dämpfe/Rauch ....
	Farben/Lacke (Lösungsmittel) ....
	Klimaanlage (Pilze) ....
	Möbel (Kunststoff, behandelt) ....
	Teppichboden (Fungizide) ....
	Putzmittel der Reinigungsfirma ....
Werkstoffe:	Chemikalien ....
	Farben, Lacke ....
	Schwermetalle ....
	Putzmittel ....

Hobby

Garten:	Unkrautvertilgungsmittel ....
	Insektizide ....
	Düngemittel ....
Sport:	Verkehrsreiche Gegend des Sportplatzes
	Abgase
	(Fahrrad-, Motorrad-, Autofahren) ....
	Schwermetalle (Schießen) ....
Computer:	Strahlung ....
Fernsehen:	Strahlung ....
Kneipen-bummel:	Zigarettenrauch ....

Ergänzen Sie selbstkritisch!

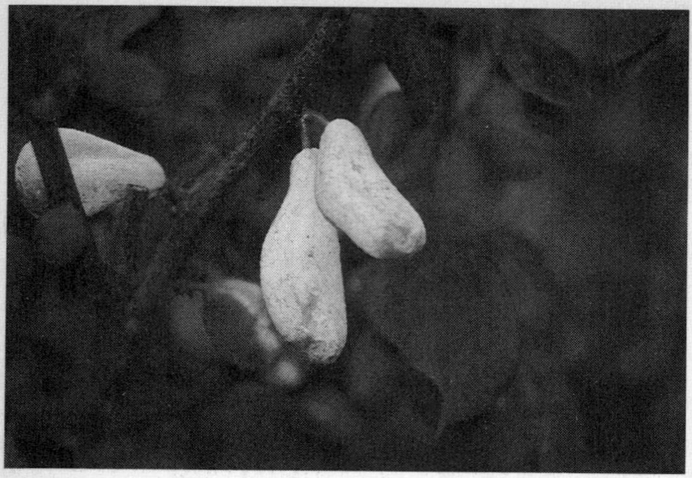

»Närrische Pflaumenmonster« siehe Kapitel 2, Abschnitt *Pilze können pathogen werden*

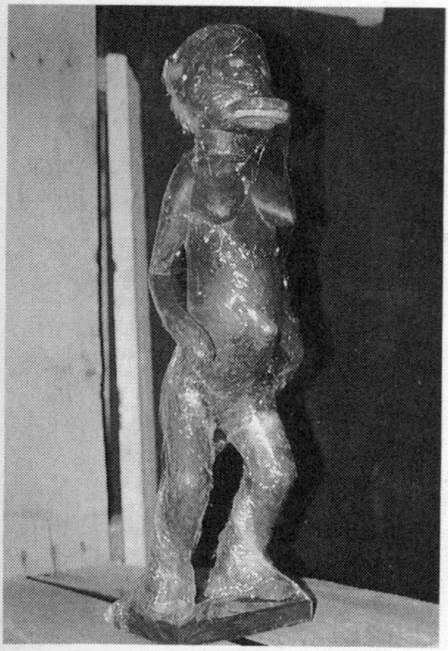

»Kammerspiel für Schimmelpilze« siehe Kapitel 2, Abschnitt *Schimmelpilz Aspergillus und Konsorten*

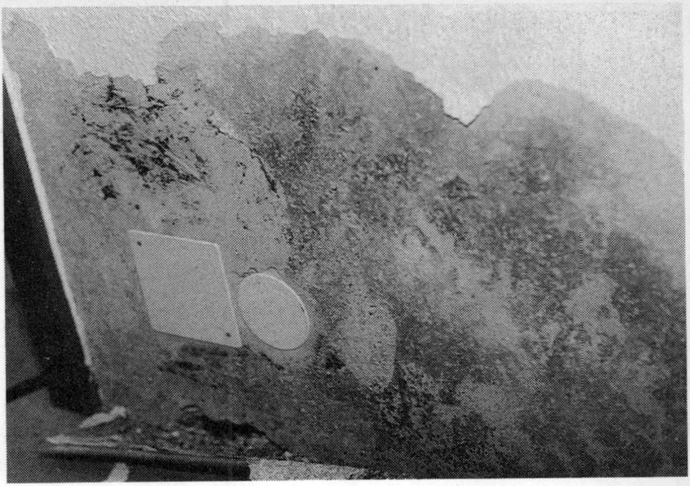

»Schimmelwand« siehe Kapitel 2, Abschnitt *Die vierte Patienten-geschichte*

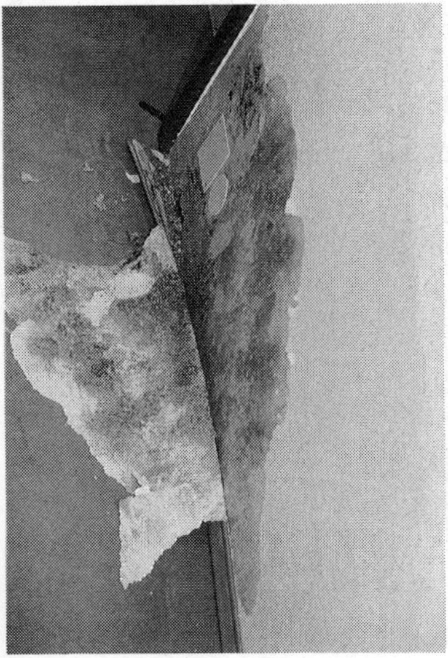

»Schimmelwand« siehe Kapitel 2, Abschnitt *Die vierte Patientengeschichte*

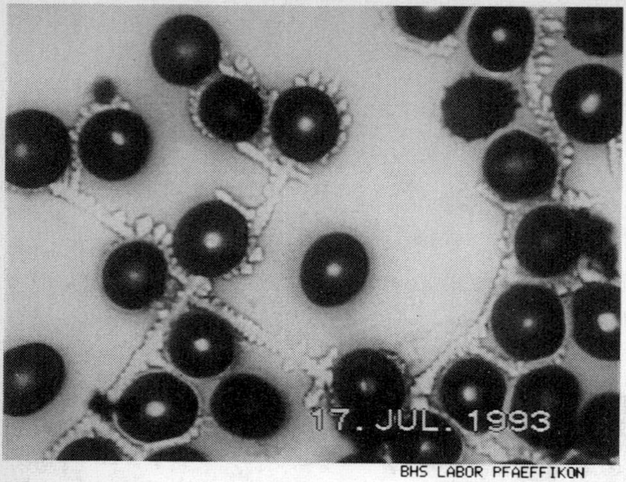

»Blutbild« siehe Kapitel 2, Abschnitt *Die sechste Patientengeschichte*

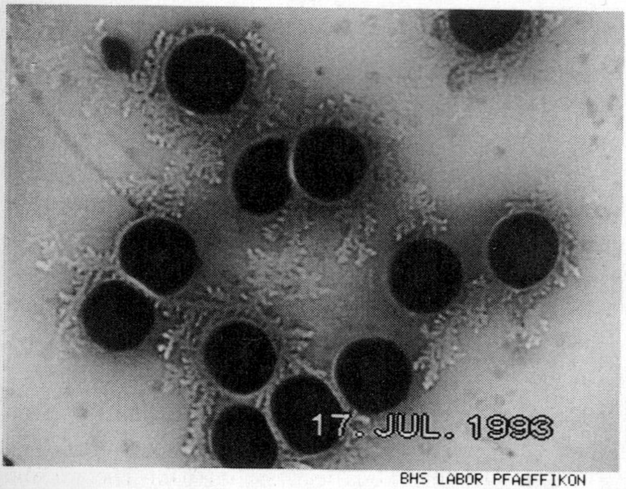

»Blutbild« siehe Kapitel 2, Abschnitt *Die sechste Patientengeschichte*

Literatur

Arnoul, Franz: Der Schlüssel des Lebens. Heilung durch die biologische Therapie nach Professor Enderlein. Reichl Verlag Der Leuchter, 2. Aufl. Erzhausen 1994

Bernard, Claude: Einführung in das Studium der experimentellen Medizin. Paris 1865. In: Sudhoffs Klassiker der Medizin, Bd. 35. Johann Ambrosius Barth Verlag, Leipzig 1961

Bleker, Maria-M.: Blutuntersuchung im Dunkelfeld nach Professor Dr. Günther Enderlein. Ein Leitfaden aus den Werken des Autors entnommen und zusammengefaßt von Dr. Maria-M. Bleker. Semmelweis Verlag, Hoya 1993

Enderlein, Günther: Bakterien-Cyclogenie. Prolegomena zu Untersuchungen über Bau, geschlechtliche und ungeschlechtliche Fortpflanzung und Entwicklung von Bakterien. Walter de Gruyter & Co., Berlin/Leipzig 1925

Gawlik, Willibald: Homöopathie und konventionelle Therapie. Anwendungsmöglichkeiten in der Allgemeinpraxis. Hippokrates Verlag, Stuttgart 1988

Goodman, Sandra: Germanium. The Health and Life Enhancer. Wellingborough 1988

Grasse, Ellen: Chakren- und Auradiagnose. Knaur, München 1993

Grigoriu, Dode/Delacretaz, Jean/Borelli, Dante: Lehrbuch der medizinischen Mykologie. Verlag Hans Huber, Bern/Stuttgart/Wien 1984

Haefeli, Bruno: Die Blut-Mykose. Handbuch für Theorie und Praxis. Die ERY-Methode als neuzeitliche Blut-Diagnostik innerhalb der genetischen Einheit: »Protit – Sporangiose –

Myceliämie – Hämatomykose – Skleromykose«. Medinca-Verlag, Zürich 1987
Haefeli, Bruno: Krebs muß nicht unser unabwendbares Schicksal sein. Medinca-Verlag, Zürich o. J.
Hagen, C.: Umweltgift im Griff dank Elektroakupunktur nach Voll (EAV). Medizinisch Literarische Verlagsgesellschaft, Uelzen 1983
Hess, W. R.: Die funktionelle Organisation des vegetativen Nervensystems. Benno Schwabe & Co. Verlag, Basel 1948
Kinon, Ursula: Mykosen. Die (un)heimliche Krankheit. Oesch Verlag, Zürich 1991
Kuhlmann, Dirk: Die Pilz-Invasion. Verlag Bio-Medoc, Lürschau 1991
MacEoin, Beth: Homöopathie-Brevier. Ein praktischer Führer zur Behandlung von akuten Erkrankungen und Verletzungen. Knaur, München 1994
Mackarness, R.: Allergie gegen Nahrungsmittel und Chemikalien. Hippokrates Verlag, Stuttgart 1982
Markus, Harold/Fink, Hans: Ich fühle mich krank und weiß nicht warum. Candida albicans, die maskierte Krankheit – mit Hefepilzkontrolldiät. Ehrenwirth, München 1990
Markus, Harold: Chronische Müdigkeit natürlich behandeln. Gräfe und Unzer, 2. Aufl. München 1993
Meijer, Marianne/Huijsen, Leo: Homöopathie für Frauen. Knaur, München 1993
Morell, Franz: Mora-Therapie – Patienteneigene- und Farblichtschwingungen. Konzept und Praxis. Haug Verlag, Heidelberg 1987
Müller-Mees, Elke/Cleff-Menne, Claudia: Lebendige Psychosomatik. Knaur, München 1994
Müller, Emil/Loeffler, Wolfgang: Mykologie. Grundriß für Naturwissenschaftler und Mediziner. Thieme Verlag, Stuttgart 1992

Naturheilverfahren heute. Eine Einführung. Mit Darstellung der im Zentralverband der Ärzte für Naturheilverfahren vertretenen Methoden. Medizinisch Literarische Verlagsgesellschaft, 6. Aufl. Uelzen 1993

Nolting, Siegfried/Fegeler, Klaus: Medizinische Mykologie. Springer Verlag, Berlin/Heidelberg 1984 und 1987

Popp, F.-A.: Neue Horizonte in der Medizin. Haug Verlag, 2. Aufl. Heidelberg 1987

Rieth, H.: Mykosen-Anti-Pilz-Diät. Notamed-Verlag, Melsungen 1988

Rochlitz, Steven: Die fehlende Dimension: Energiebalance. Mit Kinesiologie gegen Allergien und Candida. Knaur, München 1989

Rothschuh, K. E.: Theorie des Organismus Bios – Psyche – Pathos. Urban & Schwarzenberg, 2. Aufl. München/Berlin 1963

Roy, Ravi/Roy, Carola: Selbstheilung durch Homöopathie. Knaur, München 1992

Ruf, Igor: Atlas der Elektroakupunktur nach Voll. Medizinisch Literarische Verlagsgesellschaft, 2. Aufl. Uelzen 1986

Sarkysianz, Helga: Mykosen. Diagnostik und Therapie in der Elektroakupunktur nach Voll (EAV). Medizinisch Literarische Verlagsgesellschaft, Uelzen 1993

Scott, J.: Allergie und der Weg, sich in wenigen Minuten davon zu befreien. Verlag für Angewandte Kinesiologie, Freiburg 1990

Talkenberger, Peter P./Mehler, Ha. A.: Medizin im 3. Jahrtausend. Heilerfolge, die schon morgen möglich sind. Möwe Verlag 1992

Vithoulkas, Georgos: Medizin der Zukunft – Homöopathie. Georg Wenderoth Verlag, 10. Aufl. Kassel 1992

Voll, Reinhold: Topographische Lage der Meßpunkte der Elektroakupunktur nach Voll (EAV). Bildband I und II. Medizinisch Literarische Verlagsgesellschaft, 4. Aufl. Uelzen 1980 und 2. Aufl. 1977

Voll, Reinhold: Medikamententestung. Nosodentherapie und Mesenchymreaktivierung. Medizinisch Literarische Verlagsgesellschaft, 3. Aufl. Uelzen 1990

Aufsätze

Ewig, S.: Das chronische Müdigkeitssyndrom. In: Deutsche Medizinische Wochenschrift 118. Georg Thieme Verlag, Stuttgart 1993

Gerhard, I./Postneek, F.: Möglichkeiten der Therapie durch Ohrakupunktur bei weiblicher Sterilität. In: Geburtshilfe und Frauenheilkunde 48, 165–171, Stuttgart 1988

Gerhard, I./Postneek, F.: Möglichkeiten der Akupunktur bei Fertilitätsstörungen. In: Erfahrungsheilkunde 7, 449–455, Haug Verlag, Heidelberg 1992

Heine, Hartmut/König, I.: Morphologische Grundlagen der Elektroakupunktur nach Voll. In: Deutsche Zeitschrift für Akupunktur 37, 1, Haug Verlag, Heidelberg 1994

Knaur

ALTERNATIV HEILEN

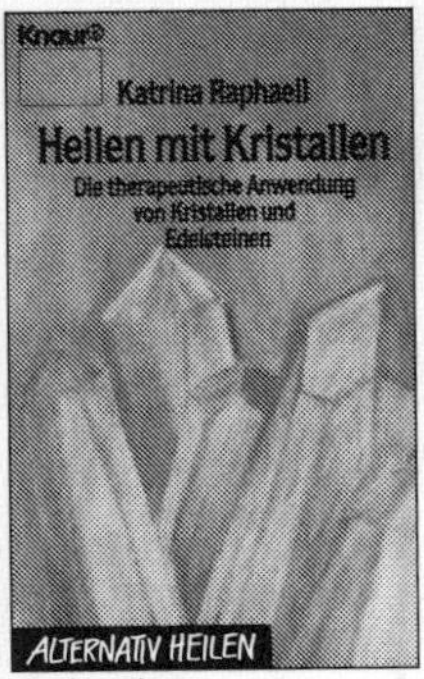

(76018)

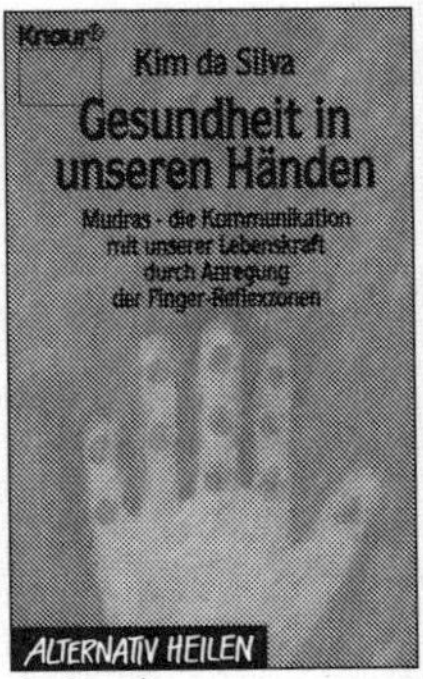

(76019)

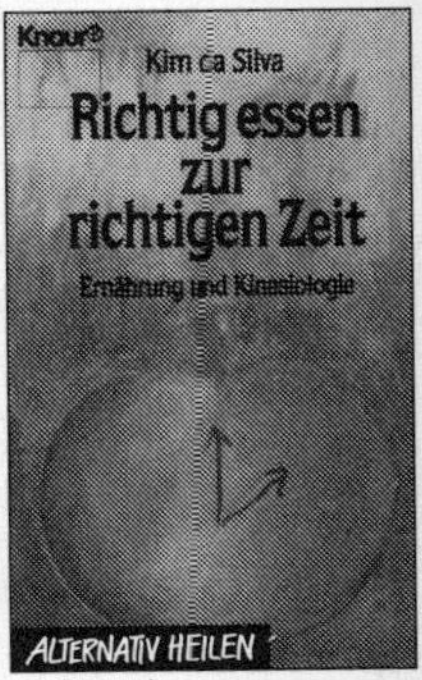

(76020)

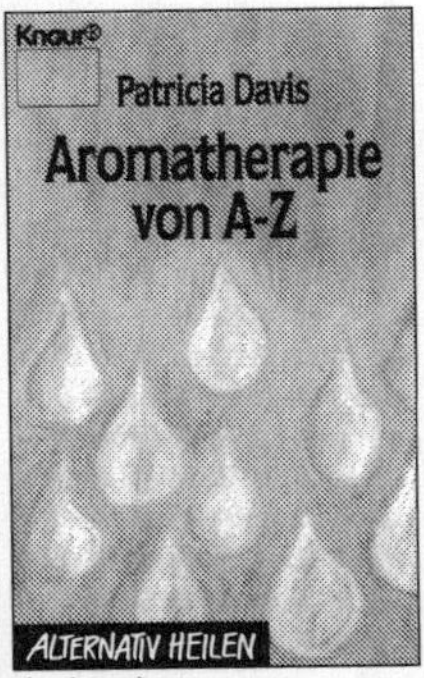

(76015)

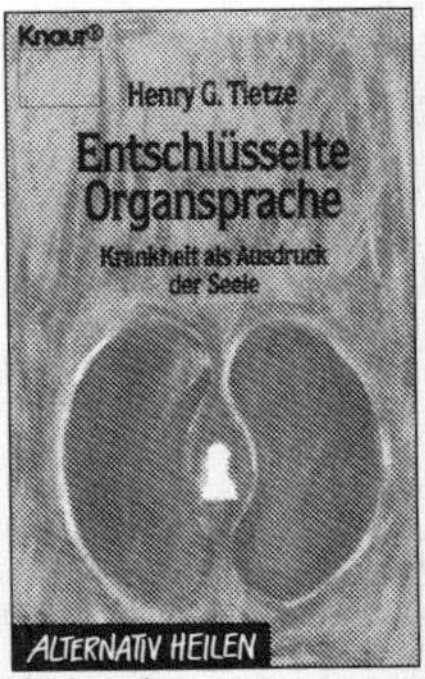

(76023)

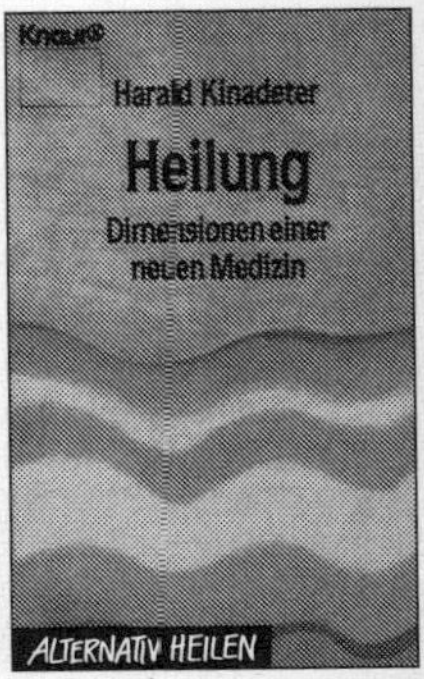

(76003)

Knaur

Die alternative Hausapotheke

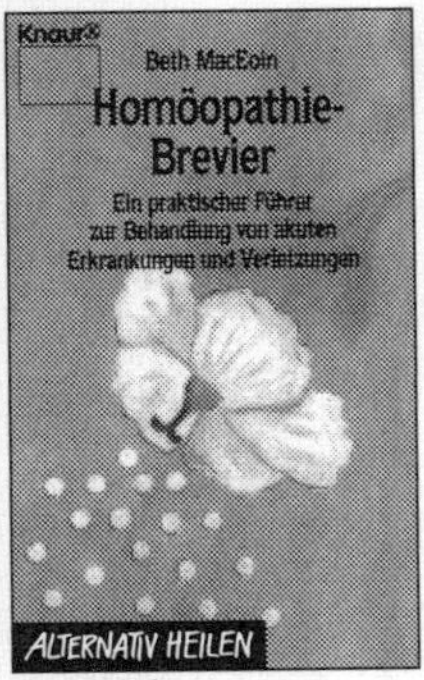

(76062)

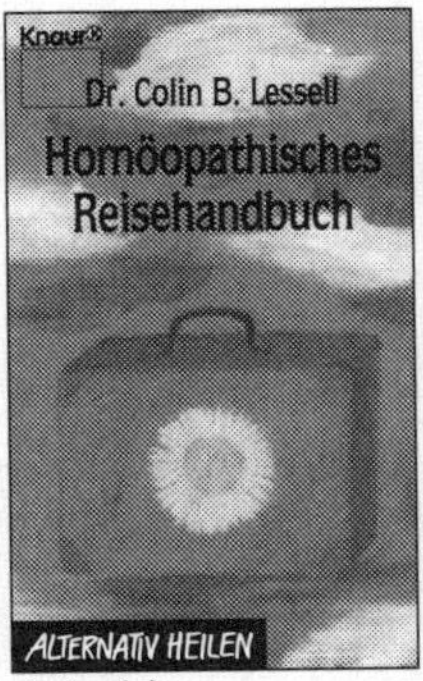

(76065)

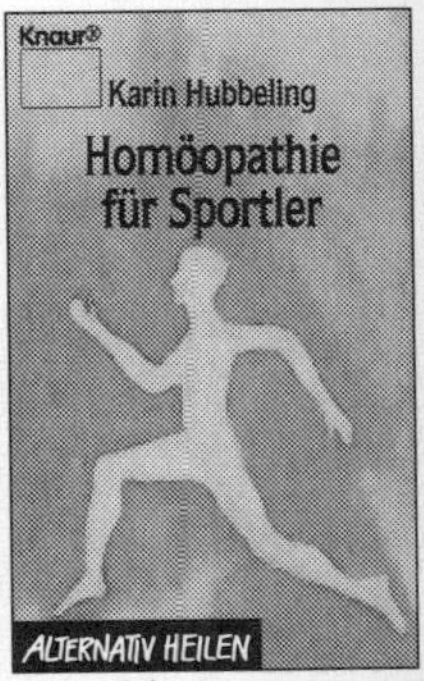

(76064)

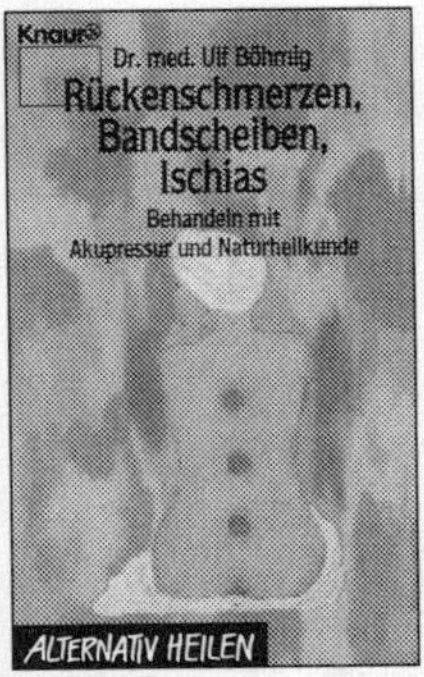

(76046)

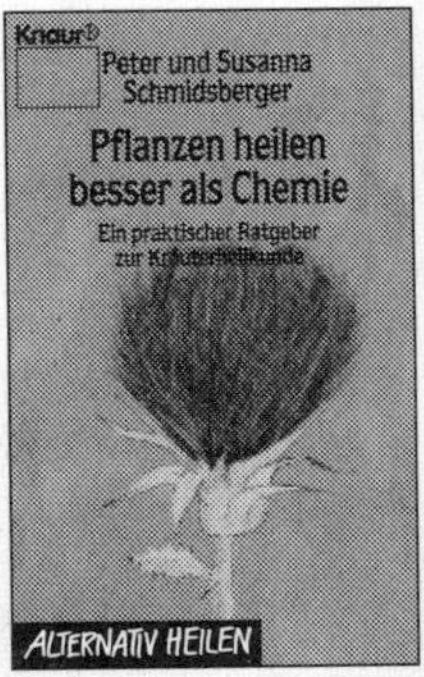

(76058)

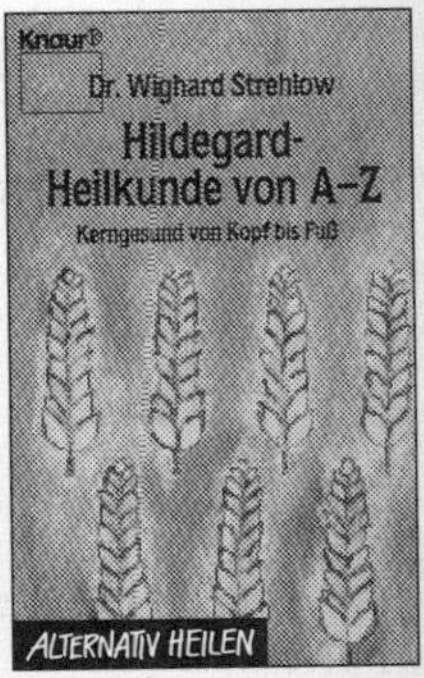

(76035)